Rüdiger H. Schönfeld

**Das Prüfungswissen der
Zahnmedizinischen Fachangestellten**

AF217589

Rüdiger H. Schönfeld

Das Prüfungswissen der Zahnmedizinischen Fachangestellten

Bereich Behandlungsassistenz
Prüfungsvorbereitung und Repetitorium

10., vollständig neu bearbeitete Auflage

schlütersche

Bibliografische Information Der Deutschen Bibliothek
Die Deutsche Bibliothek verzeichnet diese Publikation in der Deutschen Nationalbibliografie; detaillierte bibliografische Daten sind im Internet über http://dnb.ddb.de abrufbar.

ISBN 3-89993-600-0

Anschrift des Autors
Dr. med. dent. Rüdiger H. Schönfeld
Talstraße 15
65719 Hofheim

Abbildungen: Thorsten Bley, Sabine Henkner, Uta Schmitt-Thielemann,
             Dr. Rüdiger H. Schönfeld

© 2005 Schlütersche Verlagsgesellschaft mbH & Co. KG,
    Hans-Böckler-Allee 7, 30173 Hannover

Aus Gründen der besseren Lesbarkeit wird bei der Verwendung von Begriffen wie Auszubildende, Zahnarzt, Patient, ZFA oder ZMF jeweils die männlichen Form bzw. die weibliche Form mitgedacht.

Autor und Verlag haben großen Wert darauf gelegt, dass alle wissenschaftlichen Erkenntnisse in das Buch eingeflossen sind. Trotzdem können Autor und Verlag für Fehler keine Verantwortung übernehmen oder haftbar gemacht werden.

Gestaltung: Schlütersche Verlagsgesellschaft mbH & Co. KG, Hannover
Satz: PER Medien+Marketing GmbH, Braunschweig
Druck+Bindung: Druckhaus »Thomas Müntzer« GmbH, Bad Langensalza

Vorwort

Sehr geehrter, lieber Leser und Benutzer dieses Buches,

die vorliegende zehnte Auflage des seit 1974 bewährten Buches wurde nicht nur vollständig überarbeitet, viele neue, meist farbige Abbildungen veranschaulichen den Text noch mehr.

Das Buch soll **Auszubildende** zur Zahnmedizinischen Fachangestellten – ZFA – während ihrer Berufsausbildung **begleiten**.

Zur ständigen Überprüfung des Lehrstoffes wird dieses Buch sehr nützlich sein. Bei der Vorbereitung für die Zwischen- und Abschlussprüfung wird es wertvolle Dienste leisten. Es **hilft dem Ausbilder** bei seinen Verpflichtungen gegenüber dem Auszubildenden im dualen System.

Mit über **1.100 Fragen** zu Beginn des Buches kann die Auszubildende ihr Fachwissen kontrollieren, vertiefen und richtig einordnen. Die Antworten sind im Text eingebettet, was die Auszubildende dazu zwingt, die Antwort aus dem Zusammenhang zu erarbeiten. Fragen und Antworten wurden so zusammengestellt, dass die Auszubildende, die den dargebotenen Stoff beherrscht, über ein ausgewogenes und praxisbezogenes Fachwissen verfügt.

Die klassische **Einteilung nach Fachgebieten** ist, auch auf Wunsch vieler Fachlehrer, beibehalten worden. Nur, wer das Grundwissen der einzelnen Fachgebiete hat, z. B. der Anatomie oder Pathologie, kann auch Zusammenhänge erkennen und komplexe Fragestellungen erfassen und beantworten. Durch die Beantwortung der Fragen im ersten Teil des Buches und der Kontrolle der Antworten im Fließtext kann man das leicht lernen.

Vor jedem Fachgebiet wird auf die Zugehörigkeit des Inhalts zu den entsprechenden **Lernfeldern** hingewiesen. Dadurch sind auch die Vorgaben des Rahmenlehrplans berücksichtigt.

In der **schriftlichen Abschlussprüfung** werden oft anhand von komplexen Fragen, teilweise an Behandlungsabläufen, unterschiedliche Fachbereiche mit Einzelfragen abgearbeitet.

Deshalb wurden zur Vorbereitung **130 Prüfungsthemen** neu aufgenommen. Damit wird der Prüfling nicht von zusammengesetzten, komplexen Fragen überrascht.

Die mündliche **Präsentation** ist ein wichtiger Teil der Abschlussprüfung. Das neue Kapitel gibt der Auszubildenden wichtige Tipps und Hinweise, wie Sie sich optimal darauf vorbereiten kann.

Bei allen, die mir durch ihre sachliche Kritik und ihre konstruktiven Verbesserungsvorschläge bei der Überarbeitung geholfen haben, möchte ich mich an dieser Stelle bedanken.

Besonders herzlich bedanke ich mich für Hilfen und Anregungen bei Dr. Wolfgang Bengel, Dr. Andreas Dehler, Dr. Dr. Dr. Christian Foitzik, Frau Roswitha Goebel (ZMF), Prof. Dr. Detlef Heidemann, Dr. Rainer Jekel und meiner Lektorin, Frau Katja-Maria Koschate.

Ihnen, die Sie mit diesem Buch arbeiten, wünsche ich eine sehr erfolgreiche Prüfung.

Hofheim am Taunus, im Juli 2005   Rüdiger H. Dr. Schönfeld

Inhalt

1.100 Fragen zur Kontrolle des Fachwissens

1 Histologie

1.1 Begriff

1. Was versteht man unter Histologie?

1.2 Zelle

1. Was ist die kleinste Lebenseinheit?
2. Welchen allgemeinen Aufbau hat eine Zelle?

1.3 Gewebe

1. Was ist ein Gewebe?
2. Welche Grundgewebearten gibt es?

1.3.1 Epithelgewebe

1. Wo findet man Epithelgewebe?
2. Welche Schichten der Haut gibt es?
3. Nennen Sie Funktionen der Haut!
4. Was ist ein Sekret?
5. Welche Besonderheiten hat das Drüsenepithel?
6. Was ist eine Drüse innerer Sekretion?
7. Nennen sie eine Drüse äußerer Sekretion!
8. Wo findet man Flimmerepithel?
9. Was kennzeichnet das Sinnesepithel?

1.3.2 Binde- und Stützgewebe

1. Welche Gewebe sind Binde- und Stützgewebe?
2. Woraus besteht das Binde- und Stützgewebe?
3. Welche Faseranordnungen beim Bindegewebe kennen Sie?
4. Was sind Fettzellen?
5. Nennen Sie geformte Stützgewebe!
6. Wie ist Knochen histologisch aufgebaut?
7. Was ist eine Epiphyse?
8. Was sind Osteoblasten?
9. Was sind Osteoklasten?
10. Was sind Chondroblasten?

1.3.3 Muskelgewebe

1. Welche Eigenschaft haben Zellen des Muskelgewebes?
2. Nennen Sie den Unterschied: Muskelzelle, Muskelfaser, Muskelbündel!
3. Nennen Sie den Unterschied: glatter Muskel, quergestreifter Muskel!
4. Was machen Muskeln, wenn sie Synergisten sind?
5. Aus welcher Muskelgewebeart ist der Herzmuskel aufgebaut?

1.3.4 Nervengewebe

1. Schildern Sie die Aufgaben der Nerven (allgemein)!
2. Wie wird das Nervengewebe noch bezeichnet?
3. Woraus besteht ein Nerv?
4. Was ist ein Ganglion?
5. Wo findet man Gliagewebe?
6. Was bedeutet ZNS?
7. Was ist ein sensibler Nerv?
8. Was ist ein motorischer Nerv?
9. Nennen Sie einen sensiblen Nerv!
10. Nennen Sie einen motorischen Nerv!

1.4 Organ

1. Woraus bilden sich Organe?

2. Nennen Sie Organe!

2 Anatomie und Physiologie

2.1 Begriffe
2.1.1 Anatomie
1. Was bedeutet der Begriff Anatomie?

2.1.2 Physiologie
1. Was bedeutet der Begriff Physiologie?

2.1.3 Orofaziales System
1. Welche anatomischen Bezirke gehören zum orofazialen System?

2.2 Lage- und Richtungsbezeichnungen
1. Was bedeutet apikal, intrazellulär, peripher, submuskulär, vestibulär?

2.3 Knöcherner Schädel und Wirbelsäule
1. In welche zwei großen Abschnitte wird der Schädel eingeteilt?

2.3.1 Hirnschädel
1. Welche Aufgabe hat der Hirnschädel?
2. An welchem großen anatomischen Bezirk des Hirnschädels sind Verletzungen besonders gefährlich?
3. Wie nennt man Knochen, die zweimal angelegt sind?
4. Welcher Schädelknochen verwächst nahtlos?
5. Wie heißt das Fachwort für Knochennaht?
6. Was sind Fontanellen?
7. Welche Fontanellen kennen Sie?
8. Zwischen welchen Knochen liegt die Große Fontanelle?
9. Zwischen welchen Knochen liegt die Kleine Fontanelle?
10. Wodurch ist die steile Stellung des Stirnbeines beim Menschen bedingt?
11. Welcher Knochen umschließt den größten Teil des Ohres?

12. Aus welchen Knochenteilen wird der Jochbogen gebildet?
13. Zu welchem Knochen gehört die Gelenkpfanne des Kiefergelenkes?

2.3.2 Gesichtsschädel
1. Welche Knochen gehören zum Gesichtsschädel?
2. Welche beiden Knochen des Gesichtsschädels sind nicht mit dem Schädel verwachsen?
3. Wie ist der Unterkiefer mit dem Schädel verbunden?
4. Welcher Knochen des Gesichtsschädels ist als einziger nicht mit einem anderen Knochen verbunden?
5. Welche Aufgabe hat das Zungenbein?
6. Was bilden die Nasenbeine?
7. Was wird durch das Gaumenbein gebildet?
8. Von welchen Knochen wird der knöcherne Gaumen gebildet?
9. Wie heißt das große Foramen am Hinterkopf?
10. Was gelangt durch das Hinterhauptsloch?
11. Wodurch geschützt laufen die meisten Nerven aus dem Körper in das Gehirn?

2.3.3 Wirbelsäule
1. Wo ist der Ansatz der Wirbelsäule am knöchernen Schädel?
2. Wie heißt der oberste Wirbel der Wirbelsäule?
3. Welche Funktion hat der 1. Halswirbel?
4. Wie heißt der 2. Halswirbel?
5. Welche Funktion hat der 2. Halswirbel?
6. Wodurch ist die große Beweglichkeit des Kopfes gegeben?

2.4 Oberkiefer

1. Wie heißt das Fachwort für Oberkiefer?
2. Ist der Oberkiefer paarig oder unpaarig angelegt?
3. Wo liegt der Zwischenkiefer?
4. Welche Fortsätze hat der Oberkiefer?
5. Beschreiben Sie den Stirnbeinfortsatz!
6. Wo liegt das Foramen incisivum?
7. Welcher Fortsatz des Oberkiefers trägt die Zähne?
8. Wie heißt der Knochenanteil, in dem sich die Zahnwurzel befindet?
9. Wie viele Septen hat die Alveole eines zweiwurzeligen Zahnes?
10. Wo liegt der Tuber maxillaris?
11. Welche Foramina im Oberkiefer kennen Sie?
12. Wie heißt der Nerv des Oberkiefers?
13. Der N. maxillaris ist ein Ast von welchem Hirnnerv?

2.4.1 Kieferhöhle

1. Was befindet sich im Inneren des Oberkiefers?
2. Welche Nasennebenhöhlen kennen Sie?
3. Warum werden diese Höhlen Nasennebenhöhlen genannt?
4. Wie wird der Sinus maxillaris noch genannt?
5. Was ist eine MAV?

2.5 Unterkiefer

1. Wie heißt das Fachwort für den Unterkiefer?
2. Wie wird der Unterkiefer anatomisch eingeteilt?
3. Welcher Teil des Unterkiefers ist die Basis mandibulae?
4. Wie heißt der Teil des Unterkiefers, der die Zähne trägt?
5. Wie heißt der Nerv, der den Unterkiefer versorgt?
6. Welche Nervenaustrittsstellen im Unterkiefer kennen Sie?
7. Wie heißt der Ast des Unterkiefernervs, der zur Unterlippe und zum Kinn führt?
8. Was bezeichnet man als Kieferwinkel?
9. Wie heißen die beiden Fortsätze des aufsteigenden Asts des Unterkiefers?

2.6 Kiefergelenk

1. Was ist ein Gelenk allgemein?
2. Aus welchen Teilen besteht das Kiefergelenk?
3. Welche Knochen verbindet das Kiefergelenk?
4. Nennen Sie die knöchernen Anteile des Kiefergelenkes!
5. Wo befindet sich der Gelenkknorpel?
6. Welcher Teil des Gelenks ist maßgeblich an der großen Beweglichkeit im Kiefergelenk beteiligt?
7. Woraus besteht die Gelenkkapsel histologisch?
8. Welche Aufgabe hat die Gelenkflüssigkeit?
9. Nennen Sie die Bewegungsmöglichkeiten des Kiefergelenks!
10. Wo kann man an sich selbst das Kiefergelenksköpfchen ertasten?

2.7 Histologie des Zahns

1. Welche Zahnhartgewebe kennen Sie?

2.7.1 Dentin

1. Welche Zellen bilden das Dentin?
2. Was ist Sekundärdentin?
3. Was sind Thomes'sche Fasern?

4. Nennen Sie Eigenschaften und Beschaffenheit des Gewebes, das die Pulpa umschließt?

2.7.2 Schmelz

1. Wie heißen die schmelzbildenden Zellen?
2. Was ist die härteste Substanz des Körpers?
3. Nennen Sie den Aufbau dieser Substanz!
4. Welche Teile des Zahnes werden von dieser Substanz umgeben?

2.7.3 Zement

1. Wie heißen die zementbildenden Zellen?
2. Was wissen Sie über Lage und Beschaffenheit des Zementes?

2.7.4 Pulpa

1. Woraus besteht die Pulpa?
2. Wie unterteilt man die Pulpa anatomisch?
3. Was ist das Pulpencavum?
4. Durch welche Fähigkeit der Pulpa kommt es zur Bildung von Sekundärdentin?

2.8 Zahnentwicklung

1. Wann entwickelt sich die Zahnleiste?
2. Welche Zähne bilden sich aus der Zahnknospe?
3. Wo entstehen die bleibenden Zähne?
4. Was versteht man unter Zahnsäckchen?
5. Woraus entstehen die Odontoblasten?
6. Welche Aufgabe haben Odontoblasten?
7. Weshalb ist die Bildung von Schmelz nur einmal im Leben möglich?
8. Woraus entstehen Zementoblasten?

2.9 Gebissentwicklung

1. Wie viele Dentitionen hat der Mensch?
2. Wie nennt man die Zähne der ersten Dentition?
3. Wie nennt man die Zähne der zweiten Dentition?
4. In welchem Alter beginnt und mit welchem Alter endet die erste Dentition?
5. Wie viel Zähne hat der Mensch nach Abschluss der ersten Dentition?
6. Nennen Sie, pro Kieferhälfte, die Zahngruppen und die Anzahl der Zähne dieser Zahngruppen bei der ersten Dentition!
7. In welchem Kiefer erfolgt der Zahndurchbruch meist zuerst?
8. Nennen sie die Durchbruchsfolge der ersten Dentition!

2.9.1 Gebissarten

1. Welche Gebissarten hat der Mensch?
2. Was ist ein persistierender Milchzahn?
3. Mit welchem Zahndurchbruch beginnt die zweite Dentition?
4. Über welchen Zeitraum erstreckt sich die zweite Dentition?
5. In welchem Alter kann der Weisheitszahn durchbrechen?
6. Nennen Sie die Durchbruchsfolge der zweiten Dentition?
7. Was sind Ersatzzähne?
8. Was sind Zuwachszähne?
9. Wie viele Permanentes hat der vollbezahnte Mensch?
10. Wie teilen sich die Zähne einer Kieferhälfte auf? (Zahngruppe und Anzahl der Zähne)

2.10 Anatomie der Zähne

1. Nennen Sie die Einzahl und Mehrzahl des Fachworts für Zahn!
2. Aus welchen Gebieten besteht der Zahn anatomisch?
3. Was bezeichnet man als Zahnkrone?
4. Welches Gebiet ist der Zahnhals?
5. Wo befindet sich die Zahnwurzel?

2.11 Unterscheidungsmerkmale

1. Was ist das Wurzel-, das Winkel-, und das Krümmungsmerkmal?
2. Was bezeichnet man als Kronenflucht?

2.12 Zahngruppen

1. Beschreiben Sie einen Schneidezahn, einen Eckzahn, einen kleinen Molaren und einen Molaren!
2. Nennen Sie den Unterschied zwischen einer Krone des Incisivus und einer des Caninus!
3. Welche Bezeichnungen haben die kleinen Molaren noch?
4. Wie nennt man die Täler zwischen den Höckern der Backenzähne?
5. Wie viele Wurzeln haben kleine Molaren?
6. Nennen Sie das Fachfremdwort für große Backenzähne!
7. Welche Figur bilden die Täler eines Oberkiefermolars bei Aufsicht?
8. Welche Figur bilden die Täler eines Unterkiefermolaren bei Aufsicht?
9. Wie viel Wurzeln haben die Unterkiefermolaren?
10. Wie stehen die Unterkiefermolarenwurzeln?
11. Wie nennt man den Bereich der Gabelung der beiden Wurzeln eines Unterkiefermolaren?
12. Wie viel Wurzeln haben die Oberkiefermolaren?
13. Welche Stellung nehmen die Oberkiefermolarenwurzeln ein?
14. Wie nennt man die Gabelung bei den Oberkiefermolarenwurzeln?
15. Welche Zähne beider Dentitionen sind einwurzelig?
16. Welche Zähne beider Dentitionen sind zweiwurzelig?
17. Welche Zähne beider Dentitionen sind dreiwurzelig?
18. Welche Sonderstellung in Kronenform und Wurzelwachstum sowie in der Zahnstellung nimmt der Weisheitszahn ein?

2.13 Zahnbezeichnungssysteme

1. Welche Zahnbezeichnungssysteme kennen Sie?
2. Weshalb wurde ein einheitliches Zahnbezeichnungssystem geschaffen?
3. Was ist ein Quadrant?
4. Das F.D.I.-Zahnbezeichnungssystem besteht aus zwei Ziffern, z. B. 13. Was wird durch die erste Ziffer (hier die 1) bezeichnet?
5. Was wird durch die zweite Ziffer (hier die 3) bezeichnet?
6. Wie bezeichnet man den rechten oberen bleibenden Eckzahn im F.D.I.-System?
7. Wie bezeichnet man den linken unteren zweiten Milchmolaren im F.D.I.-System?
8. Wie bezeichnet man den rechten unteren bleibenden seitlichen Schneidezahn im F.D.I.-System?
9. Wie bezeichnet man den linken oberen ersten Prämolaren im F.D.I.-System?

10. Wie bezeichnet man den rechten unteren Milchmolaren im F.D.I.-System?
11. Erklären Sie das Winkelhakensystem!
12. Erklären Sie das Haderup-System!

2.14 Zahnflächen, Füllungslagen

1. Ein Zahn wird in fünf Flächen eingeteilt. Wie heißen diese?
2. Nennen Sie die Abkürzungen der Füllungsflächen in Buchstaben und Ziffern!

2.15 Zahnhalteapparat

1. Nennen Sie das Fachwort für Zahnhalteapparat!
2. Welche Gewebeteile gehören zum Zahnhalteapparat?
3. Was ist das Periodontium?
4. Weshalb sind Entzündungen des Zahnhalteapparates mit starken Schmerzen verbunden?

2.16 Zahnfach

1. Nennen Sie das Fachfremdwort für Zahnfach!
2. Wie nennt man die knöchernen Trennwände im Zahnfach?

2.17 Zahnfleisch

1. Wie heißt das Fachwort für Zahnfleisch?
2. Was ist die Mukogingivalgrenze?
3. Was bezeichnet man als Sulkus?

2.18 Bissarten

1. Wann liegt eine Eugnathie vor?
2. Wann spricht man von Dysgnathie?
3. Was versteht man unter Biss?
4. Was ist Okklusion?
5. Wann spricht man von dynamischer Okklusion?
6. Welchen Zustand nennt man Ruhelage?
7. Was versteht man unter Antagonist?
8. Wie viel Antagonisten hat jeder Zahn beim Neutralbiss?
9. Was ist ein Hauptantagonist?
10. Was versteht man unter Neutralbiss?

2.19 Mundhöhle
2.19.1 Begrenzung

1. Begrenzung der Mundhöhle?
2. Wie heißt das Fachwort für Mund?

2.19.2 Schleimhaut

1. Wie heißt das Fachwort für Schleimhaut, und wo findet man sie im Körper?
2. Welche Teile des Körpers werden von Schleimhaut ausgekleidet?
3. Wie heißt die Mundschleimhaut, die die Zähne umgibt?

2.19.3 Strukturen

1. Was sind Zahnfleischpapillen?
2. Was ist die Mundspalte?
3. Wie nennt man das Gebiet, das zwischen den Zähnen und der Wange bzw. Lippe liegt?
4. Wo befinden sich die Lippenbändchen?
5. Wo liegen die Wangenbänder?
6. Was bezeichnet man als Umschlagfalte?
7. Wo liegt der harte Gaumen?
8. Wie ist die Oberfläche des Gaumens gestaltet?
9. Wo liegt die Raphe mediana?
10. Nennen Sie einen anderen Begriff für Gaumensegel?
11. Wo liegt der weiche Gaumen?
12. Wo liegt das Zäpfchen?
13. Wie nennt man den Übergang vom harten zum weichen Gaumen?
14. Wo liegen die Gaumenbögen?

15. Was liegt zwischen den Gaumenbögen?
16. Welche Aufgabe hat die Tonsilla palatina?

2.20 Zunge
1. Woraus besteht die Zunge?
2. Wo befindet sich das Zungenbändchen?
3. Warum sind die lingualen Zahnflächen meist kariesfrei?
4. Welche Aufgaben hat die Zunge?
5. Geschmacksknospen, Tastsinn und Geruch sind an der Geschmacksfindung eng beteiligt. Welche dieser drei Sinne findet man auf der Zunge?
6. Wo liegt die Mehrzahl der Geschmacksknospen?
7. Wie heißen die großen Geschmacksknospen?
8. Warum hat man das Empfinden, dass Geschmacksknospen am Gaumen liegen?

2.21 Speicheldrüsen
1. Welche Speicheldrüsen kennen Sie?
2. Zu welcher Drüsenart gehören die Speicheldrüsen?
3. Wo sitzen die Speicheldrüsen?
4. Wo liegen die Speicheldrüsenausführungsgänge?

2.21.1 Speichel
1. Woraus besteht der Speichel?
2. Wie viel Speichel wird durchschnittlich pro Tag produziert?
3. Wozu dient der Speichel?
4. Was löst die Speichelsekretion aus?
5. Wie werden die Speicheldrüsen entleert?

2.22 Rachenraum
1. Wo liegen die Rachenmandeln?

2. Wo liegen die Gaumenmandeln?
3. In welchem Bereich trennen sich die Wege der Speisen und der Luft?

2.23 Kehlkopf
1. Wie wird der Weg von Speise und Luft im Kehlkopf getrennt?

2.24 Luftröhre
1. Welche Aufgaben hat das Flimmerepithel in der Luftröhre?

2.25 Muskulatur
2.25.1 Skelettmuskulatur
1. Skelettmuskeln sind willkürliche Muskeln. Was bedeutet dies?

2.25.2 Eingeweidemuskulatur
1. Nennen Sie den Unterschied zwischen Bewegungsmuskulatur und Eingeweidemuskulatur!

2.25.3 Muskelaufbau
1. Wie nennt man Anfang und Ende eines Muskels?
2. Was bedeutet Muskeltonus?

2.25.4 Kaumuskulatur
1. Welche Muskeln schließen den Mund?
2. Welche Muskeln öffnen den Mund?
3. Was bewirkt der äußere Flügelmuskel?

2.25.5 Mimische Muskulatur
1. Nennen Sie den Oberbegriff für die Lippen- und Wangenmuskulatur!

2.26 Reizleitungssystem
1. Wie wird das Nervensystem noch genannt?
2. Wie wird das Nervensystem aufgegliedert?

2.26.1 Zentralnervensystem (ZNS)
1. In welche großen Teile wird das ZNS gegliedert?

2. Nennen Sie eine Aufgabe des Großhirns!
3. Was wird im Kleinhirn gespeichert?
4. Welche zwei Funktionen hat das Rückenmark?
5. Wie wird eine Normalreaktion auf z. B. »warm« geleitet?
6. Wie wird beim Reflex, z. B. »heiß«, geschaltet?

2.26.2 Peripheres Nervensystem
1. Was gehört zum peripheren Nervensystem?

2.26.3 Vegetatives Nervensystem
1. Welche Aufgabe hat das vegetative Nervensystem?
2. Wie heißt der X. Hirnnerv?
3. Was wissen Sie vom N. vagus?

2.27 Hirnnerven
1. Was sind Hirnnerven?
2. Wie viele Hirnnerven gibt es und welche kennen Sie?
3. Wie oft ist der N. trigeminus im Menschen vorhanden?

2.27.1 Nervus trigeminus
1. Wie heißt der Hirnnerv Nr. V?
2. Wo teilt sich der N. trigeminus?
3. Woher hat der N. trigeminus seinen Namen?
4. Welche Äste haben sensible Fasern?
5. Welche Äste haben motorische Fasern?
6. Wie heißen die Äste des N. trigeminus?

2.27.1.1 Nervus ophthalmicus
1. Was bedeutet: Ein Nerv innerviert ...?
2. Was innerviert der N. ophthalmicus?

2.27.1.2 Nervus maxillaris
1. Was innerviert der N. maxillaris?

2. Wo beginnt der N. infraorbitalis?
3. Was innerviert der N. infraorbitalis?

2.27.1.3 Nervus mandibularis
1. Wo beginnt der N. mentalis?
2. Was innervieren die sensiblen Fasern des N. mandibularis?
3. Was innerviert der N. mentalis?
4. Durch welche Nerven werden die Kaumuskeln innerviert?

2.27.2 Nervus facialis
1. Wie heißt der Hirnnerv Nr. VII?
2. Welche Faserart (motorisch oder sensibel) führt der N. facialis?
3. Was ist eine Parese?
4. Was bewirkt eine Facialisparese?

2.28 Hormonsystem
1. Was sind Hormone?
2. Wer bildet die Hormone?
3. Wie gelangen die Hormone in den Blutkreislauf?
4. Nennen Sie Aufgaben der Hormone!
5. Welche Sekrete werden in der Bauchspeicheldrüse gebildet?

2.29 Atmungssystem
1. Was gehört zum Respirationstrakt?
2. Woraus besteht die Luft?
3. Wozu dient das Atmungssystem?

2.29.1 Brusthöhle
1. Wo befindet sich die Brusthöhle?
2. Wie viele Rippen laufen von der Wirbelsäule direkt zum Brustbein?
3. Wie viele Rippen enden frei in der Muskulatur?
4. Welche wichtigen Organe liegen in der Brusthöhle?

2.29.2 Lunge
1. Wie viele Lungenlappen hat die Lunge?

2. Wie heißt das Fachfremdwort für die Lungenbläschen?
3. Wie verzweigt sich die Luftröhre weiter?
4. Wo befindet sich das Rippenfell?
5. Wie erfolgt die Beatmung der Lungen?
6. Wo befindet sich das Zwerchfell bei der Brustatmung, wo bei der Bauchatmung?
7. Wie oft atmet ein Erwachsener in Ruhelage pro Minute?
8. Wie viele Liter Luft fasst die Lunge?
9. Warum bleibt auch bei stärkster Ausatmung immer ein Liter Luft in der Lunge?

2.29.3 Weg der Atemluft
1. Beschreiben Sie den Weg der Luft!
2. Was passiert in der Nase mit der Luft?
3. Was geschieht in den Lungenbläschen?

2.30 Blutkreislauf
1. Welche allgemeinen Aufgaben hat der Blutkreislauf?
2. Wie heißen die Blutgefäße, die mit den Nervenästen des N. trigeminus ziehen?
3. Woher kommt die Arteria carotis communis, und wie verzweigt sie sich?

2.30.1 Blutgefäße
1. Was ist für eine Arterienwand charakteristisch?
2. Weshalb sind in den Venen Klappen?

2.30.2 Herz
1. Woraus besteht der Herzmuskel?
2. Woher bekommt der Herzmuskel, das Herz, seine Impulse?

3. Nennen Sie Größe und Form des menschlichen Herzens!
4. Beschreiben Sie die Lage des Herzens!
5. Beschreiben Sie das Innere des Herzens!
6. Wo liegen die Herzklappen?
7. Welche Aufgaben haben die Klappen?
8. Wo liegen die Segelklappen?
9. Wo befinden sich die Taschenklappen?
10. Welche Schichten des Herzens bezeichnet man als Endokard, Epikard und Perikard?
11. Wie wird der Herzmuskel versorgt?

2.30.3 Blutdruck
1. Wo ist der Blutdruck am größten?
2. Was ist der Puls?
3. Welche Menge Blut wird durch den Puls pro Minute aus dem Herzen gepumpt?
4. Was ist eine Systole?
5. Was ist eine Diastole?
6. Wobei werden Systole und Diastole gemessen?

2.30.4 Weg des Bluts
1. Wohin führt der große Blutkreislauf?
2. Wohin führt der kleine Kreislauf?
3. Was sind Arterien?
4. Was sind Venen?
5. Wo führen Venen sauerstofffreies Blut?

2.30.5 Körperkreislauf
1. In welchen Vorhof des Herzens gelangt das Blut, das aus der Lunge kommt?
2. Aus welcher Herzkammer wird das Blut in den Körper gepumpt?

3. Wie nennt man die Hauptschlagader noch?
4. Wie werden die kleinsten Arterien genannt?
5. Was versteht man unter Endstromgebiet?
6. Wo findet der innere Gasaustausch statt?
7. Welche Art Gefäße führen das Blut aus dem Körper zurück zum Herzen?
8. In welchen Vorhof des Herzens gelangt das Blut, das aus dem Körper kommt?
9. Welche Aufgaben hat die Pfortader?

2.30.6 Lungenkreislauf

1. Aus welcher Herzkammer kommt das Blut, das zur Lunge gepumpt wird?
2. In welcher Art Gefäß wird das venöse Blut in die Lunge geleitet?
3. Wo findet der äußere Gasaustausch statt?
4. Ist das Blut, das aus der Lunge kommt, arteriell oder venös?
5. Gelangt das Blut über eine Arterie oder eine Vene von der Lunge zum Herzen?

2.31 Blut

1. Wie wird das Blut noch bezeichnet?
2. Wie viele Liter Blut besitzt der Mensch?
3. Woraus setzt sich das Blut zusammen?
4. Welche Blutkörperchen kennen Sie?
5. Welche Aufgaben hat das Blut?
6. Was haben Änderungen der Blutzusammensetzung und der Blutmenge für Folgen?

2.31.1 Blutplasma

1. Woraus besteht das Blutplasma?

2. Welche Aufgaben hat das Blutplasma?

2.31.2 Rote Blutkörperchen

1. Wie viele Erythrozyten hat der Mensch?
2. Welche Aufgaben haben die Erythrozyten?
3. Wo werden die roten Blutkörperchen gebildet?

2.31.3 Weiße Blutkörperchen

1. Wie viele Leukozyten hat der Mensch?
2. Wo werden die weißen Blutkörperchen gebildet?
3. Welche Aufgaben haben die Leukozyten?
4. Was ist Phagozytose?

2.31.4 Blutplättchen

1. Wie viele Thrombozyten hat der Mensch ungefähr pro Kubikzentimeter?
2. Wo werden die Blutplättchen gebildet?
3. Welche Aufgaben haben die Thrombozyten?

2.31.5 Blutgerinnung

1. Was verhindert die Blutgerinnung?
2. Wodurch wird die Blutgerinnung ausgelöst?
3. Was wird durch das Fehlen von Blutgerinnungsfaktoren ausgelöst?

2.31.6 Thrombose, Infarkt

1. Was ist ein Thrombus, was eine Thrombose?
2. Was ist ein Kollateralkreislauf?
3. Was ist ein Herzinfarkt?
4. Was ist ein Schlaganfall?

2.31.7 Bluterguss

1. Was ist ein Hämatom?

2.31.8 Blutfarbe
1. Woran können Sie erkennen, ob eine Arterie eröffnet ist?

2.31.9 Blutkörperchen-Senkungsgeschwindigkeit
1. Was ist eine Blutsenkung?

2.32 Blutgruppen
1. Welche bekannten Systeme zur Einteilung in Blutgruppen kennen Sie?

2.32.1 AB0-System
1. Worin unterscheiden sich die Blutgruppen?
2. Wie nennt man die Abwehrstoffe gegen fremdes Blut?
3. Warum müssen Spender und Empfänger bei Blutübertragungen die gleiche Blutgruppe haben?

2.32.2 Rhesussystem
1. Was bedeutet Rh-Faktor?

2.32.3 Fachbegriffe
1. Was versteht man unter Blutungszeit?
2. Was bedeutet Transfusion?
3. Was bedeutet Hyperämie?
4. Was bedeutet Anämie?
5. Was die Hypoämie?
6. Was ist Leukämie?
7. Was bedeutet Zirkulation?

2.33 Lymphe
1. Woraus besteht die Lymphe?
2. Wohin fließt die Lymphe?
3. Welche Aufgabe hat die Lymphe?
4. Wo sammelt sich die Lymphe?
5. Was bilden die Lymphknoten?
6. Warum schwellen Lymphknoten bei Entzündungen an?

2.34 Stoffwechsel
1. Was versteht man unter Stoffwechsel?
2. Was ist Baustoffwechsel?
3. Erklären Sie den Begriff Betriebsstoffwechsel!
4. Wer transportiert die Stoffwechselprodukte?
5. In welche Bestandteile werden die Grundnahrungsstoffe aufgespalten?
6. Was bezeichnet man als Grundumsatz?
7. Was ist Arbeitsumsatz?
8. Woraus setzt sich der Gesamtumsatz des Körpers zusammen?
9. In welcher Einheit misst man die Wärmeproduktion beim Stoffwechsel?

2.34.1 Enzyme
1. Was machen die Enzyme?

2.34.2 Kohlenhydrate
1. Was sind Kohlenhydrate?

2.34.3 Eiweiß
1. Was sind Eiweiße?

2.34.4 Fette
1. Was sind Proteine?

2.34.5 Vitamine
1. Was sind Vitamine?
2. Zählen Sie wichtige Vitamine auf!
3. Was bedeutet Avitaminose?

2.34.6 Spurenelemente
1. Was sind Spurenelemente?

2.34.7 Mineralien
1. Was sind Mineralien?

2.35 Verdauungssystem
1. Welche Aufgabe hat die Verdauung?

2.35.1 Weg der Nahrung
1. Welche Organe wirken bei der Verdauung mit?

2.35.2 Schluckakt

1. Beschreiben Sie, was mit der Speise im Mund geschieht!
2. Beschreiben Sie den Schluckakt!
3. Was passiert physiologisch bei einem Erbrechen?

2.35.3 Magen

1. Beschreiben Sie die Größe und Form des Magens!
2. Was produzieren die Drüsen der Magenschleimhaut?
3. Welche Aufgaben hat die Salzsäure im Magen?
4. Weshalb löst die Salzsäure die Magenwand nicht auf?
5. Was versteht man unter Peristaltik?
6. Welche Aufgaben hat der Magensaft?
7. Wohin gelangt die Speise nach Verlassen des Magens?

2.35.4 Dünndarm

1. In welche Bezirke teilt man den Dünndarm?

2.35.5 Zwölffingerdarm

1. Was geschieht im Zwölffingerdarm?

2.35.6 Leerdarm, Krummdarm

1. Welche Aufgabe hat der Krummdarm?

2.35.7 Dickdarm

1. Der Blinddarm ist ein Teil welches Darmes?
2. Wo befindet sich der Wurmfortsatz?

2.35.8 S-Darm

1. Wo befindet sich der S-Darm?

2.35.9 Mastdarm

1. Wie heißt der letzte Teil des Darms?

2.35.10 Bauchspeicheldrüse

1. Was produziert die Bauchspeicheldrüse?

2.35.11 Leber

1. Nennen Sie die Aufgaben der Leber!

2.35.12 Gallenblase

1. Wo befindet sich die Gallenblase?

2.35.13 Nieren

1. Welche Aufgabe haben die Nieren?

3 Pathologie

3.1 Begriff

1. Was ist Pathologie?

3.2 Krankheit

1. Was ist eine Krankheit?
2. Welche Krankheitsursachen kennen Sie?
3. Was sind angeborene Krankheiten?
4. Was sind erworbene Krankheiten?

3.2.1 Symptom

1. Was sind Krankheitssymptome?

3.2.2 Anamnese

1. Was ist eine Anamnese?

3.2.3 Diagnose

1. Was ist eine Diagnose?
2. Was ist eine differenzierte Diagnose?

3.2.4 Krankheitsverlauf

1. Was bedeutet Virulenz der Bakterien?
2. Welchen Krankheitsverlauf nehmen akute Krankheiten?
3. Wie werden chronische Krankheiten auch noch genannt?

3.2.5 Konservative, operative Maßnahmen

1. Welche Möglichkeiten gibt es, Krankheiten zu behandeln?

3.2.6 Krankheitsende
1. Wie kann eine Krankheit enden?

3.2.7 Rekonvaleszenz
1. Was verstehen Sie unter Rekonvaleszenz?

3.2.8 Rehabilitation
1. Was geschieht während der Rehabilitation?

3.2.9 Prognose
1. Was bedeutet Prognose?

3.2.10 Rezidiv
1. Was ist ein Rezidiv?

3.3 Veränderungen der Körpergewebe
3.3.1 Entzündung
1. Nennen Sie die Symptome einer Entzündung!

3.3.2 Atrophie
1. Wann kann es zu Abnutzungserscheinungen im Körper kommen?
2. Was ist eine Atrophie?
3. Welche Arten einer Atrophie kennen Sie?

3.3.3 Veränderungen des Gewebegefüges
1. Wodurch kann es zu Veränderungen des Gewebegefüges kommen?

3.3.4 Knochenbruch
1. Wie nennt man einen Knochenbruch allgemein?
2. Wodurch kann es zum Knochenbruch kommen?
3. Welche Arten von Knochenbrüchen kennen Sie?

3.3.5 Wunde
1. Wann spricht man von einer Wunde?

3.3.6 Trauma
1. Was ist ein Trauma?

3.3.7 Entartung
1. Wann spricht man von Entartung eines Gewebes?
2. Wie ist das Wachstum bei gutartigen Geschwulsten?
3. Was versteht man unter Metastasen?
4. Was ist ein Karzinom?
5. Was ist ein Sarkom?

3.3.8 Schwellung, Geschwulst, Geschwür
1. Was ist eine Schwellung?
2. Was ist eine Geschwulst?
3. Was ist ein Geschwür?

3.3.9 Sklerose
1. Was ist Sklerose?

3.3.10 Probeexzision
1. Was ist eine Probeexzision?

3.4 Schäden der Zähne
1. Welche Zähne können hier durch äußere Einflüsse betroffen sein?
2. Welche Folge kann solch ein Trauma haben?
3. Welche entzündlichen Prozesse können den noch nicht durchgebrochenen Zahn verändern?
4. Wodurch entstehen Schmelzhypoplasien?

3.4.1 Anomalien
3.4.1.1 Okklusionsanomalien
1. Wann spricht man von Mesialbiss?
2. Wann liegt ein Distalbiss vor?
3. Bei welcher Zahnstellung spricht man von Kopfbiss, und wie wird er noch bezeichnet?
4. Was ist ein Kreuzbiss?
5. Was ist eine Mittellinienverschiebung?
6. Was ist ein Mordex apertus?

3.4.1.2 Kieferanomalien

1. In welchem Knochen kommt es manchmal zu Kiefermissbildungen?
2. Welche Kiefermissbildungen kennen Sie?
3. Was ist eine Lippenspalte?
4. Was ist eine Hasenlippe oder Hasenscharte?
5. Wo tritt die Kieferspalte auf?
6. Welche Lage hat die Gaumenspalte?
7. Was ist ein Wolfsrachen?
8. Was ist eine Prognathie?
9. Was versteht man unter Progenie?
10. Was ist ein Deckbiss?
11. Welches Fachgebiet der Zahnheilkunde befasst sich mit der Behandlung der Bissanomalien und Kieferfehlbildung?

3.4.1.3 Weitere Anomalien

1. Was ist eine Hyperdontie?
2. Was ist ein Mesiodens?
3. Was ist Hypodontie?
4. Was ist Anodontie?
5. Was ist eine Hyperplasie?
6. Was ist ein persistierender Milchzahn?

3.5 Trauma
3.5.1 Akutes Trauma

1. Welche Möglichkeiten einer Zahnfraktur kennen Sie?

3.5.2 Chronisches Trauma

1. Was versteht man unter chronischem Trauma?
2. Wodurch kann ein chronisches Trauma entstehen?

3.6 Kiefergelenkserkrankung

1. Womit befasst sich die Gnathologie?

3.7 Zahnstein

1. Was ist Zahnstein, und wo setzt er sich ab?

3.8 Konkremente

1. Wo sind Konkremente?

3.9 Plaque

1. Was ist Plaque?
2. Was ist Materia alba?

3.10 Karies

1. Wie erklärte man sich die Kariesentstehung früher?
2. Wie erklärt man die Kariesentstehung heute?
3. Welche vier Faktoren müssen für die Kariesentstehung vorhanden sein?

3.10.1 Lokalisation der Karies

1. An welchen Stellen siedelt sich die Karies am ehesten an?
2. Wodurch wird die Kariesentstehung begünstigt?

3.10.2 Stadien der Karies

1. Nennen Sie die vier Stadien der Karies!
2. Wann spricht man von einem white spot?
3. Wie weit hat sich die Karies bei einer Caries profunda ausgebreitet?
4. Wann spricht man von einem Kariesrezidiv?
5. Wie kann eine Sekundärkaries entstehen?
6. Was ist eine Caries sicca?

3.10.3 Folgezustände der Karies

1. Wie breitet sich die unbehandelte Karies aus?
2. Was ist eine Caries profunda?
3. Wie entsteht eine Hyperämie in der Pulpa?
4. Welche histologische Einteilung der Pulpitis kennen Sie?
5. Wie unterscheidet man die Phasen einer Pulpa im Hinblick auf die Therapie?
6. Was versteht man unter Nekrose?

7. Nennen Sie die Läsionen endodontischen Ursprungs!
8. Wann spricht man von einer infizierten Nekrose?
9. Was ist eine apikale Läsion?
10. Wann bildet sich ein Granulom?
11. Was kann sich bilden, wenn der chronische Prozess an der Wurzelspitze in ein akutes Stadium übergeht?
12. Wann spricht man vom Herdgeschehen?

3.11 Pathologische Prozesse
3.11.1 Sepsis
1. Was bedeutet Sepsis?

3.11.2 Eiter
1. Woraus besteht Eiter?
2. Ist Eiter geruchlos?

3.11.3 Abszess
1. Was ist ein Abszess?
2. Welche Abszesse kennen Sie?
3. Wie heißt der Abszess, bei dem die Knochenhaut abgehoben wird?
4. Was für ein Abszess bildet sich, wenn die Knochenhaut vom Eiter durchbrochen wird?
5. Wann entsteht eine Parulis?
6. Was versteht man unter Perforation?
7. Was ist ein palatinaler Abszess?
8. Wie heißt der Abszess, der neben dem Unterkieferkörper liegt?
9. Was ist eine Perforation eines Abszesses?
10. Was ist eine Fistel?

3.11.4 Zyste
1. Wodurch sind Zysten gekennzeichnet?
2. Welche Zystenarten kennen Sie?

3.11.5 Phlegmone
1. Was ist eine Mundbodenphlegmone?

3.11.6 Kieferhöhlenempyem
1. Was ist ein Emphyem?

3.11.7 Osteomyelitis
1. Was ist eine Osteomyelitis?

3.11.8 Sequester
1. Was ist ein Sequester?

3.11.9 Dentitio difficilis
1. Was versteht man unter Dent. diff.?

3.11.10 Dekubitus
1. Wie kann ein Dekubitus entstehen?

3.11.11 Aphthen
1. Wann treten Aphthen auf?

3.11.12 Epulis
1. Was ist eine Epulis?

4 Konservierende Zahnheilkunde
4.1 Begriff
1. Was bedeutet das Wort konservieren?
2. Nennen Sie Bereiche der konservierenden Zahnheilkunde!
3. Was ist eine symptombezogene Untersuchung?

4.2 Behandlungsablauf
1. Erklären Sie die Begriffe eines allgemeinen Behandlungsablaufs von der Anamnese bis zur Therapie!
2. Welche Pinzetten werden in der Zahnheilkunde gebraucht?
3. Was gehört zum Untersuchungsbesteck?
4. Welche Sondenarten kennen Sie?

4.3 Prophylaxe
1. Was versteht man unter Prophylaxe?

2. Wie kann man sich vor Karies schützen?

4.3.1 Regelmäßiger Zahnarztbesuch
1. Weshalb sind regelmäßige zahnärztliche Kontrollen nötig?

4.3.2 Individual- und Gruppenprophylaxe
1. Was ist Individualprophylaxe?
2. Was ist Gruppenprophylaxe?

4.3.3 Ernährungslenkung
1. Beschreiben Sie eine ausgewogene Ernährung!
2. Was versteht man unter systemischer Wirkung?
3. Was ist lokale Wirkung der Nahrung?

4.3.4 Mundhygiene
1. Nennen Sie Maßnahmen zur Mundhygiene!

4.3.5 Zahnputztechniken
1. Erklären Sie die Horizontalmethode!
2. Was bedeutet Rot-nach-Weiß-Methode?
3. Wie werden bei der Bass-Methode die Borsten angesetzt?
4. Kreisende Bewegungen der Zahnbürste kennzeichnen welche Methode?
5. Beschreiben Sie die Methode nach Charters!
6. Wie geht man bei der Stillman-Methode vor?
7. Was bedeutet KAI?

4.3.6 Kariesindex
1. Was bedeuteten die Buchstaben DMF-T?

4.3.7 Plaqueindizes
1. Beschreiben Sie den Index nach Quigley-Hein!
2. Was bedeutet API?

3. Bei welchem Index wird das Gebiss in sechs Abschnitte eingeteilt?

4.3.8 Papillen-Blutungs-Index (PBI)
1. Was wird beim PBI erfasst?

4.3.9 Sulkus-Blutungs-Index
1. Was wird beim SBI zusätzlich beachtet?

4.3.10 Speicheldiagnostik
1. Beschreiben Sie kurz das Vorgehen bei einer Speicheldiagnostik!

4.3.11 Mundschleimhautdiagnostik
1. Was wird mit einem Bürstenabstrich abgeklärt?

4.3.12 Parodontitis-Risikobestimmung
1. Welche sechs Kriterien werden zur Bestimmung herangezogen?

4.3.13 Professionelle Zahnreinigung
1. Weshalb wird eine PZR durchgeführt?

4.3.14 Fluoridierung
1. Weshalb werden in der Zahnheilkunde Fluoride angewendet?
2. Nennen Sie Beispiele für die allgemeine Fluoridierung!
3. Wie kann individuell fluoridiert werden?

4.3.15 Fissurenversiegelung
1. Weshalb werden Zähne versiegelt?
2. Beschreiben Sie den Arbeitsablauf einer Fissurenversiegelung!
3. Was ist eine erweiterte Fissurenversiegelung?

4.4 Vitale Pulpa
1. Wie kann man die Sensibilität eines Zahnes prüfen?
2. Wie und wofür bildet sich Reizdentin?

3. Was ist die indirekte Überkappung?
4. Was geschieht bei der direkten Überkappung?
5. Wann wird bei der P-Behandlung die Deckfüllung gelegt?
6. Welche Medikamente werden bei der P- und Cp-Behandlung verwendet?
7. Welche Instrumente werden benötigt?

4.5 Endodontie

1. Wofür werden endodontische Maßnahmen durchgeführt?
2. Weshalb sind bei der Endodontie Röntgenaufnahmen wichtig?
3. Beschreiben Sie den allgemeinen Ablauf einer Wurzelkanalbehandlung!
4. Welche Tätigkeit bezeichnet man als Debridement?
5. Was ist eine orthograde, was eine retrograde Wurzelkanalfüllung?

4.5.1 Instrumente

1. Nennen Sie Instrumente für die Endodontie und deren Anwendungsbereiche!
2. Wie werden diese Instrumente aufbewahrt?

4.5.2 Endodontische Füllungsmaterialien

1. Welche Eigenschaften sollen Füllungsmaterialien für die Wurzelkanalbehandlung haben?

4.5.3 Therapie

1. Welche Möglichkeiten der Behandlung des Wurzelkanalsystems gibt es?

4.5.3.1 Pulpotomie, Vitalamputation

1. Bei welchen Zähnen kann man eine Vitalamputation oder Pulpotomie durchführen?
2. Wann erfolgt die Deckfüllung?

4.5.3.2 Vitalexstirpation

1. Was geschieht bei der Vitalexstirpation?

4.5.3.3 Mortalamputation

1. Bei welchen Zähnen kann eine Mortalamputation durchgeführt werden?
2. Was ist Voraussetzung für eine Mortalamputation?
3. Welche Teile der Pulpa werden entfernt?

4.5.3.4 Infizierte Nekrose

1. In welchen Schritten erfolgt die Behandlung einer infizierten Nekrose?

4.6 Füllungstherapie

1. Wie kann man Karies diagnostizieren?

4.6.1 Kavität

1. Welche Anforderungen werden an eine Kavität gestellt?
2. Nennen Sie die Einteilung der Kavitäten nach Black!

4.6.2 Instrumente für die konservierende Zahnheilkunde

1. Nennen Sie Handinstrumente, die in der Füllungstherapie gebraucht werden!
2. Welche rotierenden Instrumente für die Zahnheilkunde kennen Sie?
3. Wann kommen keramische Schleifkörper zur Anwendung?
4. Was sind die Unterschiede zwischen diamantierten und keramischen Schleifkörpern?
5. Mit welchen Instrumenten werden Füllungen poliert?
6. Welche Polierpasten kennen Sie und wozu werden sie benutzt?

4.6.3 Hilfen beim Legen von Füllungen
4.6.3.1 Matrizen
1. Wozu werden Matrizen gebraucht?
2. Welche Matrizen kennen Sie?

4.6.3.2 Trockenlegen der Kavität
1. Weshalb wird die Kavität trockengelegt?
2. Womit wird eine absolute Trockenlegung durchgeführt?
3. Wie wird eine relative Trockenlegung durchgeführt?
4. Wozu braucht man ein Automaton?

4.6.3.3 Separation
1. Was bewirkt eine temporäre Separation?
2. Wie kann man eine temporäre Separation durchführen?
3. Wie kann man permanent separieren?
4. Wann wird die permanente Separation angewendet?

4.7 Verschlussmaterialien
4.7.1 Provisorische oder temporäre Füllungsmaterialien
1. Wann werden diese Materialien gebraucht?

4.7.2 Zinkoxidsulfatzement
1. Was sind provisorische Zemente?
2. Wie werden provisorische Zemente angerührt?

4.7.3 Pastenförmige provisorische Verschlussmaterialien
4.7.4 Guttapercha
1. Wie wird Guttapercha verarbeitet?

4.8 Zemente
1. Wozu werden die Zemente gebraucht?

4.8.1 Zinkoxid-Eugenol-Zement
1. Was ist ZOE-Zement?

4.8.2 Phosphatzement
1. Welche Arten von Phosphatzementen kennen Sie?
2. Was ist Phosphatzement?
3. Wie wird Phosphatzement verarbeitet?
4. Warum müssen Pulver und Flüssigkeit des Phosphatzementes immer gut verschlossen sein?
5. Wo kommt der Phosphatzement zur Anwendung?

4.8.3 EBA-Zement
1. Was ist EBA-Zement?

4.8.4 Carboxylatzement
1. Was sind Carboxylatzemente?
2. Welche Vorteile haben Carboxylatzemente?

4.8.5 Glasionomerzement
1. Welche Eigenschaften haben Glasionomerzemente?

4.8.6 Kompomere
1. Woraus sind die Kompomere entstanden?

4.8.7 Silikatzement, Steinzement, Kupferamalgam
1. Kennen Sie nicht mehr gebräuchliche Füllungsmaterialien?

4.9 Amalgam
1. Welche Forderungen werden an Metalle gestellt, die im Mund verarbeitet werden?
2. Woraus besteht ein Amalgam allgemein?
3. Was ist Alloy?
4. Welche Metalle sind im Alloy?
5. Warum verzichten manche Firmen auf den Zinkzusatz im Alloy?
6. Was ist eine Legierung?
7. Was versteht man unter tempern?
8. Welche andere Bezeichnung für tempern kennen Sie?

9. Was bedeutet: Ein Amalgam ist aktiviert?
10. Was bezeichnet man als Verarbeitungsbreite?
11. Wonach richtet sich die Zeit, nach der das Amalgam belastet werden kann?
12. Was könnte eine übermäßige Kontraktion oder Expansion des Amalgams bewirken?
13. Wozu braucht man und was sind Mörser und Pistill?
14. Wann hat das Amalgam seine richtige Konsistenz?

4.9.1 Vorsichtsmaßnahmen

1. Weshalb sollte man Amalgam nicht berühren?
2. Welche Vergiftungserscheinungen treten bei Amalgamschäden auf?
3. Wie werden Amalgamreste aufbewahrt?
4. Wie vertragen sich Amalgam und Gold?
5. Bei welchen Personen soll Amalgam nicht angewendet werden?
6. Haben Menschen ohne Amalgam auch Quecksilber im Körper?

4.9.2 Legen einer Amalgamfüllung

1. Beschreiben Sie die Arbeitsgänge beim Legen einer Amalgamfüllung!
2. Nach welcher Zeit kann ein Amalgam poliert werden?

4.9.3 Non-Gamma-2-Alloy (-Amalgam)

1. Was bedeutet Non-Gamma-2-Alloy?

4.10 Komposit

1. Was bedeutet das Wort Komposit?
2. Welche Materialien haben die Komposite verdrängt?

3. Wie kann man Komposite aushärten?
4. Was passiert bei der Schmelz-Ätz-Technik?
5. Wo werden Komposite angewendet?

4.10.1 Legen einer Kompositfüllung

1. Beschreiben Sie den Ablauf einer Kompositfüllung!

4.11 Gold

1. Woraus besteht eine Goldlegierung?
2. Wo liegt der Schmelzpunkt für Gold?
3. Worin ist Gold löslich?
4. Wie wird der Goldgehalt einer Legierung angegeben?
5. Was bedeutet der Stempel 333 in einem Gegenstand aus Gold?
6. Wie wurde der Goldgehalt früher eingeteilt?
7. Wie viele Teile Gold sind 18 Karat?
8. Was ist Weißgold?

4.12 Kunststoffe

1. Woraus kann man Kunststoffe herstellen?
2. Was ist Polymerisation?

4.12.1 Kunststoff in der Prothetik

1. Welche Kunststoffe werden in der Prothetik benutzt?

4.12.2 Weichbleibende Kunststoffe

1. Was sind weichbleibende Kunststoffe?

4.12.3 Kunststoffe für die Erstellung von Inlays

1. Welchen Vorteil haben Inlays aus Kunststoff?

4.13 Keramik

1. Was sind keramische Materialien?

2. Welche Vor- und Nachteile hat die Keramik, die in der Zahnheilkunde verwendet wird?
3. Welche Möglichkeiten gibt es, Keramik als Füllungsmaterial zu verwenden?

4.14 Weitere Einzelzahnversorgungen
4.15 Gehämmerte Goldfüllung

1. Welchen Goldgehalt hat das Gold für eine gehämmerte Goldfüllung?

4.16 Goldgussfüllung

1. Was ist ein Inlay?
2. Aus welchen Materialien werden Inlays erstellt?

4.16.1 Direkte Methode

1. Beschreiben Sie die Arbeitsgänge bei der Erstellung eines Inlays in der direkten Methode!

4.16.2 Computergestützte Herstellung

1. Was ist eine computergestützte Herstellung von Inlays?

4.16.3 Indirekte Methode

1. Welche Arbeitsgänge sind bei der indirekten Methode der Erstellung eines Inlays nötigt?
2. Worin liegt der Unterschied der Erstellung eines direkten und eines indirekten Inlays?

4.17 Veneer

1. Was sind Veneers?

4.18 Stifte zur Verankerung

1. Wo und wofür werden parapulpäre Stifte eingesetzt?

4.19 Stiftaufbau
4.20 Kronen

1. Welche Gründe gibt es, einen Zahn zu überkronen?

4.21 Milchzahnkrone

1. Weshalb werden Milchzahnkronen eingegliedert?

4.22 Gingivitis

1. Wie kommt es zu einer Gingivitis?

4.23 Parodontitis

1. Was kennzeichnet eine marginale Parodontitis?

4.24 Parodontopathie
4.24.1 Klassifizierung der Parodontalerkrankungen

1. Wie teilt man die Parodontalerkrankungen ein?

4.25 Parodontalerkrankungen

1. Nennen Sie die häufigsten Ursachen einer Parodontalerkrankung!

4.25.1 Gingivale Erkrankungen

1. Beschreiben Sie die gingivale Erkrankung!

4.25.2 Chronische Parodontitis

1. Welche Kennzeichen hat eine chronische Parodontitis?

4.25.3 Aggressive Parodontitis

1. Welche Merkmale hat eine aggressive Parodontitis?

4.25.4 Parodontitis als Manifestation von Systemerkrankungen

1. Bei welchen Erkrankungen treten diese Krankheitsformen auf?

4.25.5 Nekrotisierende Parodontalerkrankungen

1. Was ist eine NUG?
2. Was ist eine NUP?

4.25.6 Abszesse des Parodonts

1. Nennen Sie Abszesse des Zahnhalteapparates!

4.25.7 Parodontitis im Zusammenhang mit endodontischen Läsionen

1. Welche weiteren Erkrankungen können am Zahnhalteapparat auftreten?

4.25.8 Entwicklungsbedingte oder erworbene Deformationen und Zustände

1. Nennen Sie entwicklungsbedingte Zahnanomalien!

4.26 Therapie der Parodontopathien

1. Welche Ziele hat die Therapie der Parodontopathien?

4.26.1 Geschlossene Kürettage

1. Was ist eine geschlossene Kürettage?

4.26.2 Offene Kürettage

1. Was ist eine offene Kürettage?

4.26.3 Papillektomie

1. Was bedeutet Papillektomie?

4.26.4 Gingivektomie

1. Was ist Gingivektomie?

4.26.5 Gingivoplastik

1. Was passiert bei der Gingivoplastik?

4.26.6 Nachsorge, Remotivation, Recall

1. Was bedeutet Recall?

5 Chirurgische Zahnheilkunde

5.1 Begriff

1. Womit befasst sich die zahnärztliche Chirurgie?

5.2 Anästhesie

1. Weshalb wird eine Anästhesie durchgeführt?
2. Welche Arten der Anästhesie gibt es?

5.2.1 Anästhetikum

1. Welche Zusammensetzung hat die Injektionsflüssigkeit?

2. Was bewirken Vasokonstringentien?

5.3 Injektionsarten

1. Nennen Sie Injektionsarten!

5.4 Injektionstechniken

5.4.1 Oberflächenanästhesie

1. Was wird bei der Oberflächenanästhesie betäubt?
2. Wozu wendet man eine Oberflächenanästhesie an?
3. Womit kann man eine Oberflächenanästhesie durchführen?

5.4.2 Infiltrationsanästhesie

1. Was wird bei einer Infiltrationsanästhesie betäubt?

5.4.3 Intraligamentäre Anästhesie

1. Was versteht man unter intraligamentärer Injektion?

5.4.4 Leitungsanästhesie

1. Was wird durch die Leitungsanästhesie betäubt?
2. Wie wird die Leitungsanästhesie noch genannt?
3. Wo wird bei der Leitungsanästhesie im Unterkiefer injiziert?
4. Wo wird im Oberkiefer der Nervenstamm betäubt?

5.4.5 Allgemeine Anästhesie

1. Wie nennt man eine allgemeine Anästhesie noch?
2. Was ist eine Rauschnarkose?
3. Was ist eine Intubationsnarkose?
4. Kann man eine Narkose auch durch eine Injektion erreichen?

5.4.5.1 Narkosestadien

1. Was bedeutet Analgesie?
2. Womit kann man eine Analgesie erreichen?
3. Welche Narkosestadien kennen Sie?

4. Was ist beim Narkoseende zu beachten?

5.4.6 Heilinjektion
1. Was ist eine Heilinjektion?

5.5 Injektionsspritzen
1. Welche Spritzenarten kennen Sie?

5.5.1 Rekordspritze und Ampulle
1. Was ist eine Ampulle?
2. Beschreiben Sie eine Rekordspritze!
3. Was bedeutet: Aspiration der Spritze?
4. Weshalb wird aspiriert?

5.5.2 Zylinderampullenspritze und Zylinderampulle
1. Worin liegt der Vorteil der Zylinderampulle gegenüber der normalen Ampulle?
2. Beschreiben Sie das Einbringen der Zylinderampulle in die Spritze!
3. Welche Vorteile haben Einmalkanülen?
4. Wozu braucht man die Wölm'sche Federampulle?
5. Was ist eine Ganzglasspritze?
6. Woraus bestehen Einmalspritzen?

5.5.3 Spritzen zur intraligamentären Anästhesie
1. Wohin wird die Flüssigkeit bei der intraligamentären Anästhesie eingebracht?

5.5.4 Düseninjektion
1. Was versteht man unter Düseninjektion?
2. Warum wird die Düseninjektion in der Zahnheilkunde noch nicht so häufig angewendet?

5.6 Extraktion
1. Was ist eine typische Extraktion?
2. Was ist eine atypische Extraktion?

3. Was ist ein retinierter Zahn?
4. Wann spricht man von einem impaktierten Zahn?
5. Was ist eine Radix relicta?

5.7 Wundversorgung
1. Was gehört zu einer Wundversorgung?

5.7.1 Nahtmaterial
1. Woraus kann Nahtmaterial bestehen?
2. Was ist atraumatisches Nahtmaterial?

5.7.2 Physikalische Maßnahmen
1. Nennen Sie physikalische Maßnahmen, die in der Zahnheilkunde angewendet werden!

5.7.3 Verhalten nach chirurgischen Eingriffen
1. Welche Empfehlungen geben Sie dem Patienten?

5.7.4 Instrumente und Hilfsmittel
1. Welche Instrumente müssen Sie bei einer Extraktion bereithalten?

5.8 Entfernung eines Wurzelrestes
1. Welche Möglichkeiten bestehen, um einen Wurzelrest zu entfernen?

5.9 Aufklappung
1. Beschreiben Sie das Vorgehen bei einer Aufklappung!

5.10 Weitere chirurgische Maßnahmen
5.10.1 Dentitio difficilis
1. Wie kann eine Dentitio difficilis behandelt werden?

5.10.2 Abszessspaltung
1. Was ist eine Innenspaltung?
2. Was ist eine Inzision?
3. Wann spricht man von einer Außenspaltung?
4. Was wird als Pus bezeichnet?

5.10.3 Wurzelspitzenresektion

1. Beschreiben Sie das Vorgehen bei einer Wurzelspitzenresektion!
2. Wann wird die Wurzelfüllung im Zusammenhang mit einer Wurzelspitzenresektion eingebracht?
3. Was ist eine retrograde Wurzelfüllung?

5.10.4 Eröffnete Kieferhöhle

1. Was ist eine MAV?
2. Wie kann man eine MAV feststellen?

5.10.5 Zystenoperation

1. Was ist das Wichtigste bei einer Zystenoperation?
2. Was versteht man unter einer Operation nach Partsch II?
3. Was ist die Operation nach Partsch I?

5.10.6 Germektomie

1. Was ist eine Germektomie?

5.10.7 Replantation

1. Was bedeutet Replantation?
2. Zu welchem Zeitpunkt sollte der Zahnarzt den Zahn versorgen?

5.10.8 Hemisektion

1. Was bedeutet Hemisektion?
2. Welchen Vorteil hat eine Hemisektion?

5.10.9 Implantation

1. Wo sitzt ein enossales Implantat?
2. Woraus bestehen enossale Implantate?
3. Nennen Sie Indikationen für ein Implantat!
4. Worin unterscheidet sich das offene vom geschlossenen Implantat?

5.10.10 Präprothetische Chirurgie

1. Welche Behandlungsmaßnahmen gehören zur präprothetischen Chirurgie?

5.10.11 Zahnärztliche Großchirurgie

1. Womit befasst sich die zahnärztliche Großchirurgie?
2. Wo werden diese Behandlungen durchgeführt?

6 Prothetische Zahnheilkunde

6.1 Begriff

1. Was ist eine Prothese allgemein?
2. Womit befasst sich die zahnärztliche Prothetik?
3. Was ist Gnathologie?
4. Was ist Stomatologie?

6.2 Abformtechniken

1. Was ist eine anatomische Abformung?
2. Wobei wird eine anatomische Abformung gebraucht?
3. Womit werden anatomische Abformungen genommen?
4. Was versteht man unter einem Konfektionslöffel?
5. Wann ist eine individuelle Abformung nötig?
6. Welche Abformlöffel kommen bei der individuellen Abformung zur Anwendung?
7. Was versteht man unter einem individuellen Löffel?
8. Was ist eine funktionelle Abformung (Funktionsabdruck)?
9. Wann kommt eine funktionelle Abformung zur Anwendung?
10. Was ist eine Kupferringabformung?
11. Was ist eine Doppelmischabformung?
12. Was bedeutet Sandwichtechnik?
13. Was ist eine Korrekturabformung?
14. Was versteht man unter einer Doppelabformung?
15. Wozu braucht man Retraktionsfäden oder -ringe?

16. Was bedeutet mundgeschlossene Abformung?

6.2.1 Abformlöffel
Welche Formen von Abformlöffeln kennen Sie?

6.3 Abformmaterialien
1. Welche Abformmaterialien benutzte man früher?
2. Was muss beim Anmischen eines Zweikomponenten-materials beachtet werden?
3. Welche Eigenschaften haben elastische Abformmaterialien?
4. Was bedeutet Rückstellfähigkeit?
5. Was versteht man unter einem irreversibel-starrem Abformmaterial?
6. Nennen Sie ein Beispiel für ein irreversibel-starres Abformmaterial!
7. Was versteht man unter einem reversibel-starren, thermoplastischen Abformmaterial?
8. Nennen Sie ein Beispiel für ein reversibel-starres, thermoplastisches Abformmaterial!
9. Was versteht man unter einem irreversibel-elastischem Abformmaterial?
10. Nennen Sie ein Beispiel für ein irreversibel-elastisches Abformmaterial!
11. Was versteht man unter einem reversibel-elastischen, thermoplastischen Abformmaterial?
12. Nennen Sie ein Beispiel für ein reversibel-elastisches, thermoplastisches Abformmaterial!

6.3.1 Gipse zur Abformung
1. Wann kommen heute noch Abformgipse zur Anwendung?

6.3.2 Alginate
1. Was sind Alginate?
2. Wie werden Alginate verarbeitet?
3. Welche Abformlöffel verwenden Sie bei der Alginatabformung?

6.3.3 Silikone
1. Was sind Silikone?
2. Was versteht man unter gummi-elastischem Abformmaterial?
3. Welche Vorteile haben die Silikone gegenüber den Alginaten?
4. Wann kommen Silikonabformungen zur Anwendung?

6.3.4 Stents, Kerr
1. Welche Eigenschaften haben Stents und Kerr?

6.3.5 Hydro-Masse
1. Welche Eigenschaften haben die Hydro-Massen?

6.3.6 Elastomere
1. Welche Eigenschaften haben Elastomere?

6.3.7 Werkstoffe
1. Aus welchen Bestandteilen besteht das Material für den Modellguss?

6.4 Kronen
1. Aus welchen Gründen müssen Zähne überkront werden?

6.4.1 Einzelkrone
1. Was ist eine Einzelkrone?
2. Wozu dient eine Krone?

6.4.2 Teilkrone
1. Was unterscheidet die Teilkronen von den Kronen?
2. Woraus können Teilkronen bestehen?

6.4.3 Halbkrone
1. Was ist eine Halbkrone?

6.4.4 Ringstiftkrone und Fensterkrone
1. Was wissen Sie über Ringstift- und Fensterkronen?

6.4.5 Stiftkrone
1. Was ist eine Stiftkrone?

6.4.6 Stiftaufbau
1. Was ist ein Stiftaufbau?

6.4.7 Bandkrone
1. Was ist eine Bandkrone?

6.4.8 Vollgusskrone
1. Was ist eine Vollgusskrone?

6.4.9 Verblendkrone
1. Was ist eine Verblendkrone?

6.4.10 Mantelkrone
1. Was ist eine Mantelkrone?

6.4.11 Teleskopkrone/Konuskrone
1. Was ist eine Teleskopkrone?

6.4.12 Kinderkrone
1. Wie wird die Kinderkrone noch genannt?

6.5 Partieller Zahnersatz
1. Welche Arten von Zahnersatz kennen Sie?
2. Nennen Sie die Unterschiede, die sich für den Prothesenträger beim herausnehmbaren und beim festsetzenden Zahnersatz ergeben!
3. Was ist ein Schaltsattel?
4. Was ist ein Freiendsattel?
5. Worin unterteilt sich der partielle Zahnersatz?
6. Was versteht man unter einem abgestützten Zahnersatz?
7. Nennen Sie Klammerarten!
8. Was ist eine Patrize?
9. Was ist ein Okkludator?
10. Was ist ein Artikulator?

6.5.1 Immediatprothese
1. Was ist eine Immediatprothese?

6.5.2 Interimsprothese
1. Was versteht man unter Interimsprothese?

6.5.3 Unterfütterung
1. Wann wird eine Prothese unterfüttert?
2. Welche Arten der Unterfütterung gibt es?

6.5.4 Wiederherstellungen, Erweiterungen
1. Welche Möglichkeiten der Wiederherstellung von Zahnersatz kennen Sie?

6.5.5 Praxisablauf für eine partielle Prothese
1. Schildern Sie den Praxisablauf bei der Erstellung einer partiellen, schleimhauttragenden Prothese!
2. Was ist ein Gegenbiss?
3. Was verstehen Sie unter Inkorporationsphase?
4. Was ist eine Modellgussprothese?
5. Woraus besteht der Stahl einer Modellgussprothese?

6.5.6 Praxisablauf für eine Modellgussprothese
1. Schildern Sie den Praxisablauf bei der Erstellung einer abgestützten Modellgussprothese!

6.6 Totale Prothese
1. Was versteht man unter Funktionsrand?
2. Was verstehen Sie unter Adhäsion?

6.6.1 Praxisablauf für eine totale Prothese
1. Schildern Sie den Praxisablauf bei der Erstellung einer totalen Prothese!

6.7 Festsitzender Zahnersatz
1. Was ist ein festsitzender Zahnersatz?

2. Aus welchen Teilen besteht ein festsetzender Zahnersatz?
3. Was ist eine einspannige Brücke?
4. Was ist eine mehrspannige Brücke?
5. Was ist eine Schwebebrücke?
6. Was ist eine Basisbrücke?
7. Was ist eine Freiendbrücke?
8. Was ist eine Verblendbrücke?
9. Was kennzeichnet eine Adhäsivbrücke?
10. Beschreiben Sie eine Fingerhutbrücke!
11. Was ist eine Inlaybrücke?

6.7.1 Praxisablauf für eine Brücke
1. Schildern Sie den Praxisablauf bei der Erstellung einer Brücke!

6.8 Kombiniert herausnehmbar-festsitzender Zahnersatz
1. Was versteht man unter der Kombination herausnehmbar-festsitzender Zahnersatz?
2. Welcher Teil der Teleskopkrone wird auf den Zahnstumpf zementiert?

6.8.1 Praxisablauf für einen kombiniert herausnehmbar-festsitzenden Zahnersatz
1. Schildern Sie den Praxisablauf bei der Erstellung eines kombiniert herausnehmbar-festsitzenden Zahnersatzes!

6.9 Chirurgische Prothesen
1. Was ist eine Epithese?
2. Wozu dient eine Resektionsprothese?

7 Kieferorthopädie
7.1 Begriff
1. Welche Aufgaben hat die Kieferorthopädie?

7.2 Ursachen
1. Wie werden Fehlbildungen unterteilt?
2. Was ist Hypodontie?
3. Nennen Sie das Fachfremdwort für Überzahl!
4. Wann spricht man von Diastema?
5. Was ist eine Protrusion?
6. Was ist eine Retrusion?
7. Was ist eine Torsion?
8. Was versteht man unter Mordex apertus?
9. Was sind Dysgnathien?
10. Welche diagnostischen Hilfsmittel der Kieferorthopädie kennen Sie?

7.3 Therapie
1. Welche beiden großen Gruppen der kieferorthopädischen Apparaturen kennen Sie?

7.4 Herausnehmbaren Apparaturen
1. Welche Vorteile hat eine herausnehmbare Apparatur?

7.4.1 Plattenapparatur
1. Wie werden die Zähne und Kiefer bei der Plattenapparatur bewegt?

7.4.2 Funktionskieferorthopädische Apparaturen
1. Wie werden die Zähne und Kiefer bei der funktionskieferorthopädischen Apparatur bewegt?

7.4.3 Schiefe Ebene
1. Wann wird eine schiefe Ebene eingegliedert?

7.4.4 Lückenhalter
1. Wozu dient ein Lückenhalter?

7.5 Festsitzende Apparaturen
1. Was sind die Kennzeichen einer festsitzenden Apparatur?

7.6 Extraorale Apparaturen

1. Welche extraoralen Apparaturen kennen Sie?

7.7 Retentionsphase

1. Was bedeutet in der Kieferorthopädie Retentionsphase?

7.8 Extraktionstherapie

1. Was versteht man in der Kieferorthopädie unter Extraktionstherapie?

7.9 Chirurgische Korrekturen

1. Wann ist eine chirurgische Korrektur angezeigt?

8 Röntgenkunde

8.1 Begriff

1. Wer hat die Röntgenstrahlen entdeckt?
2. Was sind die Eigenschaften der Röntgenstrahlen?
3. Was haben Röntgenstrahlen mit Licht gemeinsam?
4. Welche Unterschiede zum Licht gibt es?
5. Welche Gewebe reagieren gegenüber Röntgenstrahlen empfindlich, welche nicht so empfindlich?
6. Was bedeutet die Einteilung somatisch, teratogen und genetisch?
7. Welche Möglichkeiten gibt es, die Röntgenstrahlen zu nutzen?
8. Was bedeutet, dass Röntgenstrahlen kumulieren?
9. Was passiert mit den Röntgenstrahlen beim Durchgang durch den Körper?
10. Warum sind Weichteile schlechter im Röntgenbild zu sehen als Knochen?

8.2 Röntgenstrahlen, Röntgenröhre

1. Wo entstehen die Röntgenstrahlen?
2. Wobei entstehen Röntgenstrahlen?
3. Aus welcher Energie werden die Röntgenstrahlen umgewandelt?
4. Wie breiten sich Röntgenstrahlen aus?
5. Was ist der Zentralstrahl?
6. Was geschieht bei einer Veränderung der Belichtungszeit?

8.3 Röntgenfilm
8.3.1 Filmaufbau

1. Woraus besteht die Verpackung des Films?
2. Wo befindet sich die Metallfolie in der Röntgenfilmverpackung?
3. Was bewirkt die Metallfolie?
4. Weshalb hat der Röntgenfilm eine Delle?

8.3.2 Fotografische Schicht

1. Weshalb hat ein Röntgenfilm zwei fotografische Schichten?

8.3.3 Filmformate

1. Welche Filmformate kennen Sie?
2. Was bedeutet beim Röntgen intra- und extraoral?
3. Welche extraoralen Röntgentechniken kennen Sie?
4. Wann spricht man beim Zahnfilm von Aufhellung?

8.3.4 Aufbewahrung und Entsorgung

1. Was ist ein latenter Röntgenfilm?
2. Wie werden noch nicht belichtete Filme aufbewahrt?
3. Wie werden Röntgenfilme und Röntgenchemikalien entsorgt?

8.4 Aufnahmetechnik

1. Wann wird der Röntgenfilm zweckmäßigerweise gekennzeichnet?

2. Wie wird der Zahnfilm im Munde des Patienten eingelegt?

8.4.1 Paralleltechnik, Rechtwinkeltechnik

1. Was versteht man unter Paralleltechnik?

8.4.2 Halbwinkeltechnik

1. Was versteht man unter Isometrieregel?

8.4.3 Exzentrische Einstellungen

1. Was ist die Orthoradialeinstellung?
2. Wie macht man eine mesialexzentrische Aufnahme?
3. Wofür braucht man exzentrische Aufnahmen?

8.4.4 Bissflügelaufnahme

1. Was ist eine Bissflügelaufnahme?
2. Wobei hilft eine Bissflügelaufnahme?

8.4.5 Aufbissaufnahme

1. Wo liegt der Zahnfilm bei der Aufnahme?
2. Wie wird der Tubus bei der Aufbissaufnahme eingestellt?

8.5 Digitales Röntgen

1. Nennen Sie die Vorteile und Nachteile des digitalen Röntgens!

8.6 Filmverarbeitung
8.6.1 Filmentwicklung

1. Erklären Sie den Gang der Entwicklung eines Zahnfilmes in der Dunkelkammer!
2. Warum sollte kein Entwickler an die Finger gelangen?
3. Wie lange bleibt der Röntgenfilm im frischen Entwickler bei 20 °C?
4. Was bewirkt alter Entwickler?
5. Was wird beim Entwickeln aus dem Silberbromid?

6. Was verstehen Sie unter visueller Methode der Zahnfilmentwicklung?
7. Wie lange ist die Fixierzeit bei frischem Fixierbad?
8. Warum ist eine sachgemäße Fixierung nötig?
9. Wann darf ein Zahnfilm frühestens ans Tageslicht?
10. In welcher Flüssigkeit wird der Entwicklungsvorgang abgeschlossen?
11. Warum darf Fixierer nie in den Entwickler?
12. Wie soll der Röntgenfilm getrocknet werden?
13. Wie lange müssen Röntgenfilme aufbewahrt werden?

8.6.2 Zahnfilmentwicklungsgeräte

1. Wie arbeitet ein Zahnfilmentwicklungsgerät?
2. Was ist bei dem Zahnfilmentwicklungsgerät zu beachten?

8.6.3 Entwicklerbad

1. Erklären Sie Ansetzen und Umgang mit dem Entwickler!
2. Wie wird angesetzter Entwickler aufbewahrt?

8.6.4 Zwischenwässerung

1. Wann erfolgt die Zwischenwässerung?
2. Wie lange dauert die Zwischenwässerung?

8.6.5 Fixierbad

1. Erklären Sie Ansetzen und Umgang mit dem Fixierbad!

8.6.6 Endwässerung

1. Wie und wie lange erfolgt die Endwässerung?

8.7 Fehlerhaftes Röntgenbild

1. Weshalb müssen Mehrfachaufnahmen vermieden werden?
2. Nennen Sie Fehler, die bei der Filmverarbeitung auftreten können!
3. Welche Ursachen kann ein zu dunkler Röntgenfilm haben?
4. Der Film ist zu hell. Was kann geschehen sein?

8.8 Röntgenverordnung

1. Was bedeutet Kumulation von Röntgenstrahlen?
2. Welche Körperpartien reagieren am empfindlichsten gegen Röntgenstrahlen?
3. Wie heißt die Messeinheit der Röntgenstrahlenbelastung?
4. Was ist der oberste Grundsatz beim Strahlenschutz?

8.8.1 Mitarbeiterunterweisung

1. Wie oft muss die Mitarbeiterunterweisung erfolgen?

8.8.2 Kontrollbereich

1. Was versteht man unter Kontrollbereich?
2. Wer darf sich im Kontrollbereich während der Einschaltzeit aufhalten?

8.8.3 Überwachungsbereich

1. Was versteht man unter Überwachungsbereich?
2. Wonach richtet sich die Größe des Kontroll- und Überwachungsbereichs?

8.8.4 Qualitätssicherung

1. In welchem zeitlichen Abstand muss die Röntgeneinrichtung überprüft werden?
2. Bei welcher Prüfung des Röntgengeräts werden die Bezugswerte für die Konstanzprüfung festgelegt?

8.8.5 Konstanzprüfung

1. Weshalb heißt sie Konstanzprüfung?
2. Welche Fehler kann man durch die Konstanzprüfung erkennen?
3. Wie lange müssen die Aufzeichnungen über die Konstanzprüfung aufgehoben werden?
4. In welchen zeitlichen Abständen muss ist die Konstanzprüfung in der Zahnmedizin für die einzelnen Bereiche durchgeführt werden?
5. Um wie viele Stufen darf das Kontrollbild in der optischen Dichte vom Referenzbild abweichen?

8.8.6 Indikation

1. Wer stellt in der Zahnheilkunde die Indikation zur Erstellung eines Röntgenfilms?
2. Welche Besonderheiten sind beim Röntgen in einer Schwangerschaft zu beachten?

8.8.7 Aufzeichnungspflichten, Röntgenpass

1. Muss jeder Bürger einen Röntgenpass haben?
2. Welche Aufzeichnungen muss der Röntgenpass enthalten?
3. Welche Aufzeichnungspflichten schreibt die Röntgenverordnung vor?

8.9 Strahlenschutz

8.9.1 Schutz der Praxismitarbeiter

1. Was besagen die Vorschriften zum Schutz der Praxismitarbeiter?
2. Wo muss man während der Aufnahme stehen?
3. Wer hält den Zahnfilm?

8.9.2 Schutz des Patienten

1. Wie schützen wir einen Patienten vor übermäßiger Belastung durch Röntgenstrahlen?

8.10 Messgrößen

1. Welche Begriffe gibt es für die einzelnen Strahlenbelastungen?

9 Mikrobiologie

9.1 Begriff

1. Womit befasst sich die Mikrobiologie?

9.2 Mikroorganismen

1. Was sind Mikroorganismen?
2. In welche vier Gruppen unterteilt man die Mikroorganismen?

9.2.1 Protozoen

1. Was sind Protozoen?

9.2.2 Bakterien

1. Wie werden pflanzliche Einzeller genannt?
2. Welche Möglichkeiten der Einteilung der Bakterien gibt es?
3. Teilen Sie die Bakterien nach der Form ein!
4. Nennen Sie Krankheiten, die durch Bakterien hervorgerufen werden!
5. Welche Mikroorganismen sind an der Entstehung der Karies beteiligt?
6. Wie nennt man Bakterien, die beim Wachstum Sauerstoff verbrauchen?
7. Was ist eine Symbiose?
8. Nennen Sie ein Beispiel einer Symbiose!
9. Was sind Parasiten?

9.2.3 Pilze

1. Wo treten Pilze beim Menschen oft auf?
2. Geben Sie Beispiele für Erkrankungen, die durch Pilze entstehen!

9.2.4 Virus

1. Wodurch werden lebende Wesen allgemein charakterisiert?
2. Kann man Viren auf Nährböden züchten?
3. Haben Viren einen Stoffwechsel?
4. Wie vermehren sich Viren?
5. Was sind Bakteriophagen?
6. Nennen Sie Erkrankungen durch Viren!

9.3 Immunisierung

1. Was heißt immun sein?

9.3.1 Natürliche Immunisierung

1. Wodurch erreicht man eine natürliche Immunisierung?

9.3.2 Künstliche Immunisierung

1. Die künstliche Immunisierung unterteilt man in …?

9.3.3 Aktive Immunisierung

1. Wie erreicht man eine aktive Immunisierung?
2. Was sind Toxine?
3. Wozu hat der Körper Antikörper?
4. Was ist eine Grundimmunisierung?
5. Was bewirkt eine Auffrischungsimpfung?

9.3.4 Passive Immunisierung

1. Wie erreicht man eine passive Immunisierung?
2. Welchen Vorteil und Nachteil hat eine passive Immunisierung?
3. Was ist ein Impfplan?

9.4 Infektionskrankheiten

1. Welche Verursacher von Infektionskrankheiten kennen Sie?
2. Was bedeutet Infektion?

3. Was versteht man unter Inkubationszeit?

9.4.1 Infektionsquellen
1. Welche Infektionsquellen gibt es in der Praxis?

9.4.2 Übertragungswege
1. Nennen Sie Wege, auf denen die Mikroorganismen in den Körper gelangen können!
2. Welche Schutzmaßnahmen gegen Mikroorganismen in der Praxis kennen Sie?

9.5 Krankheitsbilder
1. Welche berufsrelevanten und welche allgemeinen Erkrankungen kennen Sie?

9.6 Meldepflichtige Krankheiten
2. Weshalb sind manche Erkrankungen dem Gesundheitsamt zu melden?

10 Hygiene
10.1 Begriff
1. Was ist Hygiene?
2. Wozu dient Hygiene?
3. Was versteht man unter persönlicher Hygiene?
4. Welche Aufgaben haben die Gesundheitsämter?

10.2 Der Patient mit ansteckender Krankheit
1. Welche schweren ansteckenden Erkrankungen kennen Sie?
2. Mit welchen Maßnahmen können Sie sich während der Behandlung schützen?

10.3 Unfallverhütungsvorschrift
1. Wozu verpflichtet die UVV?
2. Wie werden Abfälle wie spitze, scharfe Gegenstände nach Gebrauch behandelt?

3. Welche weiteren Bereiche unterliegen den Bestimmungen der UVV?

10.3.1 Mitarbeiterbelehrung
1. Was bestätigen Sie durch Ihre Unterschrift bei der Mitarbeiterbelehrung?

10.4 Übertragungswege
1. Nennen Sie Wege, auf denen die Mikroorganismen in den Körper gelangen können!

10.5 Hygieneplan
1. Welche Bedeutung hat der Hygieneplan für die Zahnmedizinische Fachangestellte?

10.6 Hygienekette
1. Was bezeichnet man als Hygienekette?

10.7 Medizinprodukt
1. Was ist ein Medizinprodukt?
2. Nach welcher Norm werden Medizinprodukte zertifiziert?
3. In welche Risikostufe gehören Medizinprodukte für invasive Maßnahmen?

10.8 Gesetzliche Vorgaben
1. Welche gesetzlichen Vorgaben und Richtlinien kennen Sie?
2. Welche wichtige Aussage gibt es im Hinblick auf die Aufbereitung mit chemischen oder thermischen Verfahren?

10.9 Ziel der DIN-Norm
1. Welche DIN-Norm ist für Kleinsterilisatoren maßgeblich?
2. Welche Vorteile hat die Norm für den Patienten und den Arzt/Zahnarzt?

10.10 Einteilung und Aufbereitung der Medizinprodukte

1. Was bezeichnet man mit Sterilisationsgut oder Ladegut?
2. Nennen Sie die Oberbegriffe bei der Einteilung der Medizinprodukte nach dem Begriff Kritisch!
3. Welche Medizinprodukte sind in der Gruppe Unkritisch?
4. Was sind Semikritische Medizinprodukte?
5. Nennen Sie die Untergruppen der semikritischen Medizinprodukte und ihre Aufbereitung!
6. Was sind kritische Medizinprodukte?
7. Beschreiben Sie die Aufbereitung der Medizinprodukte der Gruppen Kritisch A und Kritisch B!
8. Wo kommen Medizinprodukte der Gruppe Kritisch C vor?

10.11 Desinfektion
10.11.1 Infektionsschutzmaßnahmen

1. Was bedeutet Desinfektion?
2. Was bedeutet Antiseptik?
3. Was bedeutet Antisepsis?
4. Wie kann man eine Desinfektion durchführen?
5. Weshalb wird die Händedesinfektion durchgeführt?
6. Beschreiben Sie den Ablauf einer hygienischen Händedesinfektion!
7. Welche Reinigungsmittel und Handtücher benutzt man heute in der Praxis?
8. Was ist ein passiver Infektionsschutz bei der Händedesinfektion?
9. Beschreiben Sie den Ablauf einer chirurgischen Händedesinfektion!
10. Womit kann man Fußböden und Wände der Praxis desinfizieren?

11. Welche Möglichkeiten der Raumdesinfektion kennen Sie?
12. Wie werden Absauganlagen desinfiziert?
13. Nennen Sie Methoden der Schleimhaut- und Wunddesinfektion?

10.11.2 Aufbereitung

1. Weshalb müssen Medizinprodukte aufbereitet werden?
2. Welche Arbeitsschritte gehören zum Ablauf der Aufbereitung?

10.11.3 Manuelle Desinfektion

1. Was ist ein Tauchbad?
2. Weshalb wird die manuelle Desinfektion nur noch selten angewendet?

10.11.4 Maschinelle Aufbereitung

1. Nennen Sie ein physikalisches Desinfektionsverfahren!
2. Zählen Sie die Vorteile der maschinellen Aufbereitung auf!

10.12 Sterilisation

1. Was bedeutet Sterilisation?
2. Was bedeutet Asepsis?
3. Was bedeutet aseptisch?
4. Was bedeutet Aseptik?
5. Welche Sterilisationsmethoden kennen Sie?
6. Welche Sterilisationsverfahren (Typen) nennt die DIN 13060?

10.12.1 Heißluftsterilisator

1. Weshalb werden Heißluftsterilisatoren nicht mehr benutzt?

10.12.2 Autoklav Typ N

1. Mit welchem Verfahren arbeitet der Typ N?

10.12.3 Autoklav Typ S

1. Mit welchem Verfahren arbeitet der Typ S?

10.12.4 Autoklav Typ B

1. Mit welchem Verfahren arbeitet der Typ B?

10.13 Dampfsterilisation

1. Wo werden Dampfkleinsterilisatoren eingesetzt?

10.13.1 Sterilisationsablauf

1. Wie arbeitet der Dampfdrucksterilisator?
2. Wie wird der Dampfdrucksterilisator noch genannt?
3. Was wird bei der Dampfdrucksterilisation zum Kochen gebracht?
4. Was bedeutet Entlüftungszeit?
5. Was bedeutet fraktioniert?
6. Was passiert beim fraktionierten Vorvakuum?
7. Wodurch entsteht der Überdruck im Dampfdrucksterilisator?
8. Was bezeichnet man als Ausgleichszeit?
9. Was geschieht in der Zeit des Nachvakuums?
10. Nennen Sie die Temperatur und die Sterilisationszeit mit der die meisten Dampfdrucksterilisatoren arbeiten!

10.13.2 Autoklav Typ N

1. Was bedeutet Strömungs- oder Gravidationsverfahren?
2. Was kann man mit dem Typ N nicht sterilisieren?

10.13.3 Autoklav Typ S

1. Was bedeutet Dampfinjektionsverfahren?
2. Was unterscheidet den Typ S vom Typ B im Hinblick auf das Vakuum?

10.13.4 Autoklav Typ B

1. Weshalb können im Typ B alle Medizinprodukte sterilisiert werden?

10.14 Nachweis und Dokumentation
10.14.1 Nachweis

1. Weshalb ist der Nachweis der einwandfreien Sterilisation so wichtig?

10.14.2 Tests in der Praxis

1. Welche internen Testverfahren kennen Sie?

10.14.3 Bowie und Dick

1. Was ist der Bowie und Dick Test?
2. Wann wird der Bowie und Dick Test angewendet?

10.14.4 Helix

1. Bei welchem Sterilisator wird mit einer Helix getestet?

10.14.5 Chargenkontrolle, Chemoindikator

1. Was ist Standard zur Kontrolle der einzelnen Chargen?

10.14.6 Etiketten

1. Welche Angaben stehen auf den Etiketten der verpackten Medizinprodukte?

10.14.7 Test außerhalb der Praxis

1. Welche externen Kontrollen kennen Sie?

10.14.8 Inbetriebnahme

1. Welche Tests sind vor der Inbetriebnahme in der Praxis vorgeschrieben?
2. Wann müssen diese Tests noch durchgeführt werden?

10.14.9 Periodische Überprüfung

1. Was versteht man unter diesem Begriff?

10.14.10 Messtechnische Überwachung

1. Welche Parameter werden bei diesem Test beurteilt?
2. Wie oft wird dieser Test durchgeführt?

10.14.11 Wartung

1. In welchen zeitlichen Abständen muss eine Wartung des Sterilisators erfolgen?

10.14.12 Dokumentation

1. Wie lange müssen die Aufzeichnungen aufgehoben werden?
2. Was müssen diese Aufzeichnungen enthalten?

10.14.13 Validierung

1. Was bedeutet der Begriff?
2. Was wird bei der Validierung getestet?

10.14.14 Qualitätssicherung, Qualitätsmanagement

1. Was versteht man in der Medizin unter Qualitätssicherung?
1. Was versteht man in der Medizin unter Qualitätsmanagement?

10.15 Transport, Lagerung
10.15.1 Transport

1. Was versteht man bei der Aufbereitung der Medizinprodukte unter Transport?

10.15.2 Lagerung

1. Weshalb müssen bei der Lagerung der Medizinprodukte strenge Maßstäbe angelegt werden?
2. Wie werden die sterilen Medizinprodukte gelagert?

10.16 Entsorgung

1. Wie werden Praxisabfälle entsorgt?

10.17 Desinsektion

1. Was bedeutet Desinsektion?

2. Weshalb wird eine Desinsektion durchgeführt?

10.18 Infektionsschutz

1. Nennen Sie die Kernpunkte des Infektionsschutzes in der Praxis!

10.19 Postexpositionsprophylaxe (PEP)

1. Was bedeutet in der Medizin Exposition?
2. Wann ist eine Postexpositionsprophylaxe angezeigt?

11 Arzneimittellehre

11.1 Begriff

1. Wie wird die Medikamentenlehre noch genannt?

11.2 Arzneimittel

1. Was bewirken Arzneimittel?
2. Wozu benötigt man Arzneimittel?
3. Was sind frei verkäufliche Arzneimittel?
4. Wer darf rezeptpflichtige Arzneimittel verordnen?
5. Woraus werden Arzneimittel hergestellt?
6. Was ist beim Verschreiben von Betäubungsmitteln anders?

11.2.1 Arzneimittelformen

1. Welche Arzneimittelformen gibt es?

11.2.2 Applikation

1. Wie kann man Arzneien verabfolgen?

11.2.3 Dosis

1. Was bedeutet Einzeldosis?
2. Was bedeutet Tagesdosis?
3. Was bedeutet Maximaldosis?

11.2.4 Packungsgrößen

1. Was bedeutet hinter einem Arzneimittel die Bezeichnung N1?

11.3 Arzneimittelgruppen

1. Nennen Sie Arzneimittel nach ihren Wirkgruppen!
2. Wer hat die Antibiotika entdeckt?
3. Wer hat die Sulfonamide entdeckt?
4. Warum sollen Kindern möglichst keine Tetracycline gegeben werden?

11.4 Nebenwirkungen

1. Wie kann man Nebenwirkungen vermeiden?

11.5 Heil- und Hilfsmittel

1. Was versteht man unter Heilmitteln?
2. Nennen Sie Hilfsmittel!

11.6 Aufbewahrung, Entsorgung

1. Was ist bei der Aufbewahrung und Lagerung von Medikamenten zu beachten?
2. Wohin bringt man Medikamente, die zur Entsorgung vorgesehen sind?

12 Rezept

12.1 Begriff

1. Wozu dient das Rezept?
2. Wie wird das Rezept noch genannt?
3. Das Rezept ist ein Dokument, was bedeutet das?
4. Wo kann man sich in der Praxis über Medikamente informieren?

12.2 Privatrezept

1. Wann wird ein Privatrezept ausgestellt?
2. Beschreiben Sie den Aufbau eines Privatrezeptes!
3. Was bedeutet Rp.?
4. Was bedeutet N1?
5. Was bedeutet es für den Apotheker, wenn auf einem Rezept die Dosierung vermerkt ist?
6. Was bedeutet noctu?

12.3 Kassenrezept

1. Woher bekommt der Arzt das Verordnungsblatt für die gesetzlichen Krankenkassen?

12.4 Grünes Rezept

1. Welche Bedeutung hat das Grüne Rezept?

12.5 Rezept für Betäubungsmittel

1. Wo werden diese Formulare angefordert?
2. Wie ist der Aufbau dieser Formulare?
3. Bei wem bleiben die einzelnen Teile des Formulars?
4. Welche Aufbewahrungsvorschriften für die Praxis gibt es für dieses Formular?
5. Welche Eintragungen müssen ganz genau vorgenommen werden?

12.6 Verordnung von Sprechstundenbedarf

1. Womit kann man in der Apotheke Sprechstundenbedarf, der zu Lasten der gesetzlichen Krankenkasse geht, bestellen?

12.7 Aufzeichnungspflicht

1. Was muss in der Karteikarte eingetragen werden, wenn ein Rezept ausgestellt wird?

12.8 Bericht zu Nebenwirkungen

1. An wen werden Nebenwirkungen von Arzneimitteln gemeldet, die bei Patienten aufgetreten sind?

12.9 Abkürzungen

1. Nennen Sie häufig gebrauchte Abkürzungen auf einem Rezept und erklären Sie diese!

12.10 Römische Ziffern

1. Schreiben Sie in römischen Ziffern: 10; 20; 25; 50; 2006!

12.11 Maßeinheiten

1. Welche vergleichbaren Maßeinheiten kennen Sie?
2. Ein Teelöffel voll ist vergleichbar mit wie viel Gramm?

13 Verhalten bei Zwischenfällen in der Praxis

13.1 Begriff

1. Wann spricht man von einem Zwischenfall oder Notfall in der Praxis?
2. Worauf hin wird der Patient geprüft?

13.2 ABC-Regel

1. Was will man durch ABC-Maßnahmen erreichen?
2. Was versteht man unter dieser Regel?

13.2.1 A: Freihalten der Atemwege

1. Was wissen Sie zu A der ABC-Regel?

13.2.2 B: Beatmung

1. Was wissen Sie zu B der ABC-Regel?
2. Wie führt man eine Mund-zu-Mund-Beatmung durch?

13.2.3 C: Circulation

1. Was wissen Sie zu C der ABC-Regel?

13.3 Reanimation

1. Was bedeutet Reanimation?

13.3.1 Herz-Lungen-Wiederbelebung alleine

1. Wie viele Herzmassagen und wie viele Beatmungen soll man alleine im Rhythmus durchführen?

13.3.2 Herz-Lungen-Wiederbelebung zu zweit

1. Wie ist die Anzahl, wenn man zu zweit reanimiert?

13.4 Zwischenfälle

1. Nennen Sie Zwischenfälle, die in der Praxis eintreten können!

13.5 Notfallbesteck, Notfallmedikamente

1. Worauf ist bei der Notfallausrüstung zu achten?

13.6 Weg zur Praxis

1. Beschreiben Sie für den Notarzt den Weg zu Ihrer Praxis!

Teil 2

Einteilung der Fachgebiete nach den Lernfeldern

Lernfeld 2:		Kapitel:
Patienten empfangen und begleiten	Anamnese	4.2
	Anatomischer Aufbau des Zahnes und der Mundhöhle	2.10–2.12/2.19–2.25
	Zahnbezeichnung, Lage- und Flächenbezeichnungen der Zähne	2.13

Lernfeld 3:		
Praxishygiene organisieren *1. Ausbildungsjahr*	Persönliche Hygiene	10.1
	Immunisierungen	9.3
	Postexpositionsprophylaxe	10.11
	Mikroorganismen	9.2
	Hygienekette	10.6
	Hygieneplan	10.5
	Arbeitsmittel	4.2/4.3/4.5/4.6/4.7/4.27/ 5.5/5.7/5.9
	Berufsrelevante Infektionskrankheiten	9.4/9.5
	Meldepflichtige Krankheiten	9.6
	Abfallsammlung, Abfalltrennung	4.9./8.3.4/10.8/11.6

Lernfeld 4:		
Kariestherapie begleiten *1. Ausbildungsjahr*	Histologie des Zahnes	2.7/2.9
	Dentition	2.9
	Kariesentstehung	3.10
	Kariesverlauf	2.10
	Füllungsalternativen	4.6–4.21

Lernfeld 5:		
Endodontische Behandlungen begleiten *1. Ausbildungsjahr*	Aufbau des Schädels und des Knochens	1.3.2/3
	Reizleitung, Nervus trigeminus, Nervus facialis	1.3.4/2.26/2.27
	Arten der Schmerzausschaltung	5.2
	Pulpitiden	3.10
	Apikale Parodontitis	3.10.3

Lernfeld 7:		
Zwischenfällen vorbeugen und in Notfällen Hilfe leisten *2. Ausbildungsjahr*	Präventivmaßnahmen	5.5.1/9.3/9.5/10.6/11.2.3/13
	Ohnmacht, Schock, Atem- und Kreislaufstillstand, Blutungen, allergische Reaktionen	13
	Notfallmeldung	13.7

Lernfeld 8:		**Kapitel:**
Chirurgische Behand-	Folgen von Pulpaerkrankungen	3.10.3/4.5/5.6–5.8
lungen begleiten	Zahn-, Kiefer- und Mundhöhlen-	
2. Ausbildungsjahr	verletzungen	3.3–3.6
	Arzneimittelgruppen, -formen	11.2.1/11.3
	Präprothetische Chirurgie, Implantate	8.10.9/8.10.10

Lernfeld 10:		
Behandlung von	Aufbau der Mundschleimhaut und	1.3.1/2.15–2.17/2.19/2.21/
Erkrankungen der	des Parodontiums	4.22–4.25
Mundhöhle und des	Zahnstein und Konkremente	3.7/3.8
Zahnhalteapparats	Orofaziales System	2.1.3/7
begleiten; Röntgen-	Orale Tumore	3.3/3.11.12/4.26.1
und Strahlenschutz-	Aufbau und Funktion der Röntgen-	
maßnahmen vorbe-	röhre	8.2
reiten	Bildträgerarten	8.3/8.5
3. Ausbildungsjahr	Konstanzprüfung	8.8.5
	Röntgenkontrollbuch, Röntgenpass	8.8.7

Lernfeld 11:		
Prophylaxemaß-	Ursachen der Parodontal-	
nahmen planen und	erkrankungen	4.22–4.27
durchführen	Zahnbeläge: Zusammensetzung	
3. Ausbildungsjahr	und Stoffwechselvorgänge	3.7–3.10/4.3
	Kariesrisikobestimmung	4.3.6–4.3.10
	Zahnputztechniken	4.3.5
	Hilfsmittel bei der Zahnreinigung	4.3.4
	Wirkungsweise von Fluoriden	4.3.7
	Zuckeraustauschstoffe und Zucker-	
	ersatzstoffe	4.3.3

Lernfeld 12:		
Prothetische Behand-	Abformungen	6.2
lungen begleiten	Wiederherstellungen und	
3. Ausbildungsjahr	Erweiterungen	6.5.4

1 Histologie

1.1 Begriff

Histologie ist die Lehre vom mikroskopischen Bau des Gewebes. Unser Körper bildet histologisch eine funktionelle Einheit. Beim Aufbau des Körpers ergibt sich die Einteilung in

- Zelle,
- Gewebe,
- Organe,
- Organsysteme,
- Organismus.

1.2 Zelle

Die kleinste Gewebeeinheit des Körpers ist die Zelle. Sie ist zum einen die kleinste lebensfähige Einheit und zum anderen kleinster Baustein der Gewebe. Die erste Zelle eines neuen Körpers ist die befruchtete Eizelle, aus der durch Zellteilung der Körper entsteht.

Bei einer Zelle unterscheidet man folgende Einheiten:

- **Zellwand** (Zellmembran): Sie grenzt die Zelle nach Außen ab, ist die äußere Schicht.
- **Zellleib** (Zytoplasma): Er ist Träger des Zelllebens und bildet den Hauptanteil der Zelle mit den Organellen (für spezielle Aufgaben), Mitochondrien (Energiegewinnung), Ribosomen (Eiweißaufbau), Lysosomen (auflösende Enzyme), Zentrosomen (bilden Fasergerüst zur Zellteilung) und dem Golgi-Apparat (Sekretbildung, besonders häufig im Drüsenepithel).
- **Zellkern** (Nukleus): In ihm sind Kernkörperchen (Nukleolus) und Kernmembran (trennt Zellkern vom Zellleib). Bei der Zellteilung und Vermehrung entwickeln sich in der Zelle fadenförmige Chromosomen (Träger der Erbanlagen).

Jede Zelle des Körpers hat einen eigenen Stoffwechsel, d. h., sie nimmt Nährstoffe auf und gibt Abfallprodukte ab. Neben dem Stoffwechsel ist die Vermehrung ein Kennzeichen jeden Lebens. Die Vermehrung erfolgt durch Teilung des Zellkernes. Dies geschieht in vier Phasen (Mitose).

Phase 1: Beginn der Teilung, Prophase

Phase 2: Chromosomen ordnen sich sternförmig in der Zellmitte an, Metaphase

Phase 3: Chromosomen werden auseinander gezogen, Anaphase

Phase 4: Zellleib zieht sich in der Mitte zusammen, aus einer Zelle werden zwei, Telophase.

Der Zeitraum bis zum Beginn der nächsten Phase 1 wird Interphase genannt.

Zellen nehmen unterschiedliche Aufgaben wahr und bilden so die einzelnen Gewebearten und Organe. Weitere wichtige charakteristische Lebensvorgänge einer Zelle sind Bewegung und Reizbarkeit.

1.3 Gewebe

Zellen gleichen Aufbaus und gleicher Aufgabe schließen sich zu Geweben zusammen. Es gibt vier **Grundgewebearten**:

- Epithelgewebe,
- Binde- und Stützgewebe,
- Muskelgewebe,
- Nervengewebe.

1.3.1 Epithelgewebe

Haut und Schleimhäute bestehen fast ausschließlich aus Epithelgewebe. Das Epithelgewebe bedeckt den Körper und kleidet die Organe aus (Deckepithel, meist als Plattenepithel ausgebildet) und hat keine Interzellularsubstanz (Substanz zwischen den Zellen, Zwischenzellsubstanz). Es schützt den Körper so an seinen äußeren und inneren Oberflächen. Die Haut (**Kutis**) teilt sich in verschiedene Schichten. Die obere Schicht ist die Oberhaut, **Epidermis**. Von ihr stoßen sich immer Epithelzellen (verhorntes Plattenepithel) ab. Diese Zellen werden wieder erneuert. Dadurch schließen sich kleine Wunden der Haut. Darunter liegt die Lederhaut, **Korium**. In ihr liegen Drüsen und die Haarwurzeln. Die Unterhaut, **Subku-**

tis, besteht aus Bindegewebe mit Fettzellen.

Die Haut hat vielfältige **Funktionen**. Sie schützt den Körper vor äußeren Einwirkungen, dient der Wärmeregulation, gibt Stoffe ab (Sekret), nimmt Salben auf, trägt Empfindungen (Schmerz, Wärme) weiter oder speichert Fett und Wasser.

Manche Zellen bilden eine Flüssigkeit, das Sekret. Die Gemeinschaft der sekretbildenden Zellen (**Drüsenepithel**) nennt man Drüsen. Drüsen, die ihr Sekret direkt in das Blut abgeben, heißen **Drüsen innerer Sekretion**. Das Sekret einer endokrinen Drüse wird auch Hormon genannt, das endokrine System auch **Hormonsystem**. Beispiele der Drüsen innerer Sekretion sind die Hirnanhangsdrüse (Hypophyse), die Schilddrüse (Thyreoidea), die Bauchspeicheldrüse (Pankreas) (siehe auch 2.28), Eierstock oder Hoden.

Drüsen äußerer Sekretion heißen exokrine Drüsen. Sie geben ihr Sekret an eine äußere oder innere Körperoberfläche ab, z. B. Speicheldrüse (siehe auch 2.21), Schweißdrüse oder Tränendrüse.

Als **Flimmerepithel** bezeichnet man Epithelzellen der Atemwege, die mit sich bewegenden kleinen Wimpern versehen sind.

Als **Sinnesepithel** bezeichnet man die Zellen der Haut, die dem Gehirn die Signale Hitze, Kälte, Druck, Schmerz und dergleichen übermitteln.

Müssen Zellen etwas aufnehmen, z. B. im Darm aus der zerkleinerten Nahrung, dann hat die Zellmembran Ausstülpungen (Mikrovilli), um die Nährstoffe schnell aufzunehmen.

1.3.2 Binde- und Stützgewebe

Das Binde- und Stützgewebe bildet Bindegewebe, Blutgewebe, Lymphgewebe, Fettgewebe, Knorpel, Knochen und Zahnbein. Diese Gewebe bestehen aus Zellen, Interzellularsubstanz (Substanz zwischen den Zellen) und Fasern. Das Binde- und Stützgewebe hat im Körper Halte- und Stützfunktionen. Man unterscheidet embryonales Bindegewebe und Bindegewebe des Erwachsenen. Die Binde- und Stützgewebe bildenden Zellen werden **Fibroblasten** genannt.

Die Fasern unterteilt man in kollagene und elastische Fasern. Je nach Anordnung der Fasern findet man lockeres oder straffes **Bindegewebe**. Lockeres Bindegewebe kann Abwehrstoffe bilden, Stoffe speichern und Fremdkörper (z. B. Bakterien) aufnehmen und abbauen (Phagozytose). Diese Bindegewebeart ist z. B. im Knochenmark, der Milz, den Rachenmandeln oder der Leber zu finden und hilft auch bei der Wundheilung. Das straffe Bindegewebe ist elastischer und dehnbarer (z. B. Muskelfaszien, Organkapseln, Sehnen, große Blutgefäße, Lunge).

Lagert sich in die Zellen Fett ab, so sprechen wir von **Fettgewebe**. Feine Bindegewebsfasern und Blutgefäße umgeben die Fettzellen. Das Fettgewebe schützt vor mechanischen Einwirkungen, dient als Energiespeicher und ist Wärmeschutz.

Neben diesen ungeformten gibt es auch geformte Bindegewebe. Hierzu gehören Sehnen, Bänder, Knorpel und Knochen. Während die Sehnen und Bänder Beanspruchungen auf Zug und Druck im Körper ausgleichen, bilden das Knorpelgewebe und das Knochengewebe die Skelettsubstanz im engeren Sinne.

Der einzelne **Knochen** besteht aus Knochenzellen (Osteozyten) und der Interzellularsubstanz, die mineralisiert ist. Hauptbestandteil ist die Kalzium-Phosphat-Verbindung Hydroxylapatit. Die Interzellularsubstanz schützt den Knochen vor Überbelastung bei den Bewegungen des Körpers und bis zu einer Grenze auch bei äußerer Belastung durch Biegen und Drehen, aber auch gegenüber Druck und Zug. Es gibt lange Knochen (z. B. Oberarm), platte Knochen (z. B. Schädel, siehe auch 2.3) und kurze Knochen (z. B. Handwurzel).

Die äußere Schicht eines Röhrenknochens ist die Knochenhaut, **Periost**. Das Periost ist reich an Nerven und Blutgefäßen. Eine Entzündung oder Verletzung ist sehr schmerzhaft (siehe auch 3.3.4 und 3.10.3). Dem Periost schließt sich die harte Rindenschicht, **Kompakta**, an. Sie ist von zahlreichen Blutgefäßen durchzogen. Im Inneren des Knochens ist die schwammige Rindenschicht, **Spongiosa**, und die **Markhöhle** mit dem Knochenmark. Der lange Teil des Knochens ist der Knochenschaft, **Diaphyse**, die beiden Knochenenden, **Epiphysen**, sind meist Teile eines Gelenks und dann mit Knorpel überzogen.

Die Zellen des Knochenaufbaus sind die Osteoblasten. Werden Knochenzellen abgebaut, so nennt man diese Zellen Osteoklasten. Bei Zahnwanderungen, z. B. durch Fehlbelastung oder eine kieferorthopädische Apparatur, sind an der einen Seite des Zahnes die abbauenden Zellen (Osteoklasten) und an der anderen Seite die knochenaufbauenden Zellen (Osteoblasten) tätig.

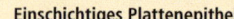

Merke		
Klasten	klauen	(bauen ab)
Blasten	bauen	(bauen an)

Knochen, Gelenke, Bänder und Sehnen bilden den passiven Bewegungsapparat, die Skelettmuskulatur ist der aktive Bewegungsapparat.

Das **Knorpelgewebe** besteht neben den kollagenen und elastischen Fasern vermehrt aus festen Substanzen. Die Zellen heißen Chondrozyten. Der größte Teil des Knorpels im Körper besteht aus hyalinem Knorpel. In der Nase, in Gelenken, an den Rippen oder in den knorpeligen Anteilen der Speiseröhre findet man ihn an den

Einschichtiges Plattenepithel
Zur Auskleidung von inneren Oberflächen
Vorkommen: Innenschichten von Herz, Gefäßen, Brust- u. Bauchfell u. a.

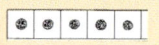

Einschichtiges kubisches Epithel
Selten, pflastersteinartig
Vorkommen: z. B. in bestimmten Abschnitten der Harnkanälchen

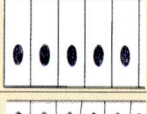

Einschichtiges Zylinderepithel
Das einschichtige Zylinderepithel dient der Sekretion oder Resorption.
Vorkommen: z. B. Magen, Darm, Gebärmutter, Eileiter

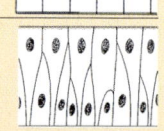

Mehrreihiges Epithel
Alle Zellen haben Kontakt mit dem Grundhäutchen, an der Oberfläche befinden sich Flimmerhärchen.
Vorkommen: Nasenschleimhaut, Atemwege

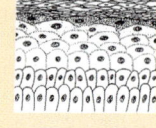

Mehrschichtiges Plattenepithel
Das mehrschichtige Plattenepithel tritt an besonders beanspruchten Körperoberflächen auf.
- **verhornt:** Oberfläche von Hornschicht bedeckt
  Vorkommen: äußere Haut
- **unverhornt**
  Vorkommen: Mundschleimhaut, Speiseröhre, Scheide, After u. a.

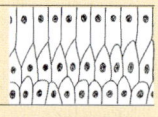

Mehrschichtiges Zylinderepithel
selten
Vorkommen: z. B. Harnröhre des Mannes

Übergangsepithel
Das Übergangsepithel kann sich verschiedenen Füllungszuständen anpassen, geht bei Dehnung von einer vielschichtig erscheinenden Form in eine zweischichtige über.
Vorkommen: Harnwege

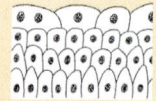

Formen und Anordnungen von Epithelgewebe

Gelenkflächen. Daneben gibt es elastischen Knorpel (Kehldeckel, Ohr) und Faserknorpel (Zwischenwirbelscheiben, Diskus articularis).

1.3.3 Muskelgewebe

Muskelgewebe besteht aus Zellen, die die Eigenschaft haben, sich zusammenziehen zu können. Die **Muskelzellen** vereinigen sich zu Muskelfasern, und diese verbinden sich zu **Muskelbündeln**. Die Muskeln sind von einer Bindegewebshülle, **Muskelfaszie**, umgeben. Das im Muskel vorhandene Bindegewebe verbindet die Muskelzellen und überträgt die Muskelkraft durch Muskelverkürzung auf die Umgebung. Man unterscheidet **glatte** Muskulatur, die meist vom Willen unabhängig arbeitet (z. B. Magen-Darmmuskulatur, Atmungsmuskel, Blutgefäße), und **quergestreifte** Muskulatur, die dem Zentralnervensystem unterworfen ist. Das bedeutet, wir können diese Muskeln bewusst einsetzen und steuern (z. B. Skelettmuskeln, Augenmuskeln, Kehlkopfmuskeln, Zunge). Fast alle Bewegungen werden durch mehrere Muskeln gesteuert. Muskeln, die bei der gleichen Bewegung zusammenarbeiten, nennt man **Synergisten**. Nach der Arbeitsphase, z. B. der Öffnung des Mundes, erschlaffen die Muskeln, andere Muskeln bringen den Unterkiefer wieder in seine ursprüngliche Lage. Die Muskeln, die diese »Rückwärtsbewegung« ausführen, nennt man **Antagonisten**.

Beim **Herzmuskel** handelt es sich um einen besonderen Muskel. Feine quergestreifte Muskeln sind netzartig verflochten. Die Tätigkeit des Herzmuskels ist vom Willen unabhängig und wird durch ein eigenes Reizleitungssystem gesteuert.

1.3.4 Nervengewebe

Nervengewebe besteht aus Nervenzellen und dient der Übertragung von Reizen, Empfindungen und Impulsen sowie dem Zusammenwirken aller Körperfunktionen. Es wird auch als **Reizleitungssystem** bezeichnet.

Die Nervenzelle, **Neurozyt**, hat einen kernhaltigen, sternförmigen Zellkörper und Fortsätze. Die kurzen Fortsätze, die stark verästelt sind, nennt man **Dendriten**. Sie nehmen die Signale (z. B. heiß, kalt, Schmerz) auf, während der **Neurit** (meistens nur einer) länger und nur am Ende im Endbäumchen verästelt ist und die Reize weiterleitet (3). Der Neurit wird von so genannten Schwann'schen Zellen umgeben. Die Überleitungsstelle vom Neuriten zur nächsten Zelle nennt man **Synapse**. Der Nerv besteht aus meist parallel, aber auch in Windungen verlaufenden Nervenfasern, die, wie bei einem Kabel, zu einem Bündel zusammengefasst sind. Dadurch ist ein leichtes Dehnen der Nerven möglich.

Hat der Nerv in seinem Verlauf eine Verdickung, so spricht man von einem Nervenknoten oder einem Ganglion. Ein Beispiel ist das Ganglion Gasseri des Nervus trigeminus. Nach dem Ganglion ist der N. trigeminus dreigeteilt.

Unter **Neuroglia** versteht man eine Ansammlung von Nervenzellen, die als Stützsubstanz oder als Abgrenzung dienen. Eine solche Grenzmembran befindet sich an der Oberfläche des Zentralnervensystems (ZNS). Das **Gliagewebe** hat keine nervöse Funktion.

Man unterteilt die Nerven in **sensorische**, oder sensible, Nerven, die

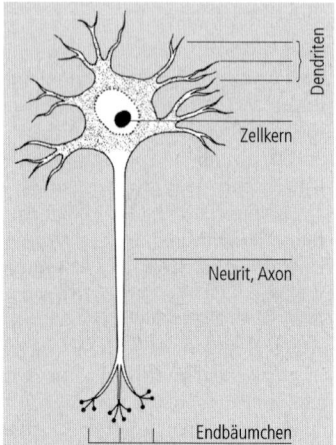

Die Nervenzelle

Empfindungen von der Peripherie (z. B. Schmerzen an der Haut oder am Zahn) zum Gehirn übertragen, und **motorische** Nerven, die Bewegungen auslösen. Hier gibt das Gehirn das Kommando, dass sich z. B. ein Muskel des Armes oder die Kaumuskulatur bewegen soll. Beispiel eines sensorischen (sensiblen) Nervs ist der Nervus trigeminus. Beispiel für einen motorischen Nerven ist der Nervus facialis.

1.4 Organ

Ein Organ setzt sich aus verschiedenartigen Geweben zusammen und bildet so eine Funktionseinheit. Organe sind z. B. das Gehirn, das Herz, das Auge, das Ohr, die Nase.

Die Zusammenarbeit verschiedener Organe bezeichnet man als **Organsystem.**

Die allumfassende funktionelle Einheit unseres Körpers, das Zusammenspiel der Gewebe und Organe, nennt man **Organismus.**

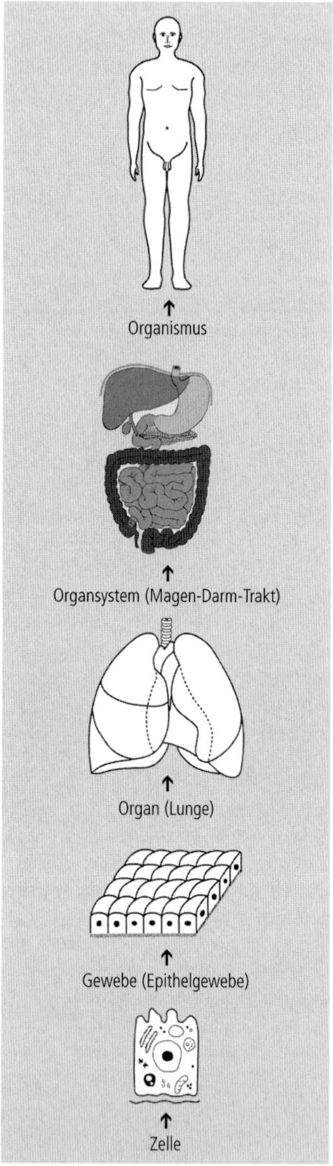

Organismus

Organsystem (Magen-Darm-Trakt)

Organ (Lunge)

Gewebe (Epithelgewebe)

Zelle

Von der Zelle zum Organsystem

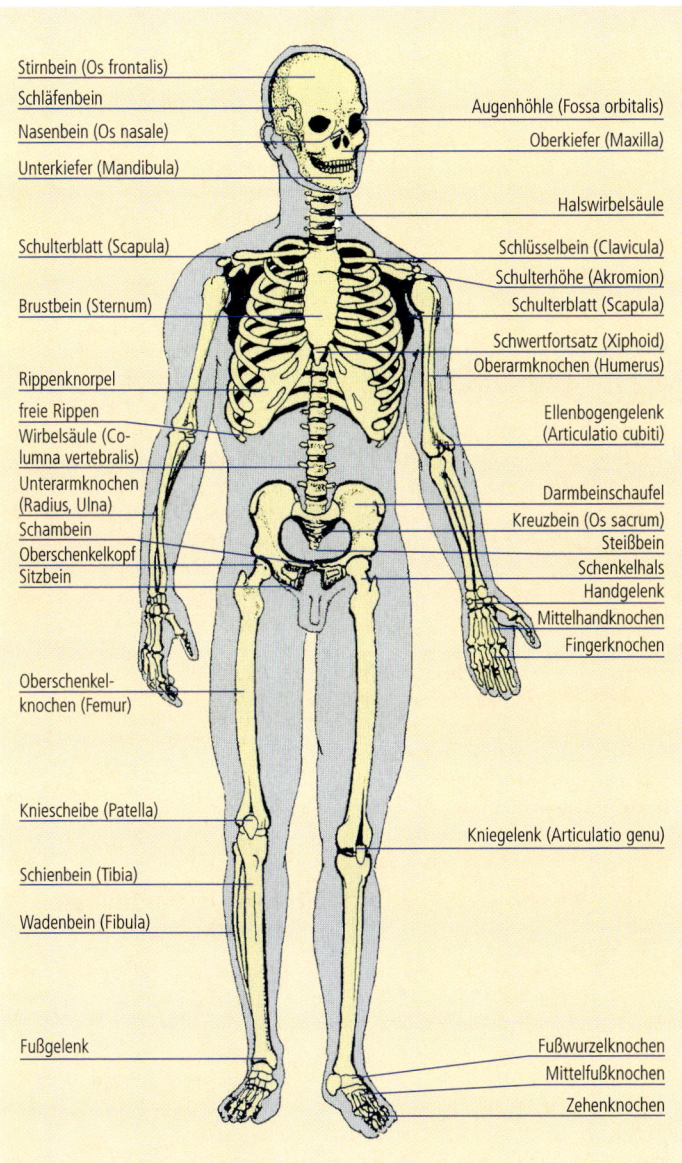

Stirnbein (Os frontalis)

Schläfenbein

Nasenbein (Os nasale)

Unterkiefer (Mandibula)

Augenhöhle (Fossa orbitalis)

Oberkiefer (Maxilla)

Halswirbelsäule

Schulterblatt (Scapula)

Schlüsselbein (Clavicula)

Schulterhöhe (Akromion)

Schulterblatt (Scapula)

Brustbein (Sternum)

Schwertfortsatz (Xiphoid)

Oberarmknochen (Humerus)

Rippenknorpel

freie Rippen

Wirbelsäule (Columna vertebralis)

Ellenbogengelenk (Articulatio cubiti)

Unterarmknochen (Radius, Ulna)

Schambein

Oberschenkelkopf

Sitzbein

Darmbeinschaufel

Kreuzbein (Os sacrum)

Steißbein

Schenkelhals

Handgelenk

Mittelhandknochen

Fingerknochen

Oberschenkelknochen (Femur)

Kniescheibe (Patella)

Kniegelenk (Articulatio genu)

Schienbein (Tibia)

Wadenbein (Fibula)

Fußgelenk

Fußwurzelknochen

Mittelfußknochen

Zehenknochen

Das Knochengerüst des Menschen (Skelett)

2 Anatomie und Physiologie

In diesem Kapitel finden Sie Inhalte aus:

▶ Lernfeld 2: Zahnbezeichnungen, Lage- und Richtungsbezeichnungen
▶ Lernfeld 4: Histologie des Zahnes, Dentition
▶ Lernfeld 5: Aufbau des Schädels und Knochens, Reizleitung
▶ Lernfeld 10: Aufbau der Mundschleimhaut und des Parodontiums, Orofaziales System

2.1 Begriffe

2.1.1 Anatomie

Die Anatomie befasst sich mit dem Bau und der Form des Körpers, wobei man nach morphologischen (Formen- und Strukturlehre) und funktionellen Gesichtspunkten unterscheidet. **Morphologisch** wird der Körper nach

- Körperteilen (z. B. Arme, Beine, Kopf, Rumpf),
- Körperregionen (z. B. Brusthöhle, Bauchraum) und
- Lage der Organe (z. B. Herz und Lunge in der Brusthöhle, Leber und Magen im Bauchraum) eingeteilt.

Ist Gewebe mit dem bloßen Auge sichtbar, zählt es zur makroskopischen Anatomie. Kann man die Strukturen nur mit einem Mikroskop erkennen, spricht man von mikroskopischer Anatomie.

2.1.2 Physiologie

Physiologie ist die Lehre von den normalen Lebensvorgängen im Körper. In ihr untersucht und beschreibt man die Organe und ihr Zusammenspiel.

Die **Funktionen** im Körper beschreiben folgende Systeme:

Das Halte- und Stütz- (Bewegungs-)system unterteilt sich in Skelettsystem und Muskelsystem.

Das Stoffwechselsystem gliedert sich in Blut und Kreislauf, Atmungssystem, Verdauungssystem, Harnsystem und die Hautfunktionen. Das Nervensystem, die Sinnesorgane und das Hormonsystem werden als Steuerungssystem zusammengefasst. Die Fortpflanzungsorgane bilden ein eigenes System.

2.1.3 Orofaziales System

Als orofaziales System bezeichnet man die Bezirke, die oberhalb der Stimmbänder liegen und in denen sich Luft befindet. Dazu gehören die Mundhöhle mit ihren Begrenzungen und die Nase mit ihren Nebenhöhlen.

2.2 Lage- und Richtungsbezeichnungen

Die gebräuchlichsten Bezeichnungen im Körper allgemein, am Zahn und in der Mundhöhle:

- anterior (im vorderen Bereich),
- apikal (an der Wurzelspitze),
- approximal (zum Nachbarzahn, benachbart),
- bukkal (zur Wange, die Wange betreffend),

- distal (nach hinten),
- dorsal (zum Rücken hin gelegen),
- gingival (zum Zahnfleisch gehörend),
- horizontal (waagerecht),
- interdental (zwischen den Zähnen),
- intraoral (im Mund),
- intrazellulär (in der Zelle),
- inzisal (zur/an der Schneidekante),
- kaudal (zum unteren Ende des Körpers gelegen),
- konkav (ausgehöhlt),
- konvex (gewölbt),
- koronal (an der Zahnkrone),
- kranial (kopfwärts gelegen),
- labial (zur/an der Lippe),
- lateral (zur Seite, seitwärts),
- lingual (zur/an der Zunge),
- lokal (örtlich),
- marginal (den Rand betreffend),
- medial (zur Mitte),
- mesial (zur Mitte),
- okklusal (auf der Kaufläche),
- oral (im Mund, mundwärts),
- palatinal (zum/am Gaumen),
- periapikal (um die Wurzelspitze herum),

- peripher ((nach) außen liegend),
- posterior (im hinteren Bereich),
- radikulär (zur/an der Wurzel),
- sagittal (in Pfeilrichtung, von vorne nach hinten),
- sub (unter, unterhalb von),
- subgingival (unter dem Zahnfleisch(rand)),
- sublingual (unter der Zunge),
- submukös (unter der Schleimhaut),
- supra (über, oberhalb von),
- supragingival (über dem Zahnfleisch (rand)),
- transversal (quer durch; quer über),
- vertikal (senkrecht),
- vestibulär (im/zum Mundvorhof),
- zentral (in der Mitte),
- zervikal (am Zahnhals).

2.3 Knöcherner Schädel und Wirbelsäule

Den knöchernen (siehe auch 1.3.2) Schädel teilt man in den Hirnschädel und den Gesichtsschädel ein.

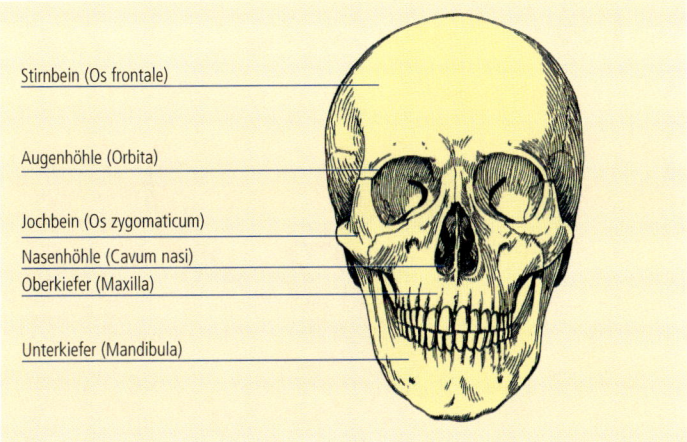

Stirnbein (Os frontale)

Augenhöhle (Orbita)

Jochbein (Os zygomaticum)

Nasenhöhle (Cavum nasi)

Oberkiefer (Maxilla)

Unterkiefer (Mandibula)

Knöcherner Schädel (von vorne)

2.3.1 Hirnschädel

Der Hirnschädel schützt das Gehirn. Man unterteilt ihn in Schädeldecke und Schädelbasis. Die **Schädelbasis** ist bei einem Trauma eher zu verletzen, weil hier viele Foramina, das sind Löcher in den Knochen, für Nerven und Blutgefäße liegen. Daher ist eine Verletzung der Schädelbasis immer sehr ernst. Die **Schädeldecke** dagegen wird von einer kompakten Knochenhülle gebildet. Fast alle Knochen des Schädels sind doppelt (spiegelbildlich, paarig) angelegt. Nur beim Säugling ist die Verbindung der aneinandergrenzenden Knochen noch nicht vollkommen. Das paarig angelegte **Stirnbein** verwächst bis zum zweiten Lebensjahr nahtlos zu einem Knochen. Die Schädelknochen sind jeweils durch eine Knochennaht, eine **Sutura**, getrennt. Die knorpeligen Partien zwischen einzelnen Knochen der Schädeldecke, die erst bis zum 2. Lebensjahr völlig verknöchern, nennt man **Fontanellen**. Die Partie zwischen dem Stirnbein und den zwei Scheitelbeinen heißt Große Fontanelle (Merke: **große vorn**). Der Knorpel zwischen den zwei **Scheitelbeinen** und dem Hinterhauptbein ist die Kleine Fontanelle. Durch die Entfaltung des Stirnbeinanteiles des menschlichen Gehirnes hat das Stirnbein die steile Stellung eingenommen, die charakteristisch für einen Menschenschädel ist. Beim Säugetierschädel findet man dagegen die so genannte »fliehende Stirn«.

Zum Hirnschädel gehören folgende Knochen:

Paarig
- Scheitelbein (Os parietale),
- Stirnbein (Os frontale),
- Schläfenbein (Os temporale).

Unpaarig/einzeln
- Hinterhauptbein (Os occipitale),
- Keilbein (Os spenoidale).

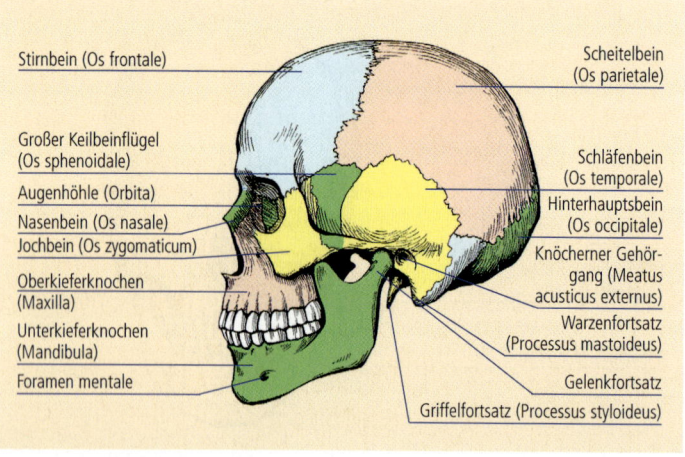

Stirnbein (Os frontale)

Scheitelbein (Os parietale)

Großer Keilbeinflügel (Os sphenoidale)

Augenhöhle (Orbita)

Nasenbein (Os nasale)

Jochbein (Os zygomaticum)

Oberkieferknochen (Maxilla)

Unterkieferknochen (Mandibula)

Foramen mentale

Schläfenbein (Os temporale)

Hinterhauptbein (Os occipitale)

Knöcherner Gehörgang (Meatus acusticus externus)

Warzenfortsatz (Processus mastoideus)

Gelenkfortsatz

Griffelfortsatz (Processus styloideus)

Knöcherner Schädel (Seitenansicht)

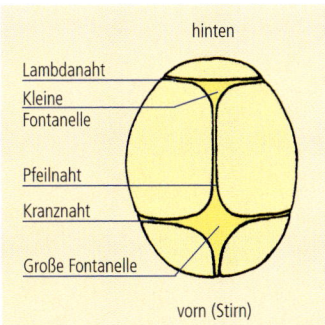

hinten

Lambdanaht
Kleine Fontanelle
Pfeilnaht
Kranznaht
Große Fontanelle

vorn (Stirn)

Schädeldach des Neugeborenen mit Schädellücken (Fontanellen) und Nähten

Das **Schläfenbein** umschließt das Innenohr, das Mittelohr und Teile des äußeren Gehörgangs. Der Jochbogenfortsatz des Schläfenbeins bildet einen Teil des Jochbogens, den anderen Teil des Jochbogens bildet ein Fortsatz des **Jochbeins**, das zum Gesichtsschädel gehört. Am Basisteil des Schläfenbeins liegt die Gelenkpfanne für das Kiefergelenk. Das **Hinterhauptsbein** bedeckt den hinteren Teil des Gehirns, das Kleinhirn.

2.3.2 Gesichtsschädel

Zum Gesichtsschädel gehören folgende Knochen:

Paarig
- Siebbein (Os ethmoidale),
- Nasenbein (Os nasale),
- Tränenbein (Os lacrimale),
- Jochbein (Os zygomaticum),
- Gehörknöchelchen (Ossicula audituus),
- Oberkiefer (Maxilla),
- Gaumenbein (Os palatinum),
- Untere Nasenmuschel (Concha nasalis inferior).

Unpaarig/einzeln
- Unterkiefer (Mandibula),
- Zungenbein (Os hyoideum),
- Pflugscharbein (Vomer).

Von diesen Knochen sind der Unterkiefer und das Zungenbein nicht mit dem Schädel verwachsen. Der Unterkiefer ist gelenkig durch das Kiefergelenk mit dem Schläfenbein verbunden.

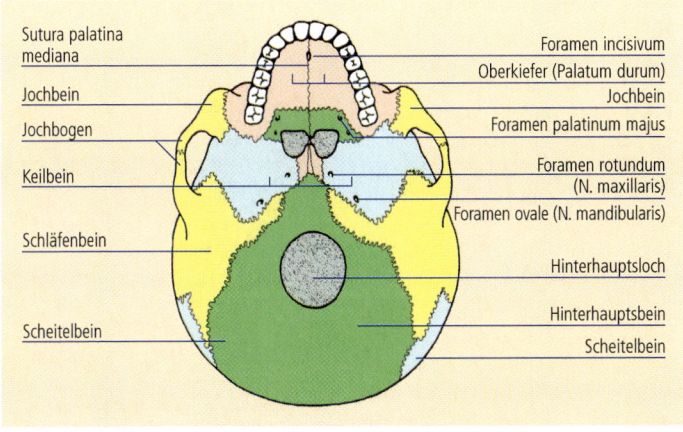

Sutura palatina mediana
Jochbein
Jochbogen
Keilbein
Schläfenbein
Scheitelbein

Foramen incisivum
Oberkiefer (Palatum durum)
Jochbein
Foramen palatinum majus
Foramen rotundum (N. maxillaris)
Foramen ovale (N. mandibularis)
Hinterhauptsloch
Hinterhauptsbein
Scheitelbein

Knöcherner Schädel von unten (Schädelbasis)

Das **Zungenbein** hat keinen Kontakt mit einem anderen Knochen. Es ist ein U-förmiger Knochen, der unterhalb der Zungenwurzel und oberhalb des Kehlkopfs liegt. Das Zungenbein dient als Ansatzpunkt zahlreicher Muskeln des Bewegungsapparates von Mundhöhle und Halseingeweiden.

Ein Teil des **Siebbeins** bildet das Dach der Nasenhöhle. Das **Pflugscharbein** bildet den hinteren Teil der Nasenscheidewand. Die **Nasenbeine** bilden den oberen Teil des Nasenrückens, der untere Teil des Nasenrückens ist knorpelig.

Das **Tränenbein** grenzt an das Siebbein und an den Oberkiefer und bildet einen Teil der Augenhöhle.

Die drei **Gehörknöchelchen** liegen im knöchernen Innenohr.

Das **Gaumenbein** ist an der Bildung der hinteren Nasenwand und dem hinteren Drittel des knöchernen Gaumens beteiligt. Der vordere Teil des Gaumens wird vom Gaumenfortsatz des Oberkiefers gebildet.

Das **Hinterhauptsloch** ist die Durchtrittsstelle für viele Nerven. Die Nerven verlassen hier das Gehirn und laufen in der Wirbelsäule geschützt nach unten. Andere Nerven kommen aus dem Körper, werden in der Wirbelsäule zusammengefasst und gelangen dann durch das Hinterhauptsloch zum Gehirn.

2.3.3 Wirbelsäule

Die Wirbelsäule beginnt mit ihrem obersten Wirbel, dem Atlas, gelenkig am Hinterhauptsbein. Hierdurch ist der Kopf, wie beim Nicken, auf- und abwärts beweglich. Der erste Halswirbel steht wiederum in gelenkigem

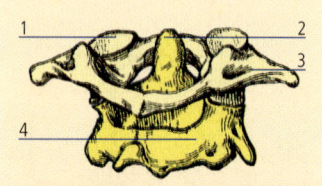

Schema der beiden obersten Wirbel. Der Atlas (3) hat kleine Gelenkflächen (1), auf denen der Schädel aufsitzt. Der Dreher (4) greift durch den Atlas mit einem Knochenzapfen (2) hindurch.

Atlas und Axis

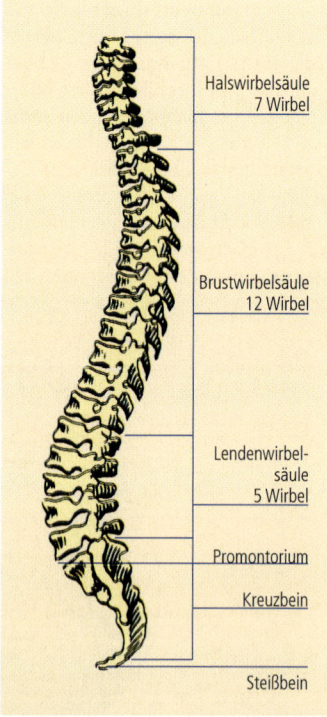

Halswirbelsäule
7 Wirbel

Brustwirbelsäule
12 Wirbel

Lendenwirbelsäule
5 Wirbel

Promontorium

Kreuzbein

Steißbein

Die Wirbelsäule in ihrer natürlichen Biegung
(links ist ventral, zum Bauch hin; rechts dorsal, zum Rücken hin)

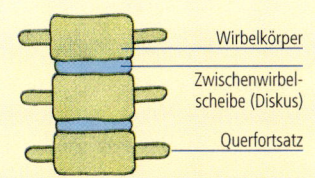

Schematische Darstellung der zwischen den Wirbelkörpern liegenden Zwischenwirbelscheiben (Bandscheiben). Diese bestehen aus einem Faserring mit Gallertkern und wirken als Puffer zwischen den Wirbeln.

Bandscheiben

Kontakt mit dem zweiten Halswirbel, der Axis, wodurch der Kopf gedreht werden kann. Durch Kombination dieser beiden Gelenke ist die Vielzahl der Bewegungen möglich, die wir mit dem Kopf durchführen können.

Die Wirbelsäule trägt den Schädel und ist die Stütze des gesamten Organismus. Sie hat, von der Seite gesehen, eine geschwungene, doppelte S-Form. Die Wirbelsäule besteht aus 33 Wirbeln, und zwar aus sieben Hals-, zwölf Brust-, fünf Lendenwirbeln. Das Kreuzbein ist ein einheitlicher Knochen, der sich aber aus fünf Wirbeln entwickelt hat. Das untere Wirbelende wird vom Steißbein gebildet, das sich aus drei bis fünf Wirbelresten zusammensetzt. Von den 204 Knochen des Körpers machen der knöcherne Schädel und die Wirbelsäule nur einen geringen Teil aus.

2.4 Oberkiefer

Das Fachwort für Oberkiefer heißt **Maxilla**. Der Oberkiefer ist paarig angelegt. Ihm ist im Bereich hinter den Schneidezähnen der Zwischen-

kiefer (Os prämaxillare, os incisivum, os goethaneum) angegliedert. Der Oberkiefer hat vier Fortsätze:

Der **Stirnbeinfortsatz** (Processus frontalis) bildet den unteren Teil der Augenhöhle. Unterhalb der knöchernen Augenhöhle liegt das Foramen infraorbitale, durch das der N. infraorbitalis, ein Endast des N. maxillaris, austritt. Der **Jochbeinfortsatz** (Processus zygomaticus) grenzt an das Jochbein. Der **Gaumenfortsatz** (Processus palatinus) bildet die vorderen zwei Drittel des knöchernen Gaumens. Hier befindet sich das Foramen incisivum, das hinter den Schneidezähnen liegt. In der Mitte verläuft sagittal manchmal eine vorgewölbte feste Knochenstruktur, der Torus palatinus. Er ist eine Form der **Exostosen**, die überschießende Knochenbildungen sind. Bei Prothesen muss der Torus palatinus hohlgelegt werden, da sonst Druckstellen auftreten. Größere Exostosen müssen chirurgisch abgetragen werden. Im **Zahnfachfortsatz** (Processus alveolaris) sind die Zähne mit ihren Wurzeln in den Knochenfächern, den **Alveolen**, verankert. Bei mehrwurzeligen Zähnen sind die einzelnen Wurzeln durch Knochenwände, Septen, voneinander getrennt. Ein zweiwurzeliger Zahn hat ein Septum zwischen den beiden Wurzeln. Nach dem Zahnverlust bildet sich der Processus alveolaris zurück. Der distale Teil des Alveolarfortsatzes ist zahnlos und oftmals besonders ausgeprägt. Diesen Teil nennt man **Tuber maxillae**.

Im Oberkiefer befinden sich mehrere Foramina. Die größten sind das Foramen infraorbitale unter der Augenhöhle, das Foramen incisivum hinter den Schneidezähnen und das

Foramen palatinum majus im hinteren Gaumenabschnitt.

Der den Oberkiefer versorgende Nerv ist der N. maxillaris, der zweite Ast des N. trigeminus (Hirnnerv Nr. V). Ein Endast des N. maxillaris ist der N. infraorbitalis, der durch das Foramen infraorbitale austritt und hier Wange und Teile der Augenhöhle versorgt. Durch das Foramen incisivum laufen Nervenendigungen zum Gaumen.

Der erste Ast des N. trigeminus ist der N. ophthalmicus, der Teile der Augenhöhle und der Stirn versorgt.

2.4.1 Kieferhöhle

Das Innere jedes Oberkiefers bildet die Kieferhöhle (Sinus maxillaris). Sie ist eine Nasennebenhöhle. Dies besagt, dass zwischen Nasenhöhle und Kieferhöhle, wie bei den anderen **Nasennebenhöhlen** auch, eine Verbindung besteht. Die anderen Nasennebenhöhlen sind die Siebbeinhöhle (Siebbeinzellen, Cellulae ethmoidales), die Stirnbeinhöhle (Sinus frontalis) und die Keilbeinhöhle (Sinus sphenoidalis). Alle Nebenhöhlen sind pneumatisiert, d. h. mit Luft gefüllt. Die Nasennebenhöhlen dienen der Gewichtsverminderung des Schädels und der Erwärmung der Außenluft. Die Kieferhöhle wird auch **Antrum**, Highmorehöhle oder Sinus maxillaris genannt. Beim Erwachsenen ragen die Wurzeln der Molaren im Oberkiefer manchmal bis in die Kieferhöhle, da sich der Boden der Kieferhöhle hier sehr stark nach unten ausdehnt. Meist trennt die Zähne nur eine dünne Knochenlamelle von der Kieferhöhle. Manchmal umgeben die Wurzeln in diesen Bereichen nur das Gewebe des Zahnhalteapparats und die Schleimhaut der Kieferhöhle. Wird die Kieferhöhle bei der Entfernung solcher Zähne eröffnet, spricht man von einer **Mund-Antrum-Verbindung** (MAV) (siehe auch 5.10.4).

2.5 Unterkiefer

Im Unterschied zum Oberkiefer ist der Unterkiefer, die **Mandibula**, ein massiver, unpaariger, bogenförmiger Knochen. Die Mandibula steht nur durch das Kiefergelenk mit dem Schläfenbein des Schädels in Verbindung. Man teilt den Unterkiefer in den Unterkieferkörper, den Kieferwinkel und die Unterkieferäste auf. Eine andere Einteilung ist die in horizontalen Ast, Kieferwinkel und aufsteigenden oder vertikalen Ast.

Der **Unterkieferkörper** (Corpus mandibulae) bzw. der horizontale Ast besteht aus der Unterkieferbasis und dem Alveolarfortsatz, in dem die Zähne sitzen. Im Unterkieferkörper laufen im Nervkanal (Canalis mandibularis) der Nervus mandibularis inferior, der dritte Ast des Nervus trigeminus (Hirnnerv Nr. V), sowie die entsprechende Arterie und Vene. Die Eintrittstellen der Nerven und der Blutgefäße in den Unterkiefer sind die Foramina mandibulares jeweils an den Innenflächen der aufsteigenden Äste. Nach Durchlaufen des Kieferkörpers tritt ein Teil des Nervs und der Blutgefäße am Foramen mentale in der Gegend der Zähne 33 und 34 sowie 43 und 44 aus und versorgen das Kinn und die Unterlippe. Diese Äste der Nervi mandibulares (Einzahl: Nervus mandibularis) heißen jeweils Nervus mentalis (Kinnnerv). An der Innenfläche des Unterkieferkörpers, an der Linea mylohyoidea, ist der Ursprung des Musculus mylohyoideus.

Der **Kieferwinkel** (Angulus mandibulae) ist ein kompakter Knochenteil, in dem sich horizontaler und aufsteigender Ast treffen.

Am oberen Ende jedes aufsteigenden Astes (Ramus ascendens, Ramus mandibulae) gabelt sich der Unterkiefer in zwei Fortsätze. Jeweils nach mesial gerichtet ist der **Muskelfortsatz** (Processus muscularis oder Processus coronoideus, Kronenfortsatz), an dem der Schläfenbeinmuskel (Musculus temporalis) ansetzt. Der **Gelenkfortsatz** ragt nach distal (Processus articularis oder processus condylaris). Am Gelenkfortsatz unterscheidet man den Hals (Collum mandibulae) und den oberen Teil, den walzenförmigen Kopf (Caput mandibulae oder Condylus). Der Unterkiefer ist gelenkig durch das Kiefergelenk mit dem Schläfenbein verbunden.

2.6 Kiefergelenk

Der Unterkiefer ist nicht mit dem knöchernen Schädel verwachsen und kann beim Kauen bewegt werden. Eine bewegliche Verbindung zwischen Knochen nennt man Gelenk. Das Kiefergelenk verbindet den Unterkiefer mit dem Schläfenbein. Zum Kiefergelenk gehören:

- Gelenkköpfchen (Condylus),
- Gelenkpfanne (Gelenkgrube, Fossa articularis),
- Gelenkhöcker (Tuberculum articulare),
- Gelenkknorpel,
- Knorpelscheibe (Discus articularis),
- Gelenkflüssigkeit (Synovialflüssigkeit),
- Gelenkkapsel.

Das Gelenkköpfchen und die Gelenkpfanne sind die knöchernen Anteile des Kiefergelenks. Das Gelenkköpfchen ist der obere Teil des Processus articularis des Unterkiefers, der distale Fortsatz des aufsteigenden Asts. Die Gelenkpfanne (Gelenkgrube) ist eine Vertiefung am Schläfenbein, die sich wie ein liegendes S (∽) nach mesial zum Gelenkhöcker (**Tuberculum articulare**) erhebt. Der obere Teil des Gelenkköpfchens und die Ge-

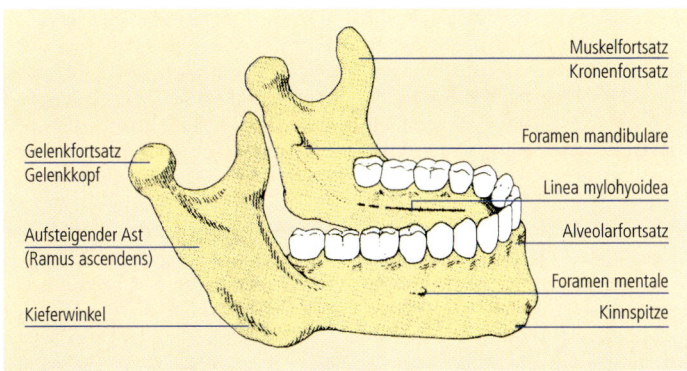

Unterkiefer

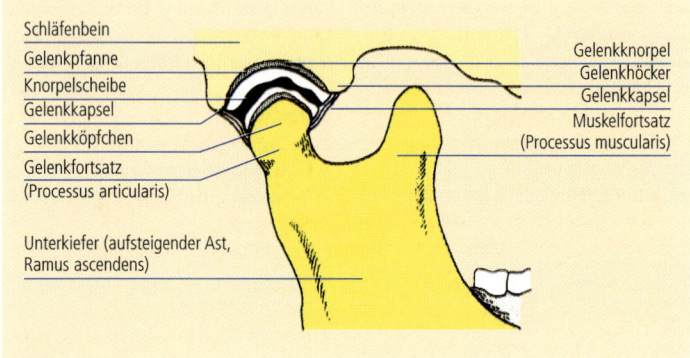

Schläfenbein
Gelenkpfanne
Knorpelscheibe
Gelenkkapsel
Gelenkköpfchen
Gelenkfortsatz
(Processus articularis)
Unterkiefer (aufsteigender Ast, Ramus ascendens)

Gelenkknorpel
Gelenkhöcker
Gelenkkapsel
Muskelfortsatz
(Processus muscularis)

Kiefergelenk

lenkpfanne sind mit einer Knorpelschicht, dem Gelenkknorpel umgeben. Zwischen diesen mit Knorpel beschichteten Knochenteilen befindet sich eine bewegliche Knorpelscheibe, der **Discus articularis**. Er teilt das Gelenk in eine obere und eine untere Gelenkkammer. Diese Knorpelscheibe ermöglicht die große Beweglichkeit des Unterkiefers. Dies alles ist umgeben von einer bindegewebigen Kapsel, der Gelenkkapsel. Die Gelenkkapsel sorgt dafür, dass die Gelenkflüssigkeit, die sich in ihr befindet, nicht entweicht. Die Gelenkflüssigkeit ist die »Gelenkschmiere«, die das Aneinanderreiben der festen Bestandteile des Kiefergelenks verhindert.

Zur Verdeutlichung der Beweglichkeit des Kiefergelenks beim Menschen sei darauf hingewiesen, dass fleischfressende Tiere die Nahrung ergreifen können und dann im so genannten Hackbiss zerkleinern. Hier erlaubt ein Scharniergelenk nur das Öffnen und Schließen. Die Wiederkäuer haben außer den Bewegungen auf und zu noch die Möglichkeit der Seitwärtsbewegung. Bei den Nagetie-

ren lässt das Kiefergelenk außer der Öffnungs- und Schließbewegung eine Vor- und Rückwärtsbewegung des Unterkiefers zu.

Mit dem menschlichen Kiefergelenk können wir diese Bewegungen alle durchführen. Man spricht von einem Dreh-Gleitgelenk. Beide Kiefergelenke arbeiten dabei zusammen. Die Hauptbewegungen des Kiefergelenks sind Scharnier- und Drehbewegungen. Sie werden am Anfang der Mundöffnung und am Ende der Schließbewegung des Mundes in der unteren Gelenkkammer durchgeführt. Der Drehbewegung beim Öffnen folgt eine Gleitbewegung in der oberen Gelenkkammer. Diese Bewegung, die Kondylenbahn, bewirkt, dass sich der Unterkiefer mit der Knorpelscheibe (Discus) nach vorne schiebt. Dreht sich der Unterkiefer bei der Seitwärtsbewegung nach links, erfolgt eine Drehbewegung des Gelenkkopfs der gleichen Seite. Der gegenüberliegende Gelenkkopf gleitet zum Condylus (Gelenkkopf) des Unterkiefers. Die Kiefergelenke führen fast nie nur eine Bewegungsart aus, sondern immer Bewegungen, die eine Kombination aus den Hauptbewegungen sind.

Bewegen Sie bitte den Unterkiefer nach allen Richtungen und beobachten Sie das Gelenkköpfchen, indem Sie es vor dem Ohr ertasten.

2.7 Histologie des Zahns

Der Zahn besteht histologisch aus dem Zahnhartgewebe und dem Pulpengewebe. Die Zahnhartgewebe sind:
- Dentin,
- Schmelz,
- Zement.

2.7.1 Dentin

Das Dentin wird von Bindegewebszellen, den **Odontoblasten** (blasten – bauen) gebildet. Diese dentinbildenden Zellen liegen beim ausgebildeten Zahn am Rand der Pulpa zum Dentin hin. Von hier aus bilden sie auf einen Reiz hin neues Dentin, das **Reizdentin**, z. B. bei der Behandlung durch eine Pulpenüberkappung (siehe auch 4.4). Durch übermäßige Abrasion des Zahnes, Karies, aber auch mit zunehmendem Alter des Menschen verkleinert sich die Pulpa, indem am Pulparand an das vorhandene Dentin **Sekundärdentin** angebaut wird. (Vergleiche die Pulpa eines jungen und eines alten Menschen im Röntgenbild.) Im Dentin sind kleine Kanälchen, die Dentinkanälchen. Dies sind eigentlich Fasern. Sie sind die Zellfortsätze der Odontoblasten, die Thomes'sche Fasern. Werden Dentinkanälchen beim Präparieren einer Füllung oder einer Krone angeschnitten, so entstehen kleine Wunden. Über das Reizleitungssystem wird die Warnung Schmerz (Zahnschmerz) weitergeleitet.

Das Dentin, auch Zahnbein genannt, ist hart und elastisch und besteht zu fast 70 % aus Hydroxylapatit, der Rest sind anorganische Substanzen und Wasser.

Karies kann sich im Dentin besser und schneller ausbreiten als im Schmelz. Das Dentin ist das Haupthartgewebe des Zahnes und umgibt die Pulpa überall.

2.7.2 Schmelz

Die schmerzbildenden Zellen heißen **Adamantoblasten**. Diese Zellen sterben nach der Bildung des Schmelzes ab. Deshalb kann Schmelz, der durch Trauma oder Karies verlorengegangen ist, nicht mehr neu gebildet werden. Der Schmelz ist die härteste Substanz im Körper. Das Hydroxylapatit, eine Verbindung aus Kalzium und Phosphat, macht den Hauptteil des Schmelzes aus. Der organische Anteil beträgt nur etwa fünf Prozent der Gesamtsubstanz. Der Schmelz besteht aus nebeneinander gelagerten sechskantigen Säulen, so genannten Schmelzprismen, die durch eine Kittsubstanz verbunden sind. Der Schmelz umgibt die Zahnkrone mit einer dünnen Schicht.

2.7.3 Zement

Das Zement (»das«, weil es von dem lateinischen Wort »caementum«, *der Bruch-, Mauerstein*, abgeleitet ist) wird von den **Zementoblasten** das ganze Leben lang gebildet. Auch das Wurzelzement besteht zu einem großen Teil (46 %) aus Hydroxylapatit und ist eine knochenähnliche Substanz, die fest mit dem Dentin verbunden ist. Durch Fasern ist das Zement mit der Wand des Zahnfaches verbunden und hält dadurch den Zahn in der Alveole. Das Zement umgibt nur den Wurzelbereich des Zahnes mit einer dünnen Schicht und kann, wie Dentin, auf einen Reiz hin neu gebildet werden.

2.7.4 Pulpa

Die Pulpa besteht aus Bindegewebe, Arterien, Kapillaren, Venen, Nerven und Lymphgefäßen. Die Pulpa teilt man in Kronenpulpa und Wurzelpulpa ein. Die **Kronenpulpa** liegt in dem Pulpenkavum (Pulpenhöhle) des Zahns, die **Wurzelpulpa** befindet sich im Wurzelkanal und hat am Foramen apicale den Austritt der Nerven und der Blutgefäße (**apikales Gefäß-Nerven-Bündel**) aus dem Zahn. Solange die Pulpa intakt ist, lebt der Zahn, er ist vital. Der vitale Zahn hat die Fähigkeit, Zahnhartgewebe neu zu bilden (**Regeneration**). Auch hierbei bilden die Odontoblasten das neue Dentin, das Sekundärdentin. Es wird innen an der Wand des Pulpenkavums gebildet.

2.8 Zahnentwicklung

Am Epithel der Mundhöhle entwickelt sich ab der sechsten Schwangerschaftswoche die **Zahnleiste** für Ober- und Unterkiefer. Am Ende dieser Leiste bildet sich für die zehn Milchzähne je ein kleines rundes Gebilde, die **Zahnknospe**. Seitlich aus der Zahnleiste entsteht später eine Ausbuchtung, aus der sich viele Jahre später der bleibende Zahn bildet. Die Zahnknospe wird im unteren Bereich nach innen eingedrückt und sieht nun wie eine Kappe aus (**Kappenstadium**).

Die oberen Zellen dieser Kappe nennt man **äußeres Schmelzepithel**, die unteren Zellen in der Einziehung **inneres Schmelzepithel**. Aus dem **inneren** Schmelzepithel bilden sich, nachdem das Zahnsäckchen entstanden ist, die schmelzbildenden Zellen, die **Adamantoblasten**.

Die untere Delle oder Einziehung im Kappenstadium wölbt sich noch mehr nach innen und das Gebilde sieht aus wie eine Glocke (**Glockenstadium**). Im Stadium der Zahnglocke ist die Form des späteren Zahnes schon vorgegeben und zu erkennen.

Die Verbindung zur Zahnleiste bildet sich zurück, die Glocke ist selbstständig und im Inneren wird langsam der Zahn gebildet. Umgeben wird dieses Schmelzorgan von Bindegewebe. Das **Zahnsäckchen** ist entstanden.

Der Raum zwischen der äußeren und der inneren Wand der Glocke ist die **Schmelzpulpa**. Im Innenraum der Glocke entsteht die **Pulpa des Zahnes**.

Die Adamantoblasten bilden nun den Schmelz. Beim Aufbau des Schmelzes in Richtung äußeres Schmelzepithel verschwindet die Schmelzpulpa völlig. Aus den Bindegewebszellen, die im Inneren der Glocke am Rand zum inneren Schmelzepithel liegen, werden dentinbildende Zellen, die **Odontoblasten**. Dort befinden sich auch Blutgefäße und Nerven. Die Odontoblasten lagern erst **Prädentin** ab, das später verkalkt und zu Dentin wird. Bei der Wanderung der Odontoblasten in Richtung Zahnpulpa bleibt im Dentin jeweils ein Odontoblastenfortsatz, die Tomes'-sche Faser, zurück. Die Adamantoblasten werden zu Schmelzprismen. Ist die Schmelzbildung beendet werden die Adamantoblasten nicht mehr gebraucht und sterben ab. Deshalb ist eine Neubildung des Schmelzes nicht möglich. Die Möglichkeit der Bildung von **Sekundärdentin** bleibt aber erhalten. Da das Dentin hauptsächlich von außen nach innen gebildet wird, verkleinert sich der Raum der Zahnpulpa im Laufe des Lebens. Zellen aus dem Zahnsäckchen werden zu **Zementoblasten** und lagern das Zement an der Außenfläche der Zahnwurzel ab.

Beim Durchbruch des Zahnes durch die Mundschleimhaut ist das Wachstum der Wurzelpulpa noch nicht abgeschlossen. Die Zahnwurzel ist nach unten noch weit offen und wächst in den ersten Lebensjahren langsam bis zur Form der endgültigen Wurzelspitze. Zementoblasten können immer neues Zement bilden.

2.9 Gebissentwicklung

Der Mensch zahnt zweimal, das heißt, er hat zwei Dentitionen. Die Zähne des ersten Zahndurchbruches nennt man **Milchzähne**, die Zähne der zweiten Dentition **bleibende Zähne** (Permanentes). Die **erste Dentition** beginnt mit dem sechsten Lebensmonat und ist im Allgemeinen mit 2 1/2 Jahren beendet. Das Milchgebiss besteht aus 20 Zähnen, die sich pro Kieferhälfte (Quadrant) in zwei Schneidezähne, einen Eckzahn und zwei Milchmolaren aufteilen. Der Durchbruch erfolgt fast immer erst nach der Geburt, wobei die Unterkieferzähne meistens vor den Oberkieferzähnen durchbrechen. Die Milchzähne haben die Durchbruchsfolge: I, II, IV, III, V.

Die **zweite Dentition** erstreckt sich vom sechsten bis zum 14. Lebensjahr, wobei der Weisheitszahn, falls er angelegt ist, mit seinem Durchbruch oftmals bis zum 30. Lebensjahr auf sich warten lässt, in einzelnen Fällen sogar noch länger. Auch bei der zweiten Dentition brechen die Zähne des Unterkiefers vor denen des Oberkiefers durch. Die Permanentes haben die Durchbruchsfolge: 6, 1, 2, 4, 3, 5, 7, 8.

2.9.1 Gebissarten

Der Mensch hat drei Gebissarten:
- Milchgebiss (1. Dentition),
- Wechselgebiss,
- Bleibendes Gebiss (2. Dentition).

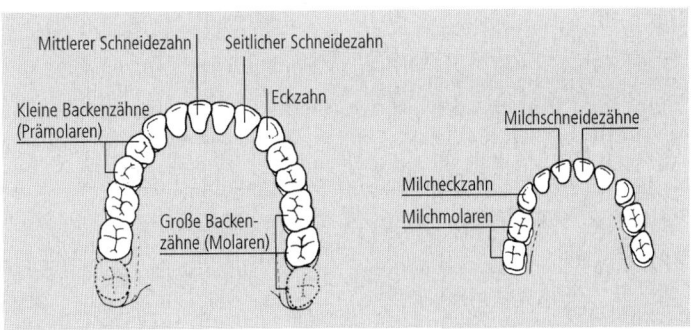

Mittlerer Schneidezahn
Seitlicher Schneidezahn
Kleine Backenzähne (Prämolaren)
Eckzahn
Große Backenzähne (Molaren)
Milchschneidezähne
Milcheckzahn
Milchmolaren

Bleibendes Gebiss
Milchgebiss

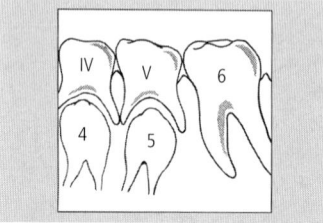

Nachrückende Permanentes

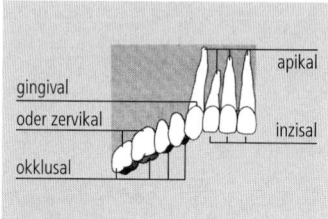

Bezeichnung der Zahnflächen

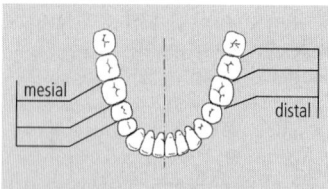

Bezeichnung der Approximalflächen

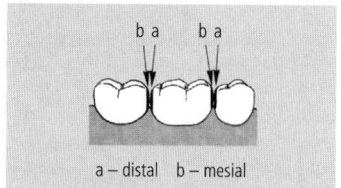

Approximalflächen

Die Zeit, in der die Milchzähne durch bleibende Zähne ersetzt werden, nennt man **Wechselgebiss**. Den Abbau der Milchzahnwurzel bezeichnet man als **Resorption**. Ein **persistierender** Milchzahn ist ein Milchzahn, der nach Abschluss des Zahnwechsels noch nicht ausgewechselt ist. Gründe dafür sind Nichtanlage oder Verlagerung des entsprechenden bleibenden Zahns.

Der Durchbruch der zweiten Dentition (der bleibenden Zähne, des bleibenden Gebisses, Permanentes) beginnt mit dem ersten großen Mahlzahn (Molar), dem so genannten 6-Jahr-Molar. Die Permanentes, die die Milchzähne ersetzen nennt man **Ersatzzähne**, die Molaren, die durchbrechen, ohne dass an ihrer Stelle vorher ein Milchzahn vorhanden war (Zähne 6 bis 8), nennt man **Zuwachszähne**. Durch Resorption (Abbau) der Milchzahnwurzeln verliert der Milchzahn seinen Halt in der Alveole und wird abgestoßen.

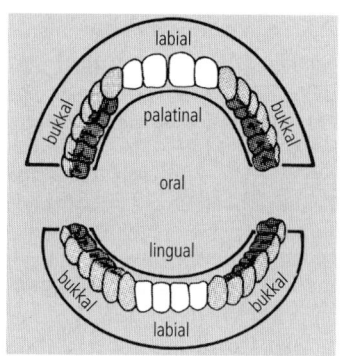

Bezeichnung der Kauflächen

Der Mensch hat insgesamt 32 bleibende Zähne, acht Permanentes pro Kieferhälfte (Quadrant).
Das ergibt pro Quadrant:
- Zwei Schneidezähne (Zahn 1 und 2),
- Einen Eckzahn (Zahn 3),
- Zwei kleine Backenzähne (Prämolaren, Zahn 4 und 5),
- Drei große Backenzähne (Molaren, Zahn 6, 7 und 8).

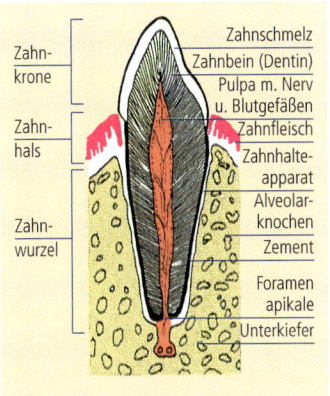

Längsschnitt durch einen Schneidezahn

Labels on figure (from top left): Zahnkrone, Zahnhals, Zahnwurzel; (right): Zahnschmelz, Zahnbein (Dentin), Pulpa m. Nerv u. Blutgefäßen, Zahnfleisch, Zahnhalteapparat, Alveolarknochen, Zement, Foramen apikale, Unterkiefer

Die Schneidezähne und die Eckzähne werden **Frontzähne**, die Prämolaren und Molaren **Seitenzähne** genannt.

2.10 Anatomie der Zähne

Der Zahn (Dens, Mehrzahl: Dentes) besteht anatomisch aus:
- Zahnkrone,
- Zahnhals,
- Zahnwurzel.

2.10.1 Zahnkrone

Die **Zahnkronen** der einzelnen Zahngruppen haben verschiedene Formen (z. B. Frontzahnkrone, Eckzahnkrone, Molarenkrone). Die Zahnkrone ist der obere, in der Mundhöhle sichtbare, Teil.

2.10.2 Zahnhals

Der **Zahnhals** ist der Übergang von Zahnkrone zu Zahnwurzel.

2.10.3 Zahnwurzel

Die **Zahnwurzel** (Radix) ist der Bereich im Kieferknochen, in der Alve-

ole. Er ist in der Mundhöhle nicht sichtbar. Die Wurzel kann verschieden stark nach distal gekrümmt sein. Es gibt einwurzelige und mehrwurzelige Zähne.

2.11 Unterscheidungsmerkmale

Durch charakteristische Merkmale lassen sich die einzelnen Zähne voneinander unterscheiden:
- das Wurzelmerkmal,
- das Winkelmerkmal,
- das Krümmungsmerkmal,
- die Kronenflucht.

2.11.1 Wurzelmerkmal

Die Achse der Krone und die Achse der Wurzel ergeben keine durchgehende Linie, die Wurzel zeigt leicht nach distal.

2.11.2 Winkelmerkmal

Das Winkelmerkmal betrifft die Schneidezähne. Bei Aufsicht auf die labiale/vestibuläre Fläche des Schneidezahns ist die mesiale Kante ausgeprägter als die distale, die abgerundet ist.

2.11.3 Krümmungsmerkmal

Bei Aufsicht auf den Zahn von inzisal oder okklusal ist die Krümmung der bukkalen/labialen/vestibulären Fläche größer als die distale Fläche. Außerdem ist die breiteste Stelle des Zahns bei dieser Aufsicht nicht in der Mitte des Zahns, sondern liegt etwas mehr nach mesial.

2.11.4 Kronenflucht

Durch die Kronenflucht kann man deutlich die Backenzähne des Unterkiefers von denen des Oberkiefers unterscheiden. Der Winkel zwischen der Achse der Wurzel und der Achse der Krone ist bei den Zähnen des Unterkiefers größer. Die Kronen der Backenzähne im Unterkiefer neigen sich mehr in Richtung Mundhöhle.

2.12 Zahngruppen

2.12.1 Schneidezähne

Die **Schneidezähne** (Incisivus, Mehrzahl: Incisivi) haben eine schaufelförmige Krone und eine Wurzel. Im Oberkiefer sind die mittleren Schneidezähne etwas breiter als die beiden seitlichen. Die beiden Randleisten auf der palatinalen bzw. oralen Seite treffen sich in einem Höckerchen, dem **Tuberculum**. Das **Foramen caecum** ist kein Loch, sondern nur eine Einziehung oberhalb des Tuberculums. Die unteren Schneidezähne sind kleiner, die mittleren schmaler als die seitlichen.

2.12.2 Eckzähne

Die **Eckzähne** (Caninus, Mehrzahl: Canini) besitzen eine keilförmige Krone und eine Wurzel. Sie stehen an der Ecke der Linie der Frontzähne und der Linie der Seitenzähne und sind großen Krafteinwirkungen ausgesetzt (Reißzahn der Raubtiere). Die Eckzähne haben deshalb die längsten Wurzeln zur Verankerung. Der mesiale Anteil der Schneidekante ist kürzer als der distale. Palatinal treffen sich die beiden Randleisten in einem Tuberculum.

2.12.3 Kleine Molaren

Die **kleinen Molaren** (Vormolaren oder Prämolaren) haben eine Krone, meist mit zwei Höckern. Die Gräben zwischen den Höckern der kleinen und großen Backenzähne nennt man **Fissuren**. Außer dem oberen ersten Prämolar haben alle Prämolaren eine Wurzel. Der erste Prämolar im Oberkiefer hat fast immer zwei Wurzeln, wobei eine Wurzel zur Wange hin (bukkal) und die andere zum Gaumen hin (palatinal) steht. Eine Gabelung von Wurzeln nennt man **Bifurkation**.

2.12.4 Molaren

Die **Molaren** (große Backenzähne) sind die größten Zähne im Gebiss. Sie haben vier Höcker, die durch Fissuren getrennt sind. Der untere erste Molar hat fünf Höcker. Die Fissuren bilden bei den Molaren in Aufsicht auf die Zahnkrone im Oberkiefer ein schief liegendes H und im Unterkiefer an Zahn 7 und 8 ein Kreuz. Die Molaren sind mehrwurzelig. Die Unterkiefermolaren haben zwei Wurzeln (eine mesial, eine distal), dazwischen ist die **Bifurkation**. Die Oberkiefermolaren haben drei Wurzeln, wobei zwei Wurzeln bukkal und eine palatinal gerichtet sind (Schwurfingerhandstellung). Die Gabelung der drei Wurzeln nennt man **Trifurkation**.

Einwurzelige Zähne sind:
- die Milchschneidezähne,
- die Milcheckzähne,
- die bleibenden Schneidezähne,
- die bleibenden Eckzähne,
- die Prämolaren im Unterkiefer,
- der 2. Prämolar im Oberkiefer.

Zu den **zweiwurzeligen** Zähnen zählen:
- die Milchmolaren des Unterkiefers,
- die Molaren des Unterkiefers,
- der 1. Prämolar des Oberkiefers.

Dreiwurzelige Zähne sind:
- die Milchmolaren des Oberkiefers,
- die Molaren des Oberkiefers.

Die **Weisheitszähne** können verschieden gestaltete Kronen, verschieden viele Wurzeln und verschiedene Wurzelformen haben. Außerdem kann die Lage des Weisheitszahnes im Kiefer sehr atypisch sein.

2.13 Zahnbezeichnungssysteme

Die am häufigsten angewandten Zahnbezeichnungssysteme sind das F.D.I.-System, das Winkelhakensystem, das Plus-Minus-System (Harderup) und das amerikanische System. Um bei Karteikarten, ärztlichen Berichten, wissenschaftlichen Veröffentlichungen oder Ähnlichem eine einheitliche Bezeichnung der Zähne zu erreichen, die mit allen Schreibgeräten schnell und gleichmäßig geschrieben werden können, wurde von der F.D.I. (Fédération Dentaire Internationale) ein heute fast überall geltendes Zahnbezeichnungssystem erarbeitet.

2.13.1 F.D.I.-System/ Two-diget-System

Im F.D.I.-System erhält jede Kieferhälfte (Quadrant) eine Kennziffer, das erste diget, die erste Zahl, die **Quadrantenzahl**.

Man beginnt immer rechts oben (am Patienten) mit dem Nummerieren und zählt dann im Uhrzeigersinn. Bei den Permanentes sind es folgende Quadrantenzahlen:
- Der rechte obere Quadrant erhält die Ziffer 1,
- der linke obere Quadrant die Ziffer 2,
- der linke untere Quadrant die Ziffer 3,
- der rechte untere Quadrant die Ziffer 4.

Bei den Milchzähnen wird, wieder rechts oben beginnend, weiter durchgezählt:
- Der rechte obere Quadrant erhält die Ziffer 5,
- der linke obere Quadrant die Ziffer 6,
- der linke untere Quadrant die Ziffer 7,
- der rechte untere Quadrant die Ziffer 8.

Nach dieser Quadrantenkennziffer (sozusagen dem Familiennamen des Zahnes) steht die Ziffer für den jeweiligen Zahn in diesem Quadranten, das zweite diget, die zweite Zahl (vergleichbar mit dem Vornamen). Die Zähne im Quadranten werden, wie bei fast allen Zahnbezeichnungssystemen, von 1 bis 8 durchnumeriert.
- Zähne 1 und 2: Schneidezähne
- Zahn 3: Eckzahn

Permanentes				Milchgebiss			
oben rechts		oben links		oben rechts		oben links	
18 17 16 15 14 13 12 11	21 22 23 24 25 26 27 28			55 54 53 52 51	61 62 63 64 65		
48 47 46 45 44 43 42 41	31 32 33 34 35 36 37 38			85 84 83 82 81	71 72 73 74 75		
unten rechts		unten links		unten rechts		unten links	

Das F.D.I.-System/Two-diget-System

- Zähne 4 und 5: Prämolaren
- Zähne 6, 7 und 8: Molaren

Beispiele:
Beide Ziffern werden geschrieben und gesprochen wie im Adress- oder Telefonbuch.

- Zahn 13 (sprich: eins-drei): rechts oben permanenter Eckzahn
- Zahn 75 (sprich: sieben-fünf): links unten zweiter Milchmolar
- Zahn 42: rechts unten bleibender seitlicher Schneidezahn
- Zahn 24: links oben erster Prämolar
- Zahn 84: rechts unten erster Milchmolar

2.13.2 Winkelhakensystem

Der Winkel gibt den Quadranten an. Die bleibenden Zähne werden mit arabischen Zahlen gekennzeichnet, die Milchzähne mit römischen Zahlen.

Beispiele:

- Zahn $\underline{3|}$: rechts oben bleibender Eckzahn
- Zahn $\overline{|V}$: links unten zweiter Milchmolar
- Zahn $\overline{2|}$: rechts unten bleibender seitlicher Schneidezahn
- Zahn $|\underline{4}$: links oben erster Prämolar
- Zahn $\overline{IV|}$: rechts unten erster Milchmolar

2.13.3 Haderup- oder Plus-Minus-System

Das Plus (+) oder Minus (–) steht jeweils mesial von dem Zahn. Das Plus steht im Oberkiefer, das Minus im Unterkiefer. Die Milchzähne werden mit römischen Zahlen oder mit einer Null (0) vor den arabischen Zahlen

gekennzeichnet. Dieses System ist heute nicht mehr so gebräuchlich.

Beispiele:

- Zahn 3+ (sprich: drei plus): rechts oben bleibender Eckzahn
- Zahn –V oder –05 (sprich: minus römisch fünf oder minus null fünf): links unten zweiter Milchmolar
- Zahn 2–: rechts unten bleibender seitlicher Schneidezahn
- Zahn +4: links oben erster Prämolar
- Zahn IV– oder 04–: rechts unten erster Milchmolar

2.14 Zahnflächen, Füllungslagen

Um die verschiedenen **Zahnflächen** zu beschreiben wird ein Zahn in fünf Flächen aufgeteilt.

- Die Kaufläche bei den Prämolaren und Molaren: okklusal (o).
- Bei den Schneidekanten der Frontzähne: inzisal (i).
- Die nach vorne gerichtete Fläche: mesial (m).
- Die nach hinten gerichtete Fläche: distal (d).
- Die zur Wange, zu den Lippen, zum Mundvorhof gerichtete, in diesem Bereich auch am Zahnhals liegende Fläche: bukkal (b) oder labial (l) oder vestibulär (v) oder zervikal (z).
- Die zur Zunge, zum Gaumen, zur Mundhöhle gerichtete Fläche: lingual (li) oder palatinal (p) oder oral (o).

Für die Bezeichnung der **Füllungslagen** werden folgende Abkürzungen (im Schrifttum oder der GOZ) oder Ziffern (im BEMA) verwendet.

- Für mesial der Buchstabe m oder die Ziffer 1.
- Für okklusal oder inzisal der Buchstabe o oder die Ziffer 2.
- Für distal der Buchstabe d oder die Ziffer 3.
- Für vestibulär oder bukkal oder zervikal oder labial der Buchstabe v oder die Ziffer 4.
- Für lingual oder palatinal oder oral der Buchstabe l oder die Ziffer 5.

2.15 Zahnhalteapparat

Der Zahnhalteapparat (siehe auch 4.25), das **Parodontium**, ist die funktionelle Einheit von Wurzelzement, Wurzelhaut (Periodontium, Desmodont), Alveolarknochen und Zahnfleisch. Alle sind beteiligt am Halt des Zahnes in der Alveole. Bei manchen Wirbeltieren sind die Zähne fest mit dem Kieferknochen verwachsen. Beim Säugetier und Menschen ist der Zahn in seinem Zahnfach (Alveole) »federnd aufgehängt«.

Das **Periodontium** (Wurzelhaut, Desmodont) ist 1 bis 2 mm dick und bildet eine Pufferzone zwischen Zahn und Alveolarknochen. Es besteht aus straffen und elastischen Bindegewebsfasern, durch die viele Blutgefäße und Nervenendigungen führen. Die Fasern der Wurzelhaut heißen Sharpey'sche Fasern. Der Zahn ist durch diese Fasern etwas beweglich, um bei übermäßiger Belastung (z. B. Kaudruck, plötzliche Fehlbelastung des Zahns) nicht in der Alveole verdreht zu werden oder abzubrechen. Durch die vielen kleinen Blut- und Lymphgefäße und die Nerven erklärt sich die starke Schmerzhaftigkeit bei Entzündungen oder schädlichen Reizen (z. B. Fehlbelastung) und die Tatsache, dass man zwischen den sehr harten Zähnen z. B. ein Haar fühlen kann.

2.16 Zahnfach

Die **Alveole** ist der Knochenteil des **Alveolarfortsatzes** in dem sich die Zahnwurzel befindet. Bei mehreren Wurzeln werden die einzelnen Wurzeln durch eine oder mehrere Septen (Einzahl: Septum) getrennt.

2.17 Zahnfleisch

Die Gingiva ist ein weiterer Teil des Zahnhalteapparates. Sie ist der Bereich von der Grenze der unbeweglichen Schleimhaut bis an den Zahn.

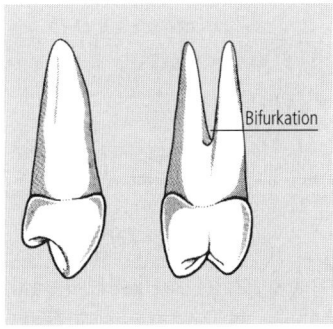

Prämolar (schematisch)

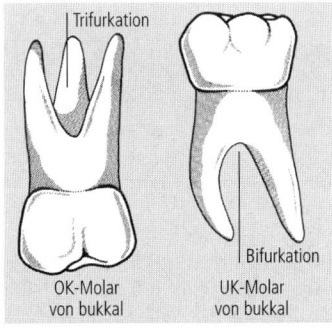

Molar (schematisch)

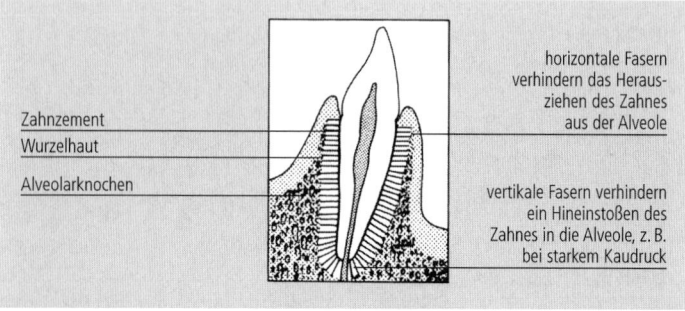

Zahnhalteapparat

Zahnzement
Wurzelhaut
Alveolarknochen

horizontale Fasern
verhindern das Heraus-
ziehen des Zahnes
aus der Alveole

vertikale Fasern verhindern
ein Hineinstoßen des
Zahnes in die Alveole, z. B.
bei starkem Kaudruck

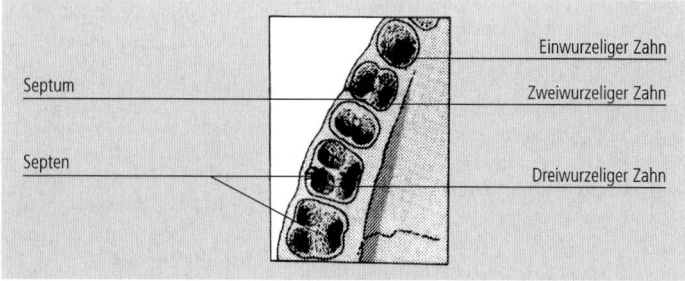

Alveolen im Oberkiefer

Septum
Septen

Einwurzeliger Zahn
Zweiwurzeliger Zahn
Dreiwurzeliger Zahn

Den unbeweglichen Teil nennt man **Gingiva propria**. Die **Mukogingiva** ist der Teil der Mundschleimhaut, der den Alveolarfortsatz bedeckt. Dazu gehören auch die sich anschließende Gingiva und die alveoläre Mukosa. Die Grenze zwischen beweglicher und unbeweglicher Schleimhaut ist die Mukogingivalgrenze. Der obere Rand der Gingiva haftet als Saumepithel am Zahn. Den Zahn umgibt eine ca. 2 mm breite freie Gingiva, die marginale bewegliche Gingiva. Die marginale Gingiva und das Saumepithel bilden das **Attachment**. Die etwas erhabene Zahnfleischpapille ist der Bereich der Gingiva zum Nachbarzahn, zwischen den Zähnen, die **interdentale Gingiva**. Die Zahnfleischfurche, der Sulkus, ist ein 1 bis 2 mm tiefer Bereich zwischen dem Zahn und der Gingiva. Ist dieser Sulkus tiefer, so spricht man von einer Zahnfleischtasche, die behandlungsbedürftig ist.

2.18 Bissarten

Liegen keine Störungen in der Zahnzahl, Zahnform, Zahnstellung, Okklusion, Kieferstellung oder dergleichen vor, ist das **stomatognathe System** (Kauorgan) ohne Fehler und wird mit **Eugnathie** bezeichnet. Eine Störung dieses Systems, des Kauorgans, ist eine **Dysgnathie**.

Unter Biss, Schlussbiss oder habitueller Interkuspidation versteht man das Zusammenbeißen der Zähne in Ruhelage. Dieser Biss kann normal sein oder von der Norm abweichen. Jeden Kontakt zwischen Zähnen des Ober- und Unterkiefers nennt man **Okklusion**. Die Bewegung der Zähne unter Kontakt (z. B. beim Kauen, Zermahlen der Speise) nennt man **Artikulation** oder **dynamische Okklusion**.

Bei geschlossenen Lippen und nicht angespannter Kaumuskulatur berühren sich die Oberkiefer- und Unterkieferzähne nicht. Diesen Zustand nennt man **Ruhelage** (früher Ruheschwebe). Die Zähne des Gegenkiefers, auf die der Zahn bei der Okklu-

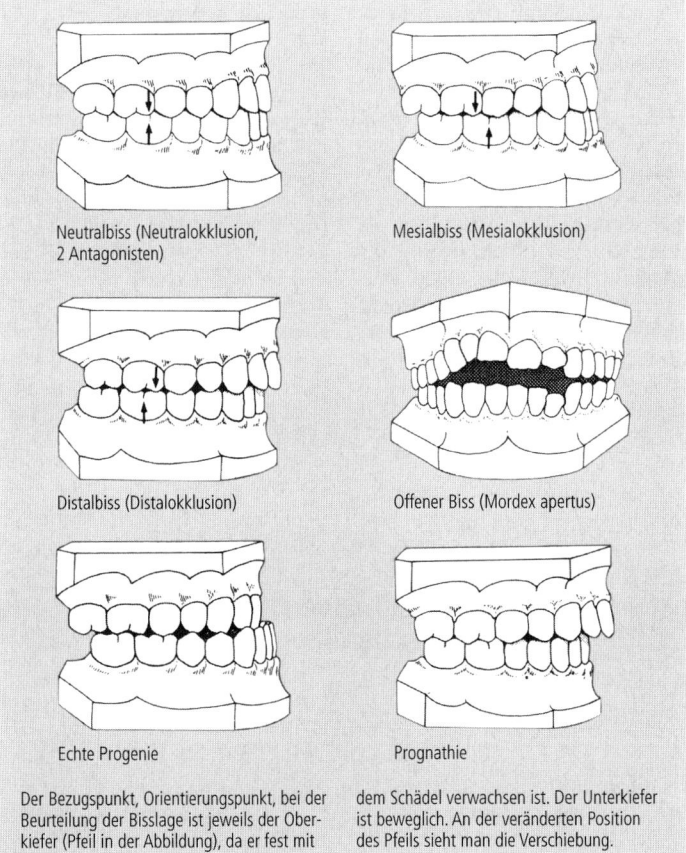

Neutralbiss (Neutralokklusion, 2 Antagonisten)

Mesialbiss (Mesialokklusion)

Distalbiss (Distalokklusion)

Offener Biss (Mordex apertus)

Echte Progenie

Prognathie

Der Bezugspunkt, Orientierungspunkt, bei der Beurteilung der Bisslage ist jeweils der Oberkiefer (Pfeil in der Abbildung), da er fest mit dem Schädel verwachsen ist. Der Unterkiefer ist beweglich. An der veränderten Position des Pfeils sieht man die Verschiebung.

Bissarten

sion trifft nennt man **Antagonisten** (Gegenbeißer). Bei normaler Okklusion beißt z. B. der erste Prämolar des Oberkiefers nicht nur auf den ersten, sondern auch auf den zweiten Prämolar des Unterkiefers. Der **Hauptantagonist** ist immer der gleichnamige Zahn, im Beispiel der erste Prämolar. Die Verschiebung nach distal um eine halbe Zahnbreite ergibt sich durch die Größe der Oberkieferschneidezähne gegenüber den Unterkieferschneidezähnen. Außer den kleinen unteren mittleren Schneidezähnen und den Weisheitszähnen haben alle Zähne Kontakt zu zwei gegenüberliegenden Antagonisten. Bei der **habituellen Interkuspidation** (Neutralbiss, regelrechte Okklusion) stehen die Schneidekanten der Oberkieferschneidezähne ungefähr 1 bis 2 mm vor den Unterkieferschneidezähnen. Die Oberkieferschneidezähne verdecken die Unterkieferschneidezähne auch 1 bis 2 mm.

2.19 Mundhöhle

2.19.1 Begrenzung

Die Mundhöhle (Cavum oris) wird nach vorne von den Lippen, seitlich von den Wangen, oben vom Gaumen, unten vom Mundboden und nach hinten vom Rachen begrenzt. Den Mund nennt man Stoma. **Stomatologie** ist die Lehre von den Strukturen in der Mundhöhle und deren Erkrankungen (siehe auch 2.1.3).

2.19.2 Schleimhaut

Die Mundhöhle ist mit **Mukosa** (Schleimhaut) ausgekleidet und wird durch Speichel feucht gehalten. Alle inneren Oberflächen des Körpers sind mit Schleimhaut bedeckt (z. B. Mundhöhle, Magen, Darm). Das Gebiet der Schleimhaut, das die Zähne umgibt, heißt **Gingiva**. Sie ist wegen der großen Beanspruchung mit verhorntem Epithel ausgekleidet.

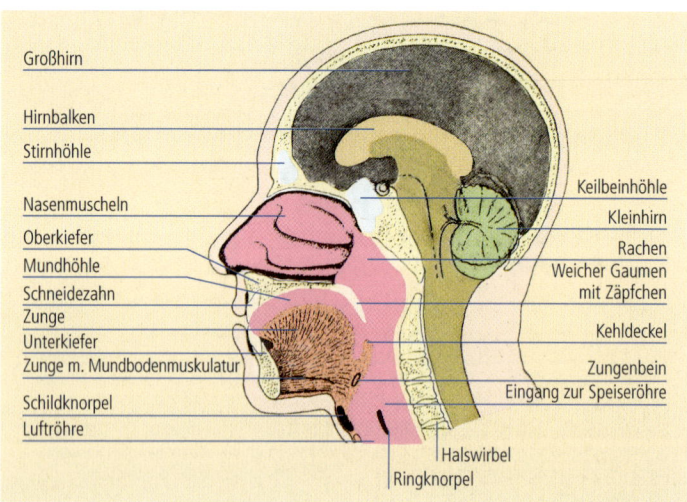

Großhirn

Hirnbalken

Stirnhöhle

Nasenmuscheln

Oberkiefer

Mundhöhle

Schneidezahn

Zunge

Unterkiefer

Zunge m. Mundbodenmuskulatur

Schildknorpel

Luftröhre

Keilbeinhöhle

Kleinhirn

Rachen

Weicher Gaumen mit Zäpfchen

Kehldeckel

Zungenbein

Eingang zur Speiseröhre

Halswirbel

Ringknorpel

Schnittbild der Nase, der Stirn- und Keilbeinhöhle, des Mundes, des Rachens und des Kehlkopfs

2.19.3 Strukturen

Die **Zahnfleischpapille** ist der Teil der Gingiva, der zwischen zwei benachbarten Zähnen liegt.

Ein ringförmiger Muskel bildet die Lippen. Im Bereich des Lippenrots ist die Schleimhaut kaum verhornt und die Blutgefäße scheinen durch. Bei normaler Mundstellung ergibt sich eine leichte Öffnung der Lippen, die man **Rima oris** (Mundspalte) nennt.

Das Gebiet zwischen den Wangen und Lippen sowie den Zahnreihen ist das **Vestibulum** (Mundvorhof). Die mit dem Knochen verbundene fest anhaftende (attached) hellere Schleimhaut heißt Gingiva propria. Die Grenze der helleren zur beweglichen dunkleren Schleimhaut ist die Mukogingivalgrenze.

Das **Lippenbändchen** der Oberlippe und Unterlippe (Frenulum labii) ist jeweils eine Schleimhautfalte, die von der Innenseite der Lippe zur Schleimhaut des Alveolarfortsatzes zieht und in Höhe der Schneidezähne endet.

Die **Wangenbänder** ziehen dementsprechend von den Wangen zum Alveolarfortsatz. Bei der Gestaltung einer Prothesenbasis müssen diese Bänder ausgespart bleiben, da sonst durch ihre Bewegungen die Prothesen abheben würden (Funktionsrand).

Als **Umschlagfalte** bezeichnet man den Bereich der unverschiebbaren Alveolarschleimhaut in die bewegliche, verschiebbare Schleimhaut der Lippen und Wangen.

Der Gaumen wird in den harten und weichen Gaumen unterteilt. Der **harte Gaumen** ist der vordere Teil. Hier befinden sich an der Oberfläche die Gaumenfalten. Sie laufen von der Mittellinie zur Zahnreihe. Die Raphe palati (mediana) ist eine stark ausge-

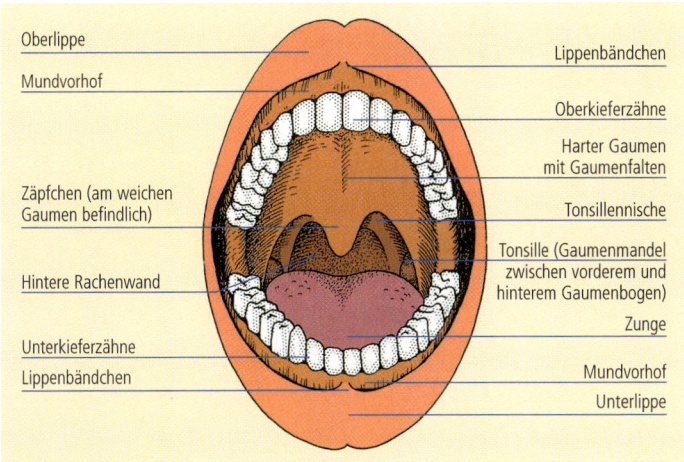

Oberlippe
Mundvorhof
Zäpfchen (am weichen Gaumen befindlich)
Hintere Rachenwand
Unterkieferzähne
Lippenbändchen

Lippenbändchen
Oberkieferzähne
Harter Gaumen mit Gaumenfalten
Tonsillennische
Tonsille (Gaumenmandel zwischen vorderem und hinterem Gaumenbogen)
Zunge
Mundvorhof
Unterlippe

Der geöffnete Mund mit Zähnen, Zunge, Gaumen und Waldeyer'schem Rachenring. Unter dem Waldeyer'schem Rachenring versteht man die lymphatischen Organe Zungenmandel, Rachenmandel, Gaumenmandel und Follikel im Rachengebiet.

prägte Gaumenfalte und läuft entsprechend der Mittellinie. An ihrem vorderen Ende ist die Papilla incisiva.

Der **weiche Gaumen**, auch Gaumensegel genannt, ist beweglich. Der weiche Gaumen geht im distalen Bereich in das Zäpfchen über. Am weichen Gaumen befinden sich auch einige wenige Geschmacksknospen. Den Übergang vom harten zum weichen, also vom festen zum beweglichen Teil des Gaumens bezeichnet man als **Ah-Linie** (der Buchstabe A wird Ah geschrieben, so wie z. B. der Buchstabe S als Es geschrieben wird). Diese Ah-Linie bestimmt in der Prothetik, wo der distale Rand einer Prothesenbasis liegen darf (Ah-Sagen des Patienten bei der funktionellen Abformung).

Gaumenbögen nennt man rechts und links je zwei Schleimhautfalten, die vom distalen Teil des weichen Gaumens nach unten laufen. Zwischen den beiden Gaumenbögen liegt jeweils die **Gaumenmandel** (Tonsilla palatina). Sie ist ein Teil der im Rachen liegenden Zentren zur Infektionsbekämpfung. Hier werden weiße Blutkörperchen (Leukozyten) gebildet.

Den **Mundboden** bildet der Musculus mylohyoideus. Das **Zungenbändchen** (Frenulum linguae) läuft im vorderen Bereich des Mundbodens zur Zunge. Hinter den Frontzähnen des Unterkiefers, beidseits des Frenulums, liegen die Ausführungsgänge der Unterkieferspeicheldrüsen. Seitlich davon münden die Ausführungsgänge der Unterzungenspeicheldrüsen.

2.20 Zunge

Die Hauptmasse der Zunge (Lingua, Glossa) besteht aus in verschiedenen Richtungen verlaufenden Muskeln, die am Zungenbein ansetzen. Dabei strahlt der äußere Zungenmuskel in die inneren Zungenmuskeln ein. Die Zunge teilt man in **Zungenspitze**, den **Zungenkörper** (den beweglichen Teil) und die **Zungenwurzel** ein. Am vorderen Teil der Zungenunterseite sitzt das Zungenbändchen. Es ist am Mundboden verwachsen und ver-

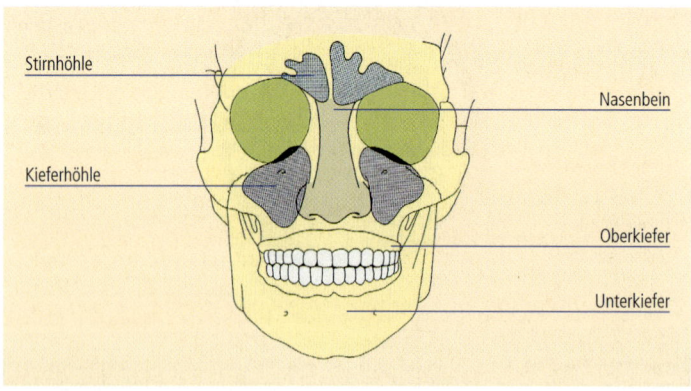

Stirnhöhle

Nasenbein

Kieferhöhle

Oberkiefer

Unterkiefer

Nasennebenhöhlen

hindert ein Überstrecken der Zunge. Dadurch, dass die Zunge fast immer in Bewegung ist, wird eine gute Sauberhaltung der lingualen Zahnflächen und somit eine sehr niedrige Kariesanfälligkeit dieser Zahnflächen gewährleistet. Die Zunge ist bei der **Sprachbildung** (»lingua« heißt auch *Sprache*), der **Verdauung** (Formung der zerkleinerten Speise und Schluckakt) und der **Geschmacksfindung** beteiligt. Die Geschmacksfindung ergibt sich aus dem Zusammenspiel von Geschmacksknospen (Zunge), Tastsinn (Zunge und Lippen) und Geruchssinn. Die Geschmacksknospen liegen teilweise im weichen Gaumen, der überaus größte Teil jedoch auf der Zunge. Die Geschmacksknospen werden von kleinen pilzförmigen, blattförmigen und fadenförmigen Erhabenheiten (**Papillen**) getragen und liegen an der Zungenspitze (süß), am vorderen Zungenrand (salzig), am hinteren Zungenrand (sauer), am Zungengrund (bitter) und in den großen Wallpapillen. Die **Wallpapillen** sind V-förmig am Zungengrund angeordnet und mit bloßem Auge gut zu erkennen. Sie bestehen aus einem Wall, der von einem tiefen Graben umgeben ist. Der Speisebrei wird in die Wallpapillen gedrückt, indem die Zunge die Speise gegen den Gaumen presst. Deshalb man das Gefühl, dass die Geschmacksknospen am harten Gaumen liegen. Sollen die Geschmacksknospen nun eine neue Geschmacksrichtung klar erkennen, so muss der vorherige Geschmack herausgespült werden, sonst kommt es zu geschmacklichen Überlagerungen. Diese Säuberung der Papillen geschieht mit Hilfe des Speichels. Für den auch an der Geschmacksfindung

beteiligten Tastsinn sind feine Härchen verantwortlich, die auf der Zunge sitzen. Hinter den Wallpapillen liegen im zerklüfteten Zungengrund die Zungenmandeln (Zungentonsillen).

2.21 Speicheldrüsen

Der Mensch hat im Kopfbereich drei große Speicheldrüsen, die paarig angelegt sind. Die Ohrspeicheldrüse, die Unterkieferspeicheldrüse und die Unterzungenspeicheldrüse. Weitere kleine Speicheldrüsen liegen unter der Zunge im Mundboden. Die Speicheldrüsen gehören zu den exokrinen Drüsen (siehe auch 1.3.1), weil sie ihr Sekret über einen Ausführungsgang an eine äußere (z. B. Schweißdrüse) oder innere (z. B. Speicheldrüse) Oberfläche abgeben.

Die **Ohrspeicheldrüse** (Glandula parotis) ist die größte Speicheldrüse und liegt jeweils vor dem Ohr den Muskeln auf. Die **Unterkieferspeicheldrüse** (Glandula submandibularis) liegt an der Innenseite des Kieferwinkels im Mundboden. Die **Unterzungenspeicheldrüse** (Glandula sublingualis) ist die kleinste der drei großen Speicheldrüsen und liegt im Mundboden unter der Zunge.

Der Ausführungsgang der Ohrspeicheldrüse zieht sich durch die Wange und endet im Mundvorhof gegenüber dem zweiten Molaren im Oberkiefer. Die Ausführungsgänge der Unterkieferspeicheldrüse und der Unterzungenspeicheldrüse enden in Papillen, die vor dem Zungenbändchen im Mundboden liegt.

2.21.1 Speichel

Der Speichel ist ein Gemisch der Sekrete, welche die Speichel- und

Schleimdrüsen der Mundschleimhaut produzieren. Er besteht zu 90 % aus Wasser (H_2O) und zu 10 % aus Eiweißkörpern, anorganischen Salzen, Bakterien und Speichelkörpern. Pro Tag wird ungefähr 1 bis $1\frac{1}{2}$ Liter Speichel produziert, während des Schlafens ganz wenig. Deshalb wird Zucker nur wenig aus der Mundhöhle gespült, die Bakterien in der Plaque haben viel Zeit, aktiv zu sein. Der Speichel dient zum Einspeicheln der Speise, dem Beginn der Verdauung, hält die Mundhöhle feucht und säubert sie. Das Verdauungsferment im Speichel heißt **Ptyalin**. Ptyalin spaltet Stärke in Malzzucker und steht so am Beginn der Verdauung von Kohlenhydraten. Die Speichelsekretion wird durch Sinneswahrnehmung (Geruch, Geschmack, Sehen), aber auch durch die Vorstellung angenehmer Speisen angeregt. Beim Kauvorgang werden die Speicheldrüsen durch die Bewegung der Kaumuskulatur geleert.

Der Speichel ist trüb-flüssig und fadenziehend. Diese leichte Klebrigkeit ist von Mensch zu Mensch verschieden. Der Klebstoff, der die im Mund geformten Bissen zusammenhält, heißt **Mucin** (Schleim). Ein stark fadenziehender Speichel ist vorteilhaft für Totalprothesenträger (Hafthilfe des Speichels).

2.22 Rachenraum

Der Rachenraum (Pharynx) ist mit Schleimhaut ausgekleidet. Er erstreckt sich vom Bereich hinter der Nasehöhle abwärts bis zur Speiseröhre.

Im **oberen** Drittel liegen die **Rachenmandeln** und eine Verbindung zum Mittelohr. Diese Verbindung, die **Ohrtrompete** (Eustachische Röhre, Tuba auditiva), wird beim Schlucken kurzzeitig geöffnet um einen Druckausgleich zwischen dem Mittelohr und der Luft im Mund herzustellen. Diesen Druckausgleich braucht man auch, wenn man aus einem Luftdruck in einen anderen (z. B. Höhenunterschied in den Bergen oder im Flugzeug) gelangt (Ausgleich durch Gähnen, Kaugummikauen).

Im **mittleren** Rachenraum liegen rechts und links die **Gaumenmandeln** in den Gaumenbögen. In diesem Bereich kreuzen sich die Atemluft aus der Nase und die Speise beim Schlucken. Im **unteren** Rachenraum trennen sich die Wege der Atemluft und der Speise wieder.

2.23 Kehlkopf

Der Kehlkopf besteht aus verschiedenen Knorpeln, die durch Muskeln bewegt werden. Der Kehldeckelknorpel (**Epiglottis**) gibt je nach seiner Lage den Weg für die Luft in die Luftröhre oder den Weg der Speise in die Speisröhre frei. Zusammen mit den Stimmbändern können, z. B. durch den Hustenreflex, versehentlich in die Luftröhre gelangte Fremdkörper explosionsartig ausgestoßen werden.

2.24 Luftröhre

Die Trachea ist mit Flimmerepithel ausgekleidet. Durch das Flimmerepithel können kleine Fremdkörper nach oben (außen) transportiert werden. Die Luftröhre ist durch halbrunde Knorpelspangen versteift, die sie offen halten.

2.25 Muskulatur

2.25.1 Skelettmuskulatur

Die Skelettmuskulatur besteht aus quergestreiften oder willkürlichen Muskeln. **Willkürlich** heißen sie, weil sie von dem Willen des Menschen gelenkt, bewegt werden können.

2.25.2 Eingeweidemuskulatur

Neben der Bewegungsmuskulatur gibt es die Eingeweidemuskeln, die so genannte glatte Muskulatur. Während die Bewegungsmuskulatur dem Willen unterliegt, können Eingeweidemuskeln nicht durch den Willen (**unwillkürliche** Muskulatur) beeinflusst werden. Beide Muskelarten unterscheiden sich im Gewebeaufbau.

2.25.3 Muskelaufbau

Der Muskel wird eingeteilt in **Muskelursprung** (Origo, Anfang des Muskels, meistens am unbewegten Knochen), **Muskelbauch** und **Muskelansatz** (Insertio, Ende des Muskels), der die Einwirkung auf den Knochen bewirkt. Muskeln können direkt oder durch eine Sehne am Knochen ansetzen. Beim Arbeiten wird der Muskel verkürzt und verdickt (bauchig).

Seine Arbeitsenergie nimmt der Muskel aus der im Stoffwechsel verarbeiteten Nahrung. Die Impulse zur Bewegung erhält der Muskel von den Nerven. Den Spannungszustand des Muskels in der Ruhephase bezeichnet man als Muskeltonus.

2.25.4 Kaumuskulatur

Die Kaumuskulatur bewegt den Unterkiefer. Aus den zusammengesetzten Namen der Muskeln erkennt man häufig den Ursprung und Ansatz des Muskels.

Beim Schließen der Kiefer wirken mit:

Name	Ursprung	Ansatz	Funktion
Großer Kaumuskel (Musculus masseter)	Jochbogen, Jochbein	äußere Fläche der Unterkieferbasis und Kieferwinkel	Schließen der Kiefer, UK vorwärts
Schläfenmuskel (Musculus temporalis)	fächerförmig von Stirn- bis Scheitelbein	Muskelfortsatz des Unterkiefers	Schließen der Kiefer, UK rückwärts
Innerer Flügelmuskel (Musculus pterygoideus medialis)	Grube zwischen den Blättern des Keilbeinflügels	innere Fläche des Kieferwinkels (gegenüber M. masseter)	Schließen der Kiefer, UK vorwärts, seitlich*

* Vorwärtsbewegen des Unterkiefers, wenn beide Muskeln (rechts und links) arbeiten. Seitliche Bewegung des Unterkiefers bei ungleicher Bewegung der Muskeln.

Nach unten gezogen wird der Unterkiefer hauptsächlich durch Muskeln, die ihren Ursprung am Innenrand des Unterkiefers haben und am Zungenbein ansetzen. Diese Muskeln sind auch an der Bildung des Mundbodens beteiligt.

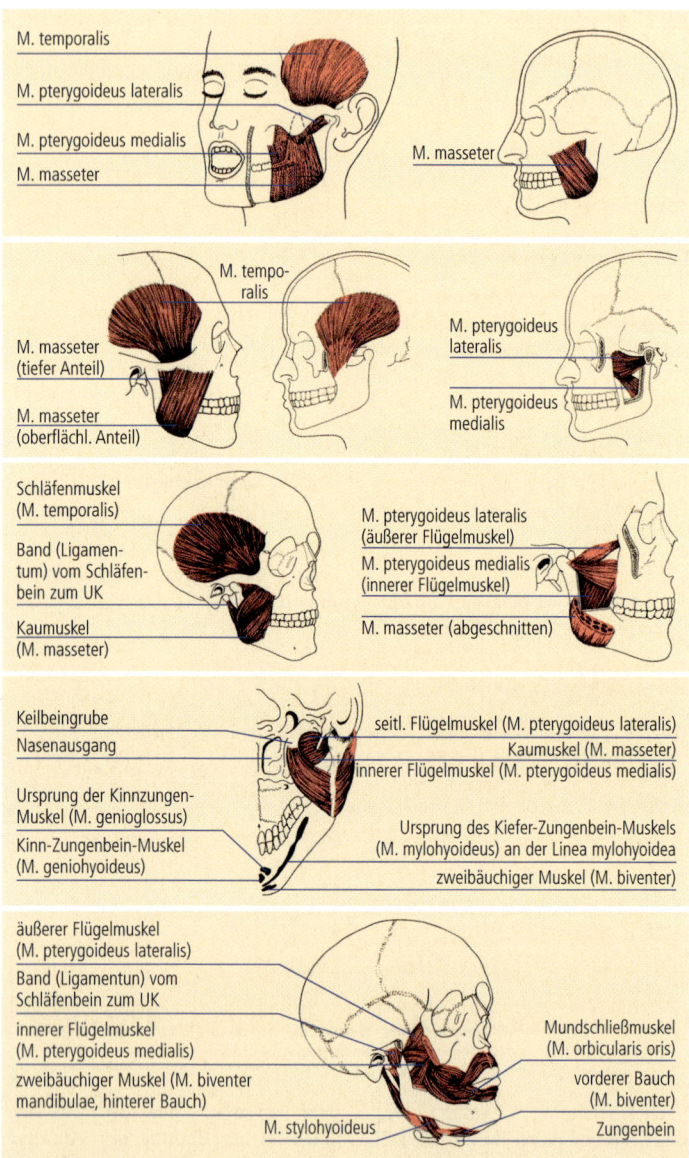

M. temporalis

M. pterygoideus lateralis

M. pterygoideus medialis

M. masseter

M. masseter

M. tempo-ralis

M. masseter (tiefer Anteil)

M. masseter (oberflächl. Anteil)

M. pterygoideus lateralis

M. pterygoideus medialis

Schläfenmuskel (M. temporalis)

Band (Ligamentum) vom Schläfenbein zum UK

Kaumuskel (M. masseter)

M. pterygoideus lateralis (äußerer Flügelmuskel)

M. pterygoideus medialis (innerer Flügelmuskel)

M. masseter (abgeschnitten)

Keilbeingrube

Nasenausgang

Ursprung der Kinnzungen-Muskel (M. genioglossus)

Kinn-Zungenbein-Muskel (M. geniohyoideus)

seitl. Flügelmuskel (M. pterygoideus lateralis)

Kaumuskel (M. masseter)

innerer Flügelmuskel (M. pterygoideus medialis)

Ursprung des Kiefer-Zungenbein-Muskels (M. mylohyoideus) an der Linea mylohyoidea

zweibäuchiger Muskel (M. biventer)

äußerer Flügelmuskel (M. pterygoideus lateralis)

Band (Ligamentun) vom Schläfenbein zum UK

innerer Flügelmuskel (M. pterygoideus medialis)

zweibäuchiger Muskel (M. biventer mandibulae, hinterer Bauch)

M. stylohyoideus

Mundschließmuskel (M. orbicularis oris)

vorderer Bauch (M. biventer)

Zungenbein

Kaumuskulatur

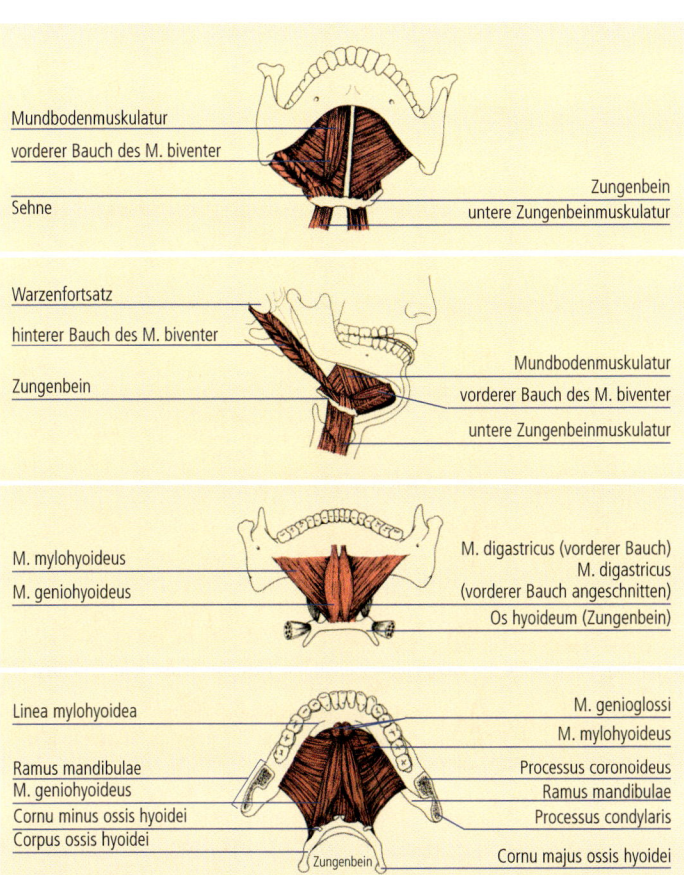

Mundbodenmuskulatur

vorderer Bauch des M. biventer

Sehne

Zungenbein

untere Zungenbeinmuskulatur

Warzenfortsatz

hinterer Bauch des M. biventer

Zungenbein

Mundbodenmuskulatur

vorderer Bauch des M. biventer

untere Zungenbeinmuskulatur

M. mylohyoideus

M. geniohyoideus

M. digastricus (vorderer Bauch)

M. digastricus (vorderer Bauch angeschnitten)

Os hyoideum (Zungenbein)

Linea mylohyoidea

Ramus mandibulae
M. geniohyoideus
Cornu minus ossis hyoidei
Corpus ossis hyoidei

M. genioglossi

M. mylohyoideus

Processus coronoideus
Ramus mandibulae
Processus condylaris
Cornu majus ossis hyoidei

Zungenbein

Kaumuskulatur

An der **Öffnung** der Kiefer sind beteiligt:

Name	Ursprung	Ansatz	Funktion
Unterkiefer-zungenbeinmuskel (M. mylohyoideus)	Unterkiefer innen, Linea mylohyoidea	Zungenbeinkörper	Öffnen des Mundes, Anheben d. Mundbodens und d. Zunge beim Schluckakt
Kinnzungenbeinmuskel (M. geniohyoideus)	Unterkiefer, Kinninnenseite	Zungenbeinkörper, Vorderfläche	Öffnen des Mundes, unterstützt M. mylohyoideus beim Schlucken

Name	Ursprung	Ansatz	Funktion
Zweibauchiger Muskel (M. digastricus/biventer) hinterer Teil	Schläfenbein Warzenfortsatz	Zungenbein	Öffnen des Mundes, unterstützt M. mylohyoideus beim Schluckakt
vorderer Teil	Zungenbein Kinninnenseite	Unterkiefer	
Äußerer seitlicher Flügelmuskel (M. pterygoideus lateralis)			Öffnen des Mundes*
Hauptanteil (unterer Anteil)	seitliches Blatt des Keilbeinflügels	Gelenkfortsatz UK, Discus articularis, Gelenkkapsel	
oberer Anteil	große Flügel des Keilbeins	Gelenkfortsatz UK, Discus articularis, Gelenkkapsel	

* Arbeiten beide Muskeln (rechts und links) Vorwärtsbewegung des Kiefers. Einseitiges Arbeiten bei Mahlbewegung.

Die **Zunge** besteht aus mehreren Muskelgruppen, deren Ursprung teilweise am Zungenbein liegt. Ein Teil der Muskulatur des Mundbodens hat seinen Ansatz am Zungenbein.

2.25.5 Mimische Muskulatur

Die Muskeln der Lippen und Wangen gehören zur mimischen Muskulatur und geben zum großen Teil dem Gesicht das Aussehen. Oft zeigen sie auch unseren Gefühlszustand (z. B. Freude beim Lächeln oder Missmut, die Mundwinkel zeigen nach unten).

Beispiele sind der kreisförmige Mundmuskel (M. orbicularis oris), der für die Bewegung und Formung der Lippen zuständig ist, sowie der Wangen- oder »Trompetermuskel« (M. buccinator), der Nahrungsteile aus dem Vestibulum zurück in die Mundhöhle schiebt und zum Blasen, Pfeifen und Spucken benötigt wird.

2.26 Reizleitungssystem

Das Nervensystem, auch **Reizleitungssystem** genannt, besteht aus dem Zentralnervensystem (Gehirn und Rückenmark) und aus dem peripheren Nervensystem (motorische und sensible Nerven). Es kann auch nach der Funktion in animales bzw. willkürliches (durch den Willen zu beeinflussen) und vegetatives bzw. autonomes Nervensystem (nicht durch den Willen zu beeinflussen) eingeteilt werden. Sensible (sensorische) Nerven leiten die Empfindungen des Körpers (z. B. kalt, warm, Schmerz, Druck, Geschmack, hören, sehen, tasten) zum ZNS. Vom ZNS werden die Impulse an die Muskulatur gegeben.

2.26.1 Zentralnervensystem (ZNS)

Hierzu gehören das Gehirn mit Großhirn, Kleinhirn und Hirnanhang sowie das Rückenmark. Über das **Großhirn** schaltet der Mensch die bewusst vorgenommenen, gesteuerten Handlungen. Das **Kleinhirn** sorgt für das Muskelzusammenspiel, und damit für das Körpergleichgewicht. Im Kleinhirn werden auch Gewohnheiten gespeichert und wird die Geschicklichkeit ausgelöst. Im **Hirnanhang** oder verlängertem Rückenmark liegen die Zentren für Herztätigkeit, Blutkreislauf, Atmung und Schlucken. Aus dem **Rückenmark** treten motorische Nerven aus, und es ziehen sensible Nerven hinein. Die Empfindungsnerven kommen von den Organen und führen zum Gehirn. Die Bewegungsnerven ziehen vom Gehirn zu den einzelnen Muskeln. Das Rückenmark hat bei beiden Nervenarten die Leitfunktion.

Die zweite Funktion im Rückenmark ist eine Verbindung von sensiblen und motorischen Nerven, die man **Reflexbogen** nennt. Hält man z. B. einen Finger über eine Flamme, so leitet der sensible Nerv das Gefühl »warm« über das Rückenmark zum Gehirn. Wird das Gefühl nun zu stark, also »heiß«, so kommt vom Gehirn der Befehl über die motorischen Nerven »Finger weg!«, der Finger wird zurückgezogen. Dieses vom Gehirn kontrollierte Wegziehen der Hand bezeichnet man als **willkürlichen Reflex**. Beim **unwillkürlichen Reflex** leitet der sensible Nerv das Gefühl »heiß« nicht bis zum Gehirn, sondern nur bis zum Rückenmark. Dies geschieht, wenn unbeabsichtigt der Finger an die Flamme kommt. Hier wird unter Auslassung des Gehirnes über den Reflexbogen vom sensiblen zum motorischen Nerv umgeschaltet und der Finger dadurch sofort zurückgezogen. Der Reaktionsweg ist erheblich verkürzt.

Eine weitere Einteilung der Reflexe ist die Trennung nach Eigenreflex und Fremdreflex. Beim **Eigenflex** wird meist eine Sehne durch einen leichten Schlag gereizt und der dazugehörende Muskel zieht sich zusammen. Ein Beispiel ist der Patellarsehnenreflex (Patella = Kniescheibe). Ein Schlag auf diese Sehne löst einen Reflex im Rückenmark aus der dazu gehörige Muskel wird sofort aktiviert. Beim **Fremdreflex** steht der Ort des Reizes nicht in direktem Zusammenhang mit dem Ort der Auswirkung auf diesen Reiz. Beispiele für einen Fremdreflex sind das Berühren des Gaumens, das den Würgereiz auslöst, oder das Bestreichen der Haut der Bauchdecke, das ein Zusammenziehen der Muskeln der Bauchhaut hervorruft.

2.26.2 Peripheres Nervensystem

Die aus dem Gehirn und aus dem Rückenmark austretenden Nerven bilden das periphere Nervensystem.

2.26.3 Vegetatives Nervensystem

Das vegetative Nervensystem ist das unbewusste, nicht zu steuernde Nervensystem, das ohne unsere Willensimpulse tätig ist und die Funktion der inneren Organe (Herz, Lunge, Verdauungsorgane) reguliert. Der **Sympathikus** aktiviert den Stoffwechsel für Kreislauf, Atmung und Muskeltätigkeit. Die Aktivität der Verdauungsorgane vermindert sich, diese wird durch den entgegengesetzt wirkenden **Parasympathikus** gesteuert.

Der Hirnnerv Nr. X (N. vagus), der wichtigste Ast des Parasympathikus, führt motorische Fasern für

Kehlkopf, Speiseröhre, Magen, Lunge und Herz und reguliert mit seinem Gegenspieler, dem Sympathikus, das vegetative Nervensystem.

2.27 Hirnnerven

Die meisten Nerven kommen aus dem Gehirn und ziehen in der Wirbelsäule geschützt (Rückenmark) in den Körper. Die Hirnnerven treten aus dem Gehirn direkt durch den Schädel aus. Zu ihnen gehören unter anderem der Sehnerv, der Hörnerv, Nerven für die Augenmuskulatur, der N. trigeminus, der N. facialis und der N. vagus. Es gibt zwölf Hirnnerven, die paarig angelegt sind. Von ihnen interessieren uns der Hirnnerv Nr. V (N. trigeminus), der Hirnnerv Nr. VII (N. facialis) und der Hirnnerv Nr. X (N. vagus).

2.27.1 Nervus trigeminus

Der Hirnnerv Nr. V, **Nervus trigeminus**, ist ein Nervenstrang, der sich noch im Gehirn, nach einer Verdickung (Ganglion Gasseri oder Ganglion trigeminale), in drei Äste aufgliedert. Der erste und zweite Ast führen nur sensible (sensorische) Fasern, der dritte Ast zusätzlich motorische. Die drei Äste des N. trigeminus sind:

- 1. Ast: N. ophthalmicus,
- 2. Ast: N. maxillaris,
- 3. Ast: N. mandibularis.

2.27.1.1 Nervus ophthalmicus

Der **erste Ast** ist der **Nervus ophthalmicus**, der das Auge und Umgebung sensibel innerviert (versorgt). Er tritt oberhalb der Augenhöhle aus dem Foramen supraorbitale (Foramen ophthalmicus) aus. Dieser Ast heißt N. frontalis.

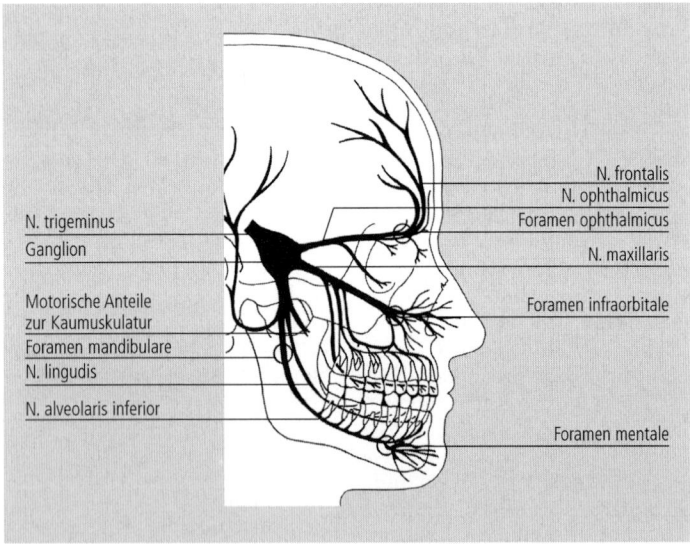

N. frontalis
N. ophthalmicus
Foramen ophthalmicus
N. trigeminus
Ganglion
N. maxillaris
Motorische Anteile zur Kaumuskulatur
Foramen mandibulare
N. lingudis
Foramen infraorbitale
N. alveolaris inferior
Foramen mentale

Nervöse Versorgung des Kopfes

2.27.1.2 Nervus maxillaris

Der **zweite Ast** ist der **Nervus maxillaris**. Er kommt durch das Foramen rotundum (rundes Loch) durch den Schädel. Der Nerv teilt sich in der Flügelgaumengrube. Ein Teil innerviert den Oberkiefer, Gaumen, Teile der Nasenhöhle und die Oberkieferzähne sensibel. Den zweiten Teil nennt man N. infraorbitalis, weil er durch das Foramen infraorbitale nach außen zieht. Er versorgt die obere Gesichtshälfte bis zum Augenlid sensibel.

Weitere größere Äste des N. maxillaris sind der N. palatinus major, der durch das Foramen palatinum majus den hinteren Teil der Gaumenschleimhaut versorgt und der N. incisivus, der durch das Foramen incisivum zieht und die Schleimhaut hinter den Frontzähnen im Oberkiefer versorgt.

2.27.1.3 Nervus mandibularis

Der **dritte Ast** des N. trigeminus ist der **Nervus mandibularis**. Er tritt durch das Foramen ovale aus dem Schädel aus. In den Unterkiefer tritt der N. mandibularis durch das Foramen mandibulare und heißt nun N. alveolaris inferior. Der N. mentalis beginnt am Foramen mentale als ein Endast des N. mandibularis. Die sensiblen (sensorischen) Fasern des N. mandibularis innervieren die Zähne des Unterkiefers, das Zahnfleisch im Bereich des Unterkiefers, den Mundboden, den vorderen Anteil der Zunge und mit dem N. mentalis die Haut von Kinn, teilweise Wange und Unterlippe. Der N. mandibularis führt zusätzlich motorische Fasern, die die Kaumuskulatur innervieren.

Über die Mittellinie hinausgehende Nervenäste, z. B. am Kinn und bei den Schneidezähnen von Ober- und Unterkiefer, können sich mit den Nerven der Gegenseite verbinden. Solche Verbindungen bei den Nerven und den Blutgefäßen nennt man **Anastomosen**.

2.27.2 Nervus facialis

Der Hirnnerv Nr. VII (**Nervus facialis**) ist ein motorischer Nerv, der die Stirnmuskeln, die Ohrmuskeln, äußeren Augenmuskeln, Gesichtsmuskeln (mimische Muskulatur) und Gaumenmuskeln innerviert.

Eine **Parese** ist eine schwache, unvollständige motorische Lähmung, d. h., die Muskeln, die durch diesen Nerv sonst innerviert werden, sind nicht angespannt, sondern sind erschlafft. Eine Lähmung des N. facialis führt zur so genannten Fazialisparese, dem »Herunterhängen« der betroffenen Gesichtsseite.

2.28 Hormonsystem

Das Hormonsystem regt mit seinen chemischen Stoffen die Körpertätigkeiten an. Hormone sind körpereigene Stoffe, die in kleinster Menge den Stoffwechsel, das Wachstum und die Fortpflanzung steuern. Sie werden mehrheitlich von Hormondrüsen gebildet. **Hormonbildende Stätten** sind die Hirnanhangsdrüse, die Schilddrüse, die Nebenschilddrüsen, die Nebennieren und die Langerhans'-schen Inseln der Bauchspeicheldrüse (siehe auch 1.3.1). Hormone treten ohne Ausführungsgang aus den Drüsenzellen direkt in das Blut.

Die **Hirnanhangsdrüse** (Hypophyse) beeinflusst alle anderen endokrinen (innersekretorischen) Drüsen und reguliert mit dem Hormon der

Nebenschilddrüsen den Kalzium- und Phosphathaushalt. In der **Schilddrüse** werden wachstumsfördernde Hormone gebildet. In den **Nebennieren**, die kappenförmig den Nieren aufliegen, wird im Mark das Adrenalin und das Noradrenalin gebildet. Adrenalin beeinflusst das Herz und dadurch den Blutdruck und hebt den Blutzucker an. Noradrenalin wirkt auf die glatte, nicht beeinflussbare Muskulatur und steigert dadurch den Blutdruck. Die Hormone der **Nebennierenrinde** heißen Kortikoide (Kortikosteroide) und wirken beim Stoffwechsel mit.

Die **Bauchspeicheldrüse** ist eine Drüse mit beiden Drüsenarten (siehe auch 1.3.1). Der exokrine Anteil gibt sein Sekret für die Verdauung durch einen Ausgang nach außen (in den Verdauungstrakt) ab. Der endokrine Teil bildet das Hormon Insulin und seinen Gegenspieler, das Glukagon. Insulin senkt, Glukagon erhöht den Blutzuckerspiegel. Mangel an Insulin erhöht den Blutzucker und führt zur Zuckerkrankheit (Diabetes mellitus).

2.29 Atmungssystem

Zum **Respirationstrakt** gehören die oberen Luftwege (der Nasen-Rachen-Raum) und die unteren Luftwege (der Kehlkopf, die Luftröhre, die Lunge mit den Lungenflügeln und den Bronchien). Die **Luft** besteht aus 21 % Sauerstoff und 78,9 % Stickstoff und einer kleinen Menge Edelgasen. Die **Atemluft** enthält zusätzlich Kohlendioxid (CO_2) aus dem Körperkreislauf. Durch die Atmung (Respiration) wird die Luft eingeatmet (Inspiration) und ausgeatmet (Exspiration). Wird ungewollt ein Fremdkörper mit dem Luftstrom eingeatmet, so spricht man von Aspiration des Gegenstandes. Das Atmungssystem dient der Sauerstoffzufuhr und der Kohlendioxidabgabe.

2.29.1 Brusthöhle

Die Brusthöhle ist das Innere des Brustkorbes und wird rechts und links von zwölf Rippen umgeben. Von der Wirbelsäule laufen jeweils sieben Rippen direkt zum Brustbein, drei Rippen haben eine Knorpelbrücke zum Brustbein und zwei Rippen enden frei in der Muskulatur. Die Rippen sind durch kleine Muskeln verbunden. Die wichtigsten Organe in der Brusthöhle sind die Lunge und das Herz.

2.29.2 Lunge

Die Lunge ist paarig angelegt und in Lungenlappen aufgegliedert. Durch die Lungen wird der Brustkorb fast ausgefüllt. Die rechte Lunge hat drei Lungenlappen, die linke Lunge (der linke Lungenflügel) hat nur zwei Lungenlappen, da hier in der Brusthöhle der größte Teil des Herzens liegt. Die Lunge besteht aus einer Vielzahl feinster Bläschen, den **Lungenalveolen**. Die Luftröhre teilt sich in je einen **Stammbronchus** (Hauptbronchus) für die rechte und die linke Lunge. Die Bronchien teilen sich dann zu den einzelnen **Lungenlappen** auf. Die nachfolgenden starken Verzweigungen nennt man Bronchialbaum. Die Lungenbläschen sind sozusagen die Blätter dieses Baumes. Das Blut wird in feinsten Kapillaren, die die Lungenbläschen umgeben, herangeführt. Die beiden Lungen sind von je einem Lungenfell überzogen, dem nach außen hin das Rippenfell aufliegt. Beide Schichten verschieben sich beim Atmen gegeneinander. Rippen- und Lungenfell zusammen bilden das Brustfell (Pleura). Die Beatmung der Lungen erfolgt passiv durch die kleinen Muskeln des Brustkorbs und durch das Zwerchfell, den größten Muskel, der bei der Atmung mitwirkt. Zum Einatmen vergrößert sich der Brustraum indem sich das Zwerchfell (der Zwerchfellmuskel) zusammenzieht und dadurch abgesenkt. Gleichzeitig erweitert sich der Brustraum, weil die Zwischenrippenmuskulatur die Rippen anhebt (**Brustatmung**). Bei der **Bauchatmung** ist das Zwerchfell erschlafft, die Bauchmuskulatur zieht sich zusammen, wobei die Baucheingeweide und das Zwerchfell nach oben gedrückt werden und den Brustraum so verkleinern. Ein Erwachsener atmet in Ruhelage zwischen 16- bis 18-mal pro Minute.

Die Lunge fasst etwa zwei bis vier Liter Luft. Ungefähr ein Liter Luft bleibt auch bei stärkster Ausatmung in der Lunge. Dadurch ist gewährleistet, dass die Lunge nicht kollabiert (zusammenfällt) und immer ein Gasaustausch stattfindet. Außerdem werden die Lungenbläschen hierdurch gegen Kälte geschützt. Von einem Pneumothorax spricht man, wenn durch Verletzung des Brustfells ein Lungenflügel zusammenfällt.

2.29.3 Weg der Atemluft

Die Luft gelangt beim **Einatmen**, Aspiration, hauptsächlich durch die Nase in den Rachen, von dort in den Kehlkopf, die Luftröhre und die Lunge. In der Nase wird die Luft angewärmt und durch die Schleimhäute angefeuchtet. Durch die feinen Härchen der Nasenschleimhaut werden Staub oder andere kleine Partikel aus der Luft herausgefiltert und abgefangen. Im Rachenraum kreuzen sich die Wege der Atmung und der Speise. Die Luft gelangt über den Kehlkopf

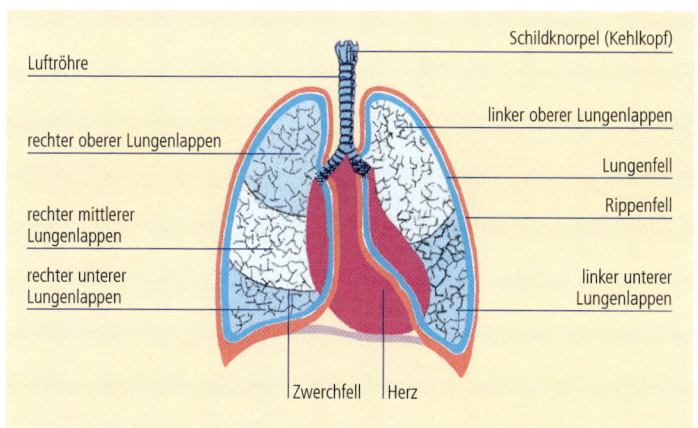

Schildknorpel, Luftröhre und die Organe des Brustraums (Luftröhre, Lungenflügel, Herz). Der rechte Lungenflügel hat drei, der linke nur zwei Lungenlappen, da hier das Herz Platz einnimmt.

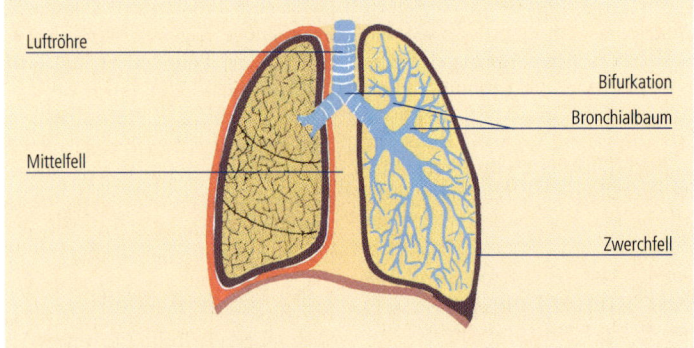

Luftröhre

Bifurkation

Bronchialbaum

Mittelfell

Zwerchfell

Die beiden Lungenflügel. An der rechten Lunge sind die drei Lungenlappen zu erkennen. In der linken, aufge-schnittenen Lunge erkennt man den Bronchialbaum.

(Larynx) in die Luftröhre und weiter in die Lunge. Entweder vergrößert sich der Brustkorb (Brustatmung) oder das Zwerchfell senkt sich (Bauchatmung). Die Luft strömt durch den Unterdruck ein. In der Lunge verzweigt sich die Luftröhre wie ein Baum, an dessen feinsten Ästen sich die Lungenbläschen (Alveolen) befinden. In der Lunge findet die **äußere Atmung**, der **äußere Gasaustausch** statt. Dabei wird von den Kapillaren das aus dem Stoffwechsel der Körperzellen stammende Kohlendioxid (CO_2) abgegeben und abgeatmet. Der mit der Luft eingesaugte Sauerstoff (O) geht von den Kapillaren auf die Oberfläche der Erythrozyten über. Er wird an das Hämoglobin gebunden und so mit dem Blutkreislauf über das Herz an die Körperzellen zur **inneren Atmung**, dem **inneren Gasaustausch** transportiert. Die Kapillaren nehmen das Kohlendioxid aus den Zellen auf, und mit den sich vergrößernden Blutgefäßen gelangt das CO_2 über den Weg durch das Herz in die Lunge. Beim **Ausatmen**, Exspiration, senkt sich der Brustkorb,

die Zwischenrippenmuskulatur und der Zwerchfellmuskel erschlaffen.

2.30 Blutkreislauf

Mit dem Blutkreislauf fließt das Blut von allen Körperzellen zu allen Körperzellen. Mit den meisten Nervenästen ziehen die Arterien und Venen, die die gleichen Namen tragen (z. B. Nervus maxillaris mit Arteria maxillaris und Vena maxillaris). Der Kopf und der obere Teil des Halses erhalten Blut über die Arteria carotis communis, die aus dem Aortenbogen hervorgeht. Sie teilt sich dann in die A. carotis interna und die A. carotis externa. Die A. carotis interna versorgt das Gehirn und die Augenhöhle. Die A. carotis externa verzweigt sich im Gesicht und versorgt den größten Teil des knöchernen Schädels.

2.30.1 Blutgefäße

Blutgefäße bestehen aus mehreren Gewebsschichten. Die Arterien sind dickwandig und durch die Einlagerung von elastischen Fasern elastisch.

Die Arterien können dadurch den größeren Blutdruck aushalten. Venen haben keine elastischen Fasern in der Gewebswand. In den Venen befinden sich Klappen, die verhindern, dass das Blut zurückfließt. Das Blut wird durch Muskeln in der Venenwand (Muskelpumpe) in Richtung Herz gepumpt.

2.30.2 Herz

Der Herzmuskel ist histologisch ein besonderer Muskel. Er besteht aus quergestreifter Muskulatur, die netzartig verflochten ist. Die Tätigkeit des Herzmuskels ist von unserem Willen unabhängig. Das Herz hat sein **eigenes Reizleitungssystem**, den Aschoff-Tawara-Knoten (Atrioventrikularknoten). Dieser gibt Impulse **nur** für die Herztätigkeit. Die Ströme des Reizleitungssystems kann man im Elektrokardiogramm (EKG) messen.

Das ausgewachsene Herz ist etwa faustgroß. Es hat die Form eines Kegels, dessen Spitze nach unten zeigt. Das Herz liegt zu einem Drittel in der linken Hälfte des Brustkorbes. Deshalb sind hier nur zwei Lungenlappen. Die Spitze des Herzens liegt links vom Brustbein. Das Herz liegt nicht senkrecht, sondern schräg nach hinten gerichtet. Das Herz ist ein Hohlkörper, der in der Mitte durch eine Scheidewand (Septum) in zwei Hälften eingeteilt ist. Dadurch kann sich das sauerstoffreiche Blut aus der Lunge nicht mit dem CO_2-reichen Blut aus dem Körper vermischen. Jede Herzhälfte hat einen **Vorhof**, Atrium, und eine **Hauptkammer**, Ventrikel. Vorhof und Kammer sind durch ein **Klappensystem**, die Herzklappen, verbunden. Die Klappen sorgen dafür, dass kein Blut zurück, also in die falsche Richtung fließt. Zwischen dem rechten Vorhof und der rechten Hauptkammer liegt die **dreizipfelige Segelklappe**, Trikuspidalklappe. Den linken Vorhof und die linke Hauptkammer trennt die **zweizipfelige Segelklappe** (Bikuspidalklappe, Mitralklappe). Eine **Taschenklappe** legt am Ausgang der rechten Kammer, zur Lungenarterie (Lungenschlagader) hin, die andere Taschenklappe, die **Aortenklappe**, liegt am Ausgang der linken Hauptkammer in Richtung Körper. Die Herzwand ist dreischichtig. Die innere Schicht ist das **Endokard** (Endo-, innen, wie in Endodontie). Dem Herzmuskel, **Myokard**, liegt die äußere Schicht, das **Epikard** auf. Eine Hülle aus Bindegewebe, der Herzbeutel, **Perikard**, umgibt das Herz.

Der Herzmuskel wird durch zwei **Kranzgefäße** versorgt. Diese Gefäße sind die ersten Abzweigungen der Hauptschlagader, **Aorta**. Dadurch bekommt der Herzmuskel das beste, das sauerstoffreichste Blut.

2.30.3 Blutdruck

Aus der Hauptkammer pumpt der Herzmuskel mit großem Druck, dem Herzschlag, das Blut in den Körper. Der Druck bleibt in den ersten Arterien nach dem Herzen groß, wird dann in den Arterien immer kleiner und ist im Endstromgebiet, also in den Kapillaren, nur noch sehr gering oder kaum vorhanden. Die Anzahl dieser Herzschläge pro Minute nennt man Puls. Durch den Puls werden ungefähr sieben Liter Blut pro Minute aus dem Herzen gepumpt. Der größte Druck herrscht unmittelbar,

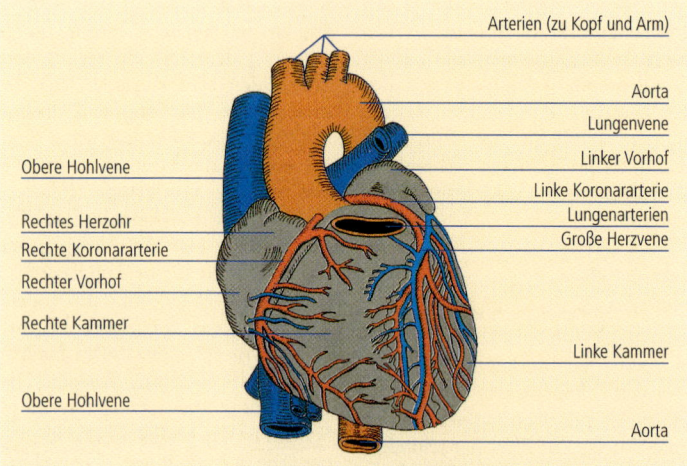

Herz

nachdem sich das Herz in der **Systole** zusammengezogen hat und das Blut dabei ausgepresst wird (systolischer Druck, der obere Wert). Der niedrigste Druck ist in dem Moment vorhanden, in dem der Herzmuskel in Ruhe ist, der **Diastole** (diastolischer Druck, der untere Wert). Diese beiden Werte werden beim Messen des Blutdrucks ermittelt.

2.30.4 Weg des Bluts

Den Weg des Bluts vom Herzen durch den Körper nennt man **großen Kreislauf**, den Weg vom Herzen durch die Lunge und zurück zum Herzen nennt man **kleinen Kreislauf.** Alle Blutgefäße, die vom Herzen wegführen, werden als **Arterien** bezeichnet. Arterien führen im Körperkreislauf **sauerstoffreiches** Blut vom Herzen in den Körper, im Lungenkreislauf **sauerstoffarmes** Blut vom Herzen in die Lunge.

Die Blutgefäße, die zum Herzen hinführen, werden **Venen** genannt. Sie führen im Körperkreislauf **sauerstoffarmes** Blut aus dem Körper zum Herzen und im Lungenkreislauf **sauerstoffreiches** Blut aus der Lunge zum Herzen.

2.30.5 Körperkreislauf

Das sauerstoffreiche Blut aus der Lunge, dem Lungenkreislauf, strömt in dem Moment in den **linken Vorhof** des Herzens in dem der Herzmuskel sich in der Systole entspannt. Vom linken Vorhof strömt das Blut nun durch die zweizipfelige Segelklappe in die linke Hauptkammer. Aus der **linken Kammer** wird das Blut durch die Aortenklappe in den Körper gepumpt. Das Blut gelangt durch die Aorta (die Hauptschlagader) in die **Arterien**. Die Arterien verästeln sich wie ein Baum und werden dabei immer kleiner. Die kleinsten Arterien nennt man **Arteriolen**. Die Arteriolen werden feinste **arterielle Kapillaren** (Haargefäßen). In ihnen strömt das Blut kaum noch. Dieses Gebiet nennt man **Endstromgebiet**. Durch die sehr dünnen Wände der Kapillaren gelangen der Sauerstoff oder die Nahrungsstoffe an und in **jede Zelle** des Körpers und das Kohlendioxid, **innerer Gasaustausch**, und die Abfallprodukte des Stoffwechsels werden aus den Zellen aufgenommen. Die Abgabe von Sauerstoff an die Zelle und die Aufnahme von Kohlendioxid aus der Zelle ins Blut nennt man **inneren Gasaustausch**. Über **venöse Kapillaren** wird das Blut wieder gesammelt, in kleinen und dann größeren **Venen** zusammengeführt, bis es über die **Hohlvene**, die Hauptvene, in den **rechten Vorhof** des Herzens gelangt. Von dem rechten Vorhof fließt das Blut durch die dreizipfelige Segelklappein die **rechte Hauptkammer**.

Die **Pfortader** (Vena portae) ist ein Blutgefäß, das alles venöse Blut aus den Organen der Bauchhöhle, also aus den Venen des Magens, des Darmes, der Bauchspeicheldrüse und der Milz, zur Leber führt.

2.30.6 Lungenkreislauf

Aus der **rechten Hauptkammer** des Herzens wird das **sauerstoffarme**, kohlendioxidreiche Blut durch eine Taschenklappe über eine **Arterie** (die venöses, sauerstoffarmes Blut führt!) in die **Lunge** transportiert. Hier verzweigen und verkleinern sich die Blutgefäße wie in jedem Organ. In den Lungenbläschen, die auch von ganz kleinen Kapillaren umgeben sind, erfolgt der **äußere Gasaustausch**, Kohlendioxid wird abgegeben und Sauerstoff wird aufgenommen. Aus der Lunge gelangt das **sauerstoffreiche** Blut über eine **Vene** in den **linken Vorhof** des Herzens. Der Kreislauf beginnt von vorne.

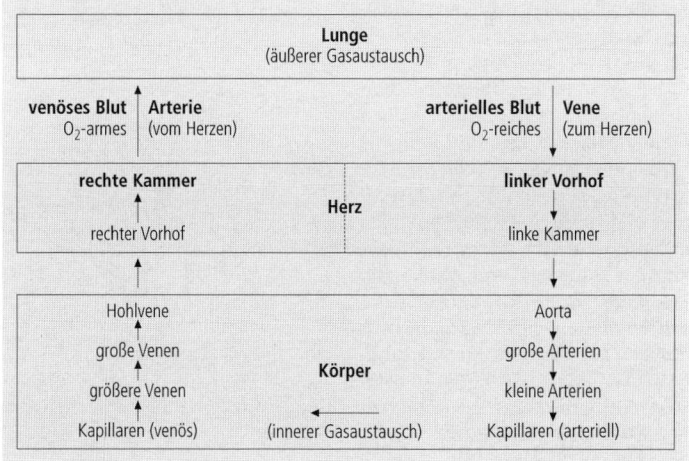

Blutkreislauf

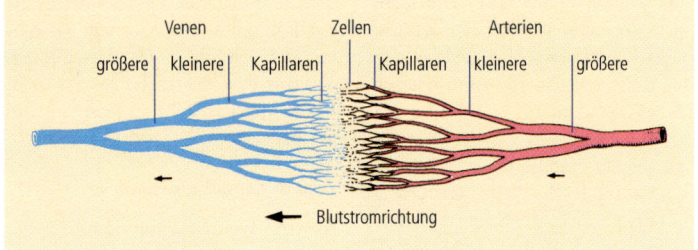

Endstromgebiet

Lunge → linker Vorhof
linke Kammer → Körper

2.31 Blut

Das Blut bezeichnet man auch als flüssiges Gewebe oder als flüssiges Organ. Ein 75 kg schwerer Mensch hat fünf bis sieben Liter Blut, das sind ungefähr acht Prozent des Körpergewichtes. Das Blut besteht aus Flüssigkeit (Blutplasma, 54 %) und festen Bestandteilen (Blutkörperchen, 46 %). Bei den Blutkörperchen unterscheidet man rote Blutkörperchen (Erythrozyten), weiße Blutkörperchen (Leukozyten) und Blutplättchen (Thrombozyten). Das Blut stellt die Verbindung von jeder Zelle des Körpers zu jeder Zelle dar. Es transportiert Nährstoffe und Abfallprodukte und ist weiterhin Träger wichtiger Hormone, Enzyme und Antikörper. Das Blut regelt den Gasaustausch und den Wärmeausgleich. Durch die Leukozyten hat das Blut Abwehrfunktion. Änderung der Zusammensetzung des Blutes führt zur Änderung der Organfunktionen und umgekehrt. Eine Blutleere hat schwere Schäden oder sogar den Exitus (Tod) zur Folge. Bei der Gefahr des Verlustes von Blut durch eine Wunde tritt als Schutzfunktion durch die Blutgerinnung ein Wundverschluss ein. Diese Vielzahl an Aufgaben, die das Blut hat, wird durch verschiedene Gewebselemente gelöst. Jedes dieser Gewebselemente hat eine Spezialfunktion.

2.31.1 Blutplasma

Das Blutplasma enthält Blutserum und Fibrinogen (Gerinnungsfaktor). Das Blutplasma besteht zu 90 Prozent aus Wasser (H_2O) und enthält Stoffe, die zur Ernährung und zum Aufbau

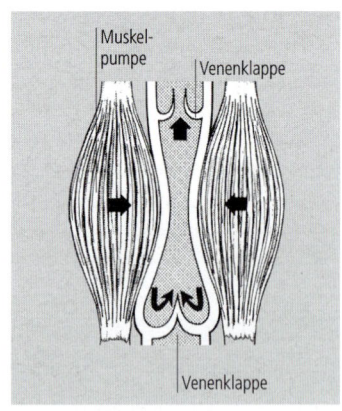

Schema der Venenklappen

gebraucht werden. Das Plasma transportiert die Stoffwechselprodukte zur Leber oder zu den Nieren. Hier werden die Stoffwechselprodukte entgiftet und ausgeschieden.

> **Merke**
>
> Blutplasma (gerinnbar) ohne Fibrinogen ist Blutserum (ungerinnbar).

2.31.2 Rote Blutkörperchen

Die roten Blutkörperchen (Erythrozyten) sind napf- bzw. tellerförmig eingedellt und haben einen Durchmesser von 7,5 μ (sprich my), das sind 7,5/1.000 mm. Erythrozyten sind bis zu drei Monaten lebensfähig. Das Blut eines Mannes enthält etwas mehr rote Blutkörperchen als das einer Frau, männlich ca. 5 Millionen, weiblich ca. 4,5 Millionen pro Kubikmillimeter (mm^3).

Die Erythrozyten bestehen aus einem Gerüst und dem Hämoglobin (Blutfarbstoff). Dieses Hämoglobin nimmt den Sauerstoff auf. Die roten Blutkörperchen haben die Aufgabe, den Sauerstoff und das Kohlendioxid zu transportieren. Die Bildung der roten Blutkörperchen erfolgt im Knochenmark.

2.31.3 Weiße Blutkörperchen

In einem Kubikmillimeter Blut hat der Mensch zwischen 5.000 und 6.000 weiße Blutkörperchen (**Leukozyten**). Die Bildung der weißen Blutkörperchen erfolgt an verschiedenen Stellen im Körper. Die Hauptmasse der Leukozyten wird im Knochenmark gebildet. Granulozyten sind Reifungsstufen der Leukozyten und

werden in neutrophile, basophile und eosinophile unterteilt. Leukozyten, die bei einer Erkrankung durch die Kapillarenwand dringen und Krankheitserreger fressen, nennt man Mikrophagen. Bakterien und Fremdkörper werden durch die großen Monozyten (Makrophagen) »aufgefressen«. Diesen Vorgang bezeichnet man als **Phagozytose**. Die Leukozyten, die im lymphatischen Gewebe gebildet werden (Lymphknoten, Milz, Tonsillen), heißen **Lymphozyten**.

2.31.4 Blutplättchen

Der Mensch hat 200.000 bis 300.000 Blutplättchen (**Thrombozyten**) pro Kubikmillimeter Blut. Die Bildung der Blutplättchen erfolgt im Knochenmark. Die Thrombozyten wirken bei der Blutgerinnung mit. Außerdem bilden die Thrombozyten einen Blutpfropf, indem sie sich an der Stelle einer Gefäßwandverletzung festsetzen.

2.31.5 Blutgerinnung

Durch die Blutgerinnung wird der Austritt von Blut aus den Blutgefäßen (z. B. Wunden) verhindert. Durch Gerinnungsstoffe, Thrombozyten und weitere Faktoren wird mittels komplizierter chemischer Vorgänge die Blutgerinnung ausgelöst. Dabei werden verschiedene Phasen durchlaufen. Die Thrombozyten haben hierbei wichtige Aufgaben. Fehlen Gerinnungsfaktoren, so kann es zu Spontanblutungen kommen. Bei einigen Krankheiten (z. B. Herzinfarkt) wird durch Medikamente (z. B. Marcumar) die Gerinnungsfähigkeit des Blutes herabgesetzt, um die Gefahr einer Thrombusbildung zu vermeiden.

2.31.6 Thrombose, Infarkt

Ein Blutgerinnsel innerhalb des Blutgefäßes nennt man Thrombus. Löst sich ein Teil, so wird er von dem Blutstrom mitgerissen. Er kann sich jetzt in einem kleineren Gefäß als Embolus festsetzen und das Blutgefäß verschließen. Man spricht dann von einer **Thrombose**. Dadurch ist die Blutversorgung hinter dem Verschluss nicht mehr gewährleistet. Wird dieses Gewebe nicht oder ungenügend durch andere Blutgefäße versorgt, wird es beschädigt. Die Versorgung durch andere Blutgefäße nennt man **Kollateralkreislauf**, Nebenkreislauf oder Ersatzkreislauf. Die Unterversorgung kann zum Absterben einer umgrenzten Gewebspartie führen. Tritt solch ein Absterben einer Gewebspartie durch Verschluss oder Druck von außen auf das Herzkranzgefäß auf, so spricht man von einem **Herzinfarkt**. Werden Teile des Gehirns durch die Verstopfung der Gefäße durch einen Thrombus nicht mehr mit Blut versorgt liegt ein **Hirninfarkt**, ein Schlaganfall, vor.

2.31.7 Bluterguss

Bei einem Bluterguss, **Hämatom**, tritt durch äußere Einwirkung oder durch einen Defekt des Blutgefäßes Blut in das Unterhautzellgewebe. Hier wird das Blut langsam aufgelöst und abtransportiert. Dabei kann es sich verfärben. Es entsteht der so genannte »blaue Fleck«.

2.31.8 Blutfarbe

Hellrotes Blut ist arterielles oder sauerstoffreiches Blut. Dunkelrotes Blut ist venöses oder kohlendioxidreiches Blut. An der Blutfarbe kann man erkennen, ob eine Arterie oder eine Vene verletzt ist.

> **Merke**
>
> hell = arteriell

Außerdem pulsiert das Blut aus einer Arterie, während es aus einer Vene gleichmäßig fließt.

2.31.9 Blutkörperchen-Senkungsgeschwindigkeit

Unter Senkungsgeschwindigkeit versteht man die Zeit, in der die Erythrozyten im Reagenzglas absinken und sich auf dem Boden des Reagenzglases abgesetzt haben. Nach der vielfach verwendeten Methode von Westergren beträgt die Blutkörperchen-Senkungsgeschwindigkeit nach einer Stunde bei Frauen 6 bis 10 mm, bei Männern 3 bis 7 mm. Erhöhte Werte der Blutsenkungsgeschwindigkeit deutet auf eine Entzündung im Körper hin.

2.32 Blutgruppen

Jeder Mensch hat eine bestimmte Blutgruppe. Das Blut wird nach verschiedenen Systemen in Blutgruppen eingeteilt. Die bekanntesten sind das AB0-System und das Rhesussystem.

2.32.1 AB0-System

Man unterscheidet in diesem System die Gruppen A, B, AB und 0 (Null). Die Unterscheidung der vier Gruppen beruht darauf, dass die Erythrozyten einen (A oder B) oder zwei bestimmte Stoffe (AB) enthalten, oder keiner der Stoffe vorhanden ist (Null). Im Serum des Menschen sind

Substanzen enthalten, die bei Kontakt mit fremdem Blut gegen den Stoff (A oder B) arbeiten, der nicht im Blut dieses Menschen enthalten ist. Menschen mit Blutgruppe A haben in ihrem Blut den Abwehrstoff Anti-B. Diese Abwehrstoffe gegen fremdes Blut nennt man Antikörper oder Agglutinine, weil sie das fremde Blut verkleben. Die Blutgruppe 0 enthält die Agglutinine Anti-A und Anti-B. Menschen der Blutgruppe AB haben in ihrem Serum keine Antikörper (Agglutinine). Das Wissen um diese Agglutinine ist für Blutübertragungen lebenswichtig.

Blutgruppenverteilung in der Bevölkerung:

Blutgruppe 0:	37,0 %
Blutgruppe A:	42,5 %
Blutgruppe B:	14,0 %
Blutgruppe AB:	6,5 %

2.32.2 Rhesussystem

Neben diesem System gibt es noch andere Blutgruppensysteme. Das Wichtigste ist das **Rhesussystem** (Rhesusfaktor). Hat der Mensch diesen Faktor, dann ist er positiv (Rh+). Fehlt er ihm, dann ist er negativ (Rh–). In Europa ist der Rhesusfaktor bei etwa 86 Prozent der Bevölkerung vorhanden, sie sind Rh+. Das Wissen um den Rhesusfaktor ist bei Bluttransfusionen und Schwangerschaften (wenn das Kind nicht den gleichen Rhesusfaktor hat) wichtig, da bei Zuführung von z. B. Rh– zu Rh+ Blut eine Unverträglichkeit der Transfusion gegen das Blut auftritt.

1. Fachbegriffe

Blutungszeit:	Zeit vom Beginn bis zum Stillstand einer Blutung
Transfusion:	Blutübertragung
Hyperämie:	Blutfülle
Anämie:	Blutmangel (zu wenig Erythrozyten)
Hypoämie:	zu wenig Blut
Zirkulation:	Kreislauf, z. B. des Blutes
Leukämie:	Leukozyten im Blut vermehrt (dadurch im Verhältnis zu wenig rote Blutkörperchen)

2.33 Lymphe

Lymphe ist keine eigene Flüssigkeit, sondern Wasser, das mit verschiedenen Stoffen angereichert ist. Diese Flüssigkeit tritt aus den Kapillaren in die Zellzwischenräume und heißt nun **Gewebsflüssigkeit**. Diese Gewebsflüssigkeit umspült fast jede Zelle. Hierbei werden auch Zellabfallprodukte aufgenommen. Die Gewebsflüssigkeit tritt entweder durch die Wände der Kapillaren in die Venen ein oder sie sammelt sich in den Lymphgefäßen, die dann später in Venen einmünden. In die Lymphgefäße sind lymphatische Organe (Lymphknoten, früher Lymphdrüsen genannt) eingeschaltet. Die lymphatischen Organe bilden und enthalten Lymphozyten, weiße Blutkörperchen. Die **Lymphknoten** dienen als Filter für die Lymphe und haben Abwehrfunktionen. Dies kann man deutlich daran ersehen, dass die Lymphknoten bei entzündlichen Prozessen in ihrem Einzugsgebiet anschwellen.

2.34 Stoffwechsel

Der Stoffwechsel des Körpers umschließt alle Vorgänge, die mit dem

Aufbau und der Erneuerung im Körper zusammenhängen. Hierzu gehören die Veränderung der einzelnen Zellen während ihres Lebens vom Aufbau, dem **Baustoffwechsel**, bis zum Absterben sowie die Aufnahme der **Inhaltsstoffe der Nahrung**, deren Zerlegung und Umwandlung in Energie, dem **Betriebsstoffwechsel**, und die Abgabe von Abfallprodukten und Fremdstoffen. Daraus ergibt sich, dass im Körper ein andauernder Stoffwechsel stattfindet, durch den Zellen gebildet und erhalten werden. Der Transport der Stoffwechselprodukte erfolgt durch den Blutkreislauf.

Nahrungsmittel enthalten Kohlenhydrate, Eiweiße (Proteine) und Fette in verschiedenen Zusammensetzungen. Die **Grundnahrungsstoffe** werden folgendermaßen aufgespalten:
- Kohlenhydrate in Einfachzucker,
- Fette in Fettsäuren und Glycerin,
- Eiweiß in Aminosäuren.

Die vom Körper bei Ruhe und normalen Umweltbedingungen benötigte Energiemenge ist der **Grundumsatz**, die Menge, die die Organe benötigen. Der Grundumsatz ist bei jedem Menschen, je nach Konstitution (Wachstum, Alter, Geschlecht usw.) unterschiedlich. Hat der Körper bei Anstrengungen (z. B. Sport, Arbeit) größeren Energiebedarf bezeichnet man den als **Arbeitsumsatz**. Der **Gesamtumsatz**, den der Körper benötigt, ist die Summe von Grundumsatz und Arbeitsumsatz. Die mit dem Stoffwechsel verbundene Wärmeproduktion wird in Wärmeeinheiten (Joule), früher Kalorien, gemessen.
1 Kalorie (cal) entspricht 4,1868 Joule (J).

1 Kilokalorie (kcal) entspricht 4,1868 Kilojoule (kJ).
Zur Ernährung siehe auch 4.3.3

2.34.1 Enzyme

Die Nahrung wird durch Enzyme (ältere Bezeichnung: Fermente) aufbereitet. Enzyme sind spezielle Eiweiße, die die Nahrung aufspalten. Ein wichtiges Enzym ist die Lipase, die die Fette in Glycerin und Fettsäuren spaltet. Ein Coenzym ist ein Bestandteil des Enzyms, ohne das das Enzym wirkungslos wäre.

2.34.2 Kohlenhydrate

Kohlenhydrate sind Verbindungen von Kohlenstoff, Wasserstoff und Sauerstoff. Die wichtigsten Kohlenhydrate sind Zucker, Stärke und Zellulose (Ballaststoff). Sie dienen als unmittelbare Energiequelle, als Energiereserve, als Stützsubstanz und haben auch andere Funktionen. In pflanzlichen Lebensmitteln (Kartoffeln, Zucker, Obst, Gemüse) sind viele, in Fleisch und Fisch wenige Kohlenhydrate enthalten. Die bedeutendste Störung des Kohlenhydratstoffwechsels ist der Diabetes mellitus (so genannte Zuckerkrankheit).

2.34.3 Eiweiß (Mehrzahl: Eiweiße, Eiweißkörper, Eiweißstoffe)

Die Eiweiße, Proteine, bestehen aus Stickstoff, Kohlenstoff, Wasserstoff, Sauerstoff, Schwefel und Phosphor. Es gibt tierische und pflanzliche Eiweiße. Aufgebaut sind die Eiweiße aus **Aminosäuren**. Als Aminosäuren bezeichnet man 25 organische Säuren. Durch die Kombination dieser Aminosäuren ergeben sich viele Eiweißkörper. Zehn dieser Aminosäuren sind essentiell, d. h. unentbehrlich für die menschliche Ernährung. Tierisches Eiweiß enthält mehr essentielle Aminosäuren als pflanzliches Eiweiß.

2.34.4 Fette

Fette im engeren Sinne sind chemische Verbindungen aus Glyzerin mit gesättigten oder ungesättigten Fettsäuren. Da Fette schwer zu verdauen sind, müssen sie erst von Gallensäuren (aus dem Gallensaft) geteilt werden. Erst dann kann das Enzym **Lipase** die Fette zerlegen, damit dann die Bestandteile im Darm resorbiert werden können. Man unterscheidet tierische und pflanzliche Fette. Fette mit niedrigem Schmelzpunkt werden Öle genannt. Fette dienen als mechanisches Polster und als Wärmepolster.

2.34.5 Vitamine

Vitamine sind Wirkstoffe, die keinen Nahrungswert haben, aber dem Körper in kleinen Mengen immer zugeführt werden müssen, da der Körper sonst Mangelschäden erleidet. Vitamine sind entweder in Wasser oder in Fett (A, D, E, K) löslich.

Wichtige Vitamine sind:
Vitamin A (Retinol)
Vorkommen: Leber, Gemüse, in Karotten als Vorstufe Carotin, Butter, Palmöle.
Nutzen: Infektionsschutz, Stoffwechsel, Schleimhautschutz, im Wachstum wichtig.
Mangel: Sehstörungen, Nachtblindheit, schuppige Haut, Furunkelbildung, Trockenheit der Haut und Schleimhäute.

Vitamin B_1 (Thiamin)
Vorkommen: z. B. Bierhefe, Vollkornbrot, Leber, Niere, Reis.
Nutzen: Nervenfunktion, Fermentbildung.
Mangel: Magen-Darm-Störungen, Kreislaufstörungen, Nervosität, Lähmungen, Muskelschwäche, Müdigkeit.

Vitamin B_2 (Riboflavin)
Vorkommen: z. B. Bierhefe, Leber, Niere, Vollkornbrot, Gemüse, Eigelb.
Nutzen: Wachstum, Stoffwechsel.
Mangel: Scheuheit vor Licht, Hauterkrankungen, Darmstörungen, Wachstumsstörungen, Tränenfluss, aufgesprungene Lippen.

Vitamin B_6 (Pyridoxin)
Vorkommen: z. B. Leber, Niere, Milch, Kartoffeln, Fleisch, Salate.
Nutzen: Stoffwechsel.
Mangel: Haut- und Schleimhauterkrankungen, Nervenstörungen, Krämpfe.

Vitamin B_{12} (Cobalamin)
Vorkommen: z. B. Leber, Niere, Fleisch, Milch, Butter.
Nutzen: wesentlich für rote Blutbildung, unterstützt die Funktion des ZNS.
Mangel: Anämie, Nervenerkrankungen, Müdigkeit, Konzentrationsschwäche.

Vitamin C (Ascorbinsäure)
Vorkommen: z. B. Hagebutten, Kartoffeln, Obst und Gemüse, Milch, Leber.
Nutzen: Stoffwechsel, Infektionsschutz, Blut- und Knochenbildung.
Mangel: Skorbut, Appetitlosigkeit, Müdigkeit, Zahnfleischbluten, Infektionsanfälligkeit.

Vitamin-D-Gruppe (Calciferol)
Vorkommen: z. B. Lebertran, Fisch, Eigelb, Hefe.
Nutzen: Knochenbildung, Phosphor-, Kalziumstoffwechsel.
Mangel: Rachitis, Zahnerkrankungen (Wachstumsstörungen).

Vitamin E (Tocopherol)
Vorkommen: z. B. Weizen, Hafer, Vollkornbrot, Öl, Nüsse, Mais, Soja, Kopfsalat.
Nutzen: Keimdrüsen, Schwangerschaft, Muskelstoffwechsel.
Mangel: Beim Menschen nicht gesichert.

Vitamin H (Biotin)
Vorkommen: z. B. Hefe, Leber, Niere, Milch, Eigelb.
Nutzen: Hautvitamin.
Mangel: feinschuppige Haut, Austrocknen der Haut.

Vitamin K (Phyllochinon)
Vorkommen: z. B. Spinat, Kohl, Tomaten, Leber, Tagesbedarf meist durch die Darmflora gedeckt.
Nutzen: Prothrombinaufbau in der Leber zur Blutgerinnung.
Mangel: gestörte Blutgerinnung.

Panthothensäure
Vorkommen: Hefe, Getreide, Leber, Eigelb, Milch.
Nutzen: Coenzym beim Zellaufbau.

Folsäure
Vorkommen: Blattgemüse, Leber.
Mangel: Blutbildungsstörungen, Haut- und Schleimhautveränderungen.

Avitaminose ist eine Krankheit, die durch das Fehlen von ausreichenden Mengen an Vitaminen im Körper auftritt. Wird dem Körper zu viel Vitamin A und D zugeführt, kann es zur **Hypervitaminose**, einer Stoffwechselstörung, kommen.

2.34.6 Spurenelemente

Dies sind anorganische Wirkstoffe. Vorkommen und Wirkung in geringen Mengen.

2.34.7 Mineralien

Mineralien sind anorganische Stoffe. Natrium (Na), Chlor (Cl) und Kalium (K) wirken mit bei der Regulierung des Wasserhaushalts im Körper. Kalzium (Ca) und Phosphor (P) wird bei der Blutgerinnung, bei der Arbeit der Muskeln und Nerven (hier auch Magnesium, Mg) und als Kalziumphosphat zum Aufbau der Knochen gebraucht. Eisen (Fe) dient dem Aufbau der roten Blutkörperchen.

2.35 Verdauungssystem

Die Verdauung bewirkt die Veränderung der Stoffe durch mechanische und chemische Vorgänge, so dass die Nährstoffe von den Zellen aufgenommen werden können und die Schlackestoffe ausgeschieden werden.

2.35.1 Weg der Nahrung

Auf dem Weg durch den Körper nimmt die Nahrung folgenden Weg:
- Mundhöhle, Rachen, Kehlkopf, Speiseröhre,
- Magen,
- Dünndarm, Zwölffingerdarm, Leerdarm, Krummdarm,
- Dickdarm, Grimmdarm, S-Darm, Mastdarm.

2.35.2 Schluckakt

Die Zerkleinerung der Speise erfolgt durch die Zähne. Nach der mechanischen Zerkleinerung und genügender Einspeichelung (Gleitfähigkeit) wird der Bissen durch die Zunge und die Wangen mit Hilfe des Gaumens geformt und mit dem Schluckakt in den unteren Rachenteil gebracht. Das Ptyalin im Speichel spaltet die aufgenommene Stärke in Maltose (Malzzucker). Der weiche Gaumen hebt sich und schließt so den oberen Rachenraum gegen den hinteren Nasenraum ab. Gleichzeitig schließt sich der Kehldeckel des Kehlkopfes. Jetzt ist der Luftröhreneingang verschlossen und der Speiseröhreneingang geöffnet. Der Bissen rutscht in die ca. 25 cm lange Speiseröhre. Durch die zum Magen hin nacheinander auftretenden Kontraktionen (zusammenziehen) der Muskulatur der Speiseröhre wird die Speise mit Wellenbewegungen (Peristaltik) in den Magen befördert. Beim Erbrechen verändert sich der Muskelrhythmus durch die Nerven. Die Speise wird nun von unten (Magen) nach oben (Mundhöhle) transportiert. Erbrechen ist eine Schutzfunktion, z. B. bei zu viel Alkoholgenuss.

2.35.3 Magen

Im leeren Zustand ist der Magen dreifingerdick und etwa 10 cm lang. In gefülltem Zustand ist die Magengröße sehr variabel. Aufnahmevermögen bis 2 1/2 Liter Speise. Den Magen kann man als sackförmige Auftreibung des Verdauungskanals bezeichnen. Am Mageneingang liegt ein Ringmuskel, der das Zurückdrängen der Speise in die Speiseröhre verhindert. Beim Erbrechen wird dieser Widerstand überwunden. Die Magenwand erfährt durch viele Schleimhautfalten eine Vergrößerung der Magenoberfläche. In die Schleimhaut sind verschiedene Drüsen eingebettet.

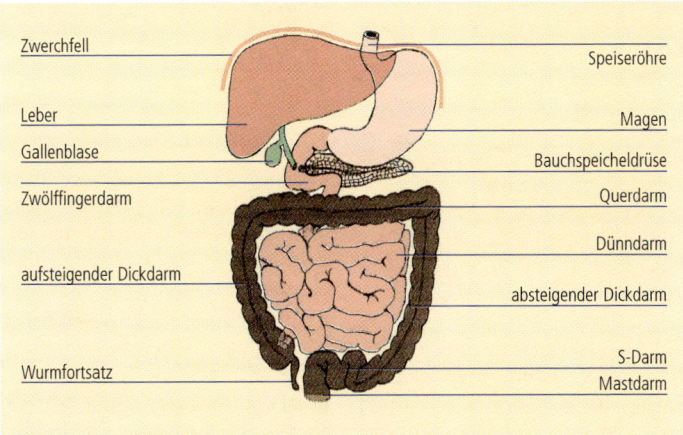

Übersicht über die wichtigsten Organe der Bauchhöhle. Man beachte insbesondere den Verlauf des Dickdarms.

In diesen Drüsen wird Magensaft, Salzsäure und Pepsin produziert. Die Salzsäure (HCl) tötet Krankheitserreger ab. Pepsin ist ein Enzym und wirkt mit der Salzsäure bei der Eiweißspaltung. Eine Schleimschicht schützt die Magenwand gegen Angriffe von Salzsäure und Pepsin.

Der Speisebrei wird so biochemisch zu resorbierbaren Substanzen aufgespalten.

Medikamente, die nicht im Magen aufgelöst werden sollen, erhalten einen magenschleimhautsicheren Überzug und werden dadurch erst in den nachfolgenden Gebieten des Verdauungssystems aufgelöst und resorbiert.

Das Durchkneten der Speise im Magen erfolgt durch wellenförmige Zusammenschnürung der Magenmuskulatur (Peristaltik). Dabei wird der Magensaft der Speise untergemischt. Der **Magensaft** (ca. ein bis zwei Liter pro Tag) besteht aus Wasser, Schleim, Salzen, Salzsäure und Enzymen. Das Enzym Kathepsin dient der Eiweißverdauung, Pepsin spaltet Eiweiß.

Der Magensaft hat folgende Aufgaben:

■ Veränderung des Nahrungseiweißes,
■ Verhinderung der Entwicklung krankmachender Keime,
■ Förderung der Resorption von Nahrungseisen und Kalk.

Der Magenausgang ist durch einen Ringmuskel (Pylorus) verschlossen, der sich von Zeit zu Zeit öffnet und Speisebrei in den Zwölffingerdarm, den ersten Teil des Dünndarms, eindringen lässt.

2.35.4 Dünndarm

Der Dünndarm ist insgesamt ca. 5 m lang und unterteilt sich in **Zwölffingerdarm, Leerdarm und Krummdarm**. Im Dünndarm findet die Verdauung von Eiweißen, Fetten und Kohlenhydraten statt. Alles, was für den Organismus wichtig ist, wird über die Darmzotten, die als Filter wirken, in die Blutbahn abgegeben. Von hier aus gelangt es in die Leber.

2.35.5 Zwölffingerdarm

Aus dem Magen gelangt die Speise durch den Ringmuskel in den Zwölffingerdarm, Duodenum. Er ist so lang, wie zwölf Finger breit sind (etwa 30 cm) und verläuft C-förmig. In den Zwölffingerdarm münden die Ausführungsgänge von Bauchspeicheldrüse (Zufluss von Enzymen) und Galle (Zufluss von Gallensaft). Fette werden in die Bestandteile Glycerin und Fettsäuren gespalten, Kohlenhydrate in Traubenzucker und Eiweiß in Aminosäuren abgebaut. Im Zwölffingerdarm wird die Speise zur Resorptionsfähigkeit weiter aufgesparten, und in den Leerdarm weitergeleitet.

2.35.6 Leerdarm, Krummdarm

Millionen kleiner Zotten vergrößern die Innenfläche vom Leerdarm (**Jejunum**), und Krummdarm (**Ileum**), damit eine große Fläche entsteht, durch die die Resorption der Nahrungsstoffe in kurzer Zeit erfolgen kann.

2.35.7 Dickdarm

Der Dickdarm, Intestinum crassum, gliedert sich in Grimm- und Mastdarm. In den Grimmdarm (**Kolon**) mündet der Dünndarm seitlich. Dadurch ergibt sich ein so genannter blinder Teil (**Blinddarm**), an dem der Wurmfortsatz (**Appendix**) hängt. Eine Klappe am Eingang zum Grimmdarm verhindert den Rückstau vom Dickdarminhalt in den Dünndarm. Aufgabe des Dickdarms ist die Entziehung von H_2O und Stoffen, die der Körper nicht weiterverarbeiten kann, sowie Eindickung der unverdaulichen Stoffe.

2.35.8 S-Darm

Er verbindet, S-förmig gekrümmt, den Grimmdarm (Kolon) mit dem zweiten Teil des Dickdarms, dem Mastdarm.

2.35.9 Mastdarm

Der Mastdarm, **Rektum**, ist ca. 15 bis 20 cm lang. Er wird auch Enddarm genannt und ist das letzte Darmstück. Hier werden noch verwertbare Nahrungsreste und Wasser resorbiert und der Kot eingedickt. Bakterien spalten im Mastdarm Zellulose und bilden Vitamin K, das für das Prothrombin benötigt wird. Am Ende des Analkanals verlässt der Kot (Faeces) durch den After (Anus), einen ringförmigen Schließmuskel, mit dem Stuhlgang den Körper.

2.35.10 Bauchspeicheldrüse

Sie liegt im Oberbauch. Ihr Ausführungsgang mündet in den Zwölffingerdarm. Die Bauchspeicheldrüse liefert als exokrine Drüse (siehe auch 1.3.1) 1 bis 1 1/2 Liter Verdauungsenzyme für den Abbau von Fett (Lipase) und Kohlenhydraten (Amylase). Außerdem bildet der endokrine Teil in den Langerhans'schen Inseln das Hormon Insulin. Durch Fehlsteuerung dieser Hormonbildung kann es zu Diabetes mellitus (Zuckerkrankheit) kommen.

2.35.11 Leber

Die Leber (Hepar) ist die größte Drüse des Körpers und besteht aus mehreren Leberlappen. Die Leber ist die Zentralstation des Stoffwechsels und hat unterschiedliche Aufgaben. Sie produziert **Gallenflüssigkeit** (Gallensaft, Galle) und hat damit **Drüsenfunktion**. Die Gallenflüssigkeit wird teilweise in der Gallenblase gesammelt und teilweise gleich in den Dünndarm abgegeben. Ungefähr 800 bis 1.200 ml Gallenflüssigkeit werden pro Tag gebildet. Die Gallenflüssigkeit dient der Fettspaltung.

Die Leber hat außerdem **Stoffwechselfunktion**. Sie speichert Traubenzucker in Form von Glykogen und gibt ihn bei Bedarf an den Dünndarm ab. Von hier aus gelangt der Traubenzucker in das Blut und dann an die Muskelzellen. In der Leber wird aus Aminosäuren körpereigenes, ganz spezifisches Eiweiß aufgebaut. Außerdem entgiftet die Leber z. B. Alkohol oder Arzneimittel.

Zudem bildet sie (**Blut- und Kreislauffunktion**) Fibrinogen und gibt es an das Blut ab. Das Fibrinogen wird bei der Blutgerinnung benötigt. Die Leber dient auch als Blutreservoir.

2.35.12 Gallenblase

Die Gallenblase ist ein Teil der Leber. In der Gallenblase wird die Gallenflüssigkeit (Galle), die von der Leber produziert wird, gesammelt.

2.35.13 Nieren

Das Sammelbecken wasserlöslicher Stoffe und Gifte für Endprodukte des Eiweißstoffwechsels (Fleisch, Wurst, Eier) sind die Nieren, Harnleiter und Harnblase.

Die Nieren liegen in Höhe der zwölften Rippe rechts und links neben der Wirbelsäule. Die Niere ist ein bohnenförmiges, 10 cm langes Organ, das paarig angelegt ist und durch große Gefäße (Arterien und Venen) versorgt wird. Die Niere teilt man in die äußere Nierenrinde und das innere Nierenmark. In der Niere wird das Blut gefiltert, Stoffwechselprodukte und überflüssiges Wasser entzogen. Die Kapillaren der Nierenarterie verzweigen und verkleinern sich in der Nierenrinde. So können pro Tag ca. 1.500 Liter Blut gefiltert werden. Daraus werden 150 Liter Primärharn entzogen. Im Nierenmark bildet sich dann der Endurin, der über die Harnleiter in die Harnblase gelangt. Ist die Harnblase gefüllt, wird der Urin ausgeschieden.

Nierensteine sind feste Harnbestandteile im Nierenbecken. Gelangen Nierensteine in die Harnröhre, verstopfen sie diese, und es ergeben sich Harnleiterkoliken, fälschlicherweise als Nierenkoliken bezeichnet.

3 Pathologie

3.1 Begriff

Pathologie ist die Lehre von den Krankheiten und den Leiden.

3.2 Krankheit

Krankheit ist die Veränderung des normalen Zustands und normalen Zusammenspiels der Körperfunktionen.

Gesund ist ein Körper, wenn das körperliche, seelische und geistige Zusammenspiel ungestört ist und auch ein soziales Gleichgewicht vorhanden ist (siehe auch 10.1).

Als Krankheitsursachen kommen äußere und innere Ursachen in Betracht. **Äußere Ursachen** sind umweltbedingt. Dazu gehören beispielsweise Infektionen, Unfälle, Vergiftungen oder psychische Belastungen. **Innere Ursachen** können Stoffwechselveränderungen, hormonelle Störungen, Störung der Erbanlagen, Verschleiß wie beim Altersabbau oder vererbte Krankheitsbereitschaft sein. Manchmal wirken auch äußere und innere Ursachen zusammen.

Angeborene Krankheiten sind solche, die bei der Geburt vorhanden sind (Mongulismus, Bluterkrankheit, echte Progenie). **Erworbene** Krankheiten können äußere oder innere Ursachen haben.

Auch die **Krankheitsanfälligkeit** kann unterschiedlich, z. B. geschlechtsspezifisch wie Brustkrebs oder Prostatakrebs, sein. Manche Krankheiten treten überwiegend in der Jugend auf (Masern, Mumps), manche erst zu einem späteren Zeitpunkt (Diabetes, Arteriosklerose).

3.2.1 Symptom

Krankheitssymptome sind Zeichen, an denen man die Krankheit erkennt. Man unterscheidet spezifische Symptome, z. B. Halbseitenlähmung bei Schlaganfall, unspezifische Symptome (Fieber, Blässe), subjektive Symptome (Schmerzen, Schlappheit, Müdigkeit) und objektive Symptome (Fraktur, Prellungen, Quetschungen, Wunden).

3.2.2 Anamnese

Für die Anamnese beschreibt der Patient die Vorgeschichte der akuten Erkrankung und seine Beschwerden (siehe auch 4.2). Nach der Aufnahme aller Befunde stellt der Arzt die Diagnose.

3.2.3 Diagnose

Die Diagnose ist die Bezeichnung der Krankheit. Sie ergibt sich aus der Summe von Symptomen unter Beachtung der Vorgeschichte, der Anamnese, des Krankheitsbilds. Unter differenzierter Diagnose oder Differentialdiagnose versteht man zum einen die aufgegliederte Krankheitsbezeichnung, zum Beispiel bei der Diagnose gingivale Erkrankungen wäre eine mögliche differenzierte Diagnose plaqueinduzierte gingivale Erkrankung. Aber auch die Abgrenzung einer Diagnose gegen andere, ähnliche Krankheitsbilder bezeichnet man als Differenzialdiagnose.

3.2.4 Krankheitsverlauf

Der Verlauf jeder Krankheit wird von der **Virulenz** der Mikroorganismen und der Stärke der Abwehrkräfte bestimmt. Sind die Abwehrkräfte im Körper stark genug und können die Virulenz der Mikroorganismen im Griff halten, besteht die Möglichkeit des chronischen Ablaufes der Erkrankung. Der Patient hat keine Schmerzen.

Akute Krankheiten treten plötzlich auf und heilen nach verhältnismäßig kurzer Zeit aus. **Subakute** Krankheiten sind solche, die weniger stark in Erscheinung treten. **Perakute** Krankheiten haben einen ausgeprägten Verlauf. **Chronische** Krankheiten beginnen einschleichend und ziehen sich über Monate und Jahre hinaus. Chronische Krankheiten nennt man auch Leiden.

3.2.5 Konservative, operative Maßnahmen

Mit Hilfe der Medizin werden Krankheiten entweder konservativ, mit Medikamenten, Heil- und Hilfsmitteln oder operativ behandelt.

3.2.6 Krankheitsende

Die Krankheit endet durch Heilung, Übergang in eine andere Krankheit oder den Tod.

3.2.7 Rekonvaleszenz

Rekonvaleszenz ist die Zeit der Erholung nach der Krankheit bis zum Eintritt des Wohlbefindens.

3.2.8 Rehabilitation

Im Bereich der **Rehabilitation** wird der Mensch, z. B. nach überstandener Krankheit oder einem Unfall, wieder in die Arbeitswelt eingegliedert.

3.2.9 Prognose

Prognose ist die Vorhersage des Krankheitsausganges. Die Prognose hängt davon ab, wie wirksam die Therapie sein kann.

3.2.10 Rezidiv

Rezidiv (wiederkehrend) ist das Wiederauftreten bzw. Wiederaufflackern einer Krankheit nach vorangegangener (scheinbarer) Heilung. Zum Rezidiv neigen Infektionskrankheiten, die keine Immunität hinterlassen, Tumoren und Geschwüre.

3.3 Veränderungen der Körpergewebe

3.3.1 Entzündung

Es gibt **fünf Entzündungszeichen,** wobei nicht alle gleichzeitig auftreten müssen:
1. Rötung (Rubor)
2. Schwellung (Tumor)
3. Wärme (Calor)
4. Schmerz (Dolor)
5. gestörte Funktion (Functio laesa)

Man unterscheidet unspezifische Entzündungen, bei der Erscheinungen und Veränderungen allgemein, also nicht charakteristisch sind, und spezifische Entzündungen. Hierbei rufen die Erreger charakteristische Gewebeveränderungen hervor.

3.3.2 Atrophie

Infolge Alterung oder Überbeanspruchung kommt es zu Abnutzungserscheinungen an einzelnen Organen, Organsystemen oder am ganzen Körper (z. B. Arterienverkalkung, Abbau von Knorpel z. B. bei den Zwischenwirbelscheiben der Wirbelsäule). Als Atrophie bezeichnet man Gewebeschwund oder Rückbildung von Gewebe. Die Atrophie kann durch Unterversorgung der betreffenden Gewebeteile durch Nerven oder Blutgefäße (z. B. bei Querschnittslähmung), durch Funktionsstörung (z. B., wenn ein Muskel nicht mehr benutzt wird) oder sie kann auch durch Altersabbau (Alveolarfortsätze des Ober- und Unterkiefers) auftreten.

3.3.3 Veränderungen des Gewebegefüges

Diese Veränderungen sind meist durch äußere Einflüsse bedingt. Hierzu gehören Prellungen, Quetschungen, Verstauchungen, Verrenkungen.

3.3.4 Knochenbruch

Die allgemein übliche Bezeichnung für einen Knochenbruch ist Fraktur. Knochenbrüche werden durch ein Trauma, aber auch infolge einer Knochenerkrankung oder Ermüdung des Knochens ausgelöst. Sie stellen eine teilweise oder vollständige Durchtrennung des Knochengefüges dar. Bei der **geschlossenen Fraktur** ist die Außenhaut unverletzt, es können keine Mikroorganismen durch eine Wunde in den Körper eintreten. Hat die Fraktur auch zu einer Wunde der Haut geführt, auch wenn kein Knochenteil durch die Haut ausgetreten ist, bezeichnet man das als **offene Fraktur**. Offene Frakturen werden auch als **komplizierte Frakturen** bezeichnet, da der Heilungsprozess durch eintretende Mikroorganismen erschwert sein kann.

3.3.5 Wunde

Wunden sind mit einer Durchtrennung von Körpergewebe verbunden. Sie entstehen durch äußere Gewalt infolge chemischer, physikalischer, thermischer (Hitze, Kälte) und Strahlungseinwirkung. Wunden können oberflächlich sein oder auch in tiefere Bezirke reichen.

3.3.6 Trauma

Ein Trauma ist eine Einwirkung von außen durch Schlag, Stoß, Fall oder Ähnlichem.

3.3.7 Tumoren

Das Charakteristikum der Entartung ist das vorwärts schreitende Wachstum. Dies führt zur Neubildung von Zellen. Die Neubildung bestimmter

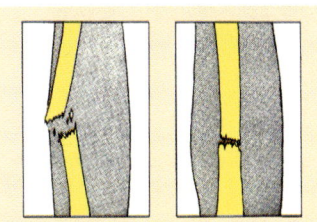

Knochenbrüche
links: offener, komplizierter Bruch
rechts: geschlossener Bruch

Zellen nennt man Tumor oder Geschwulst. Es gibt gutartige und bösartige Tumoren.

Gutartige Tumoren wachsen meistens langsam das umgebende Gewebe verdrängend ohne Bildung von Tochtergeschwulsten und sind in ihrem Wachstum begrenzt. Im histologischen Präparat gleichen die Zellen den gesunden Vergleichszellen. Beispiele sind das Fibrom (Bindegewebe), Lipom (Fettgewebe), Myom (Muskelgewebe), Adenom (Drüsengewebe) und die Epulis, ein Tumor auf dem Zahnfleisch.

Bösartige Tumoren wuchern schnell in die Umgebung (infiltrierendes Wachstum), bilden **Metastasen** (Tochtergeschwulste) und neigen zu Rezidiven. Beispiele sind das Karzinom und das Sarkom.

Karzinom ist ein bösartiger Tumor von Epithelzellen unter Beteiligung von Gefäßbindegewebe. Sarkom ist ein bösartiger Tumor von Muskulatur, Bindegewebe, Knochen und Gefäßen. Zur frühzeitigen Erkennung eines **Mundhöhlenkarzinoms** ist bei jeder Untersuchung, auch beim zahnlosen Patienten, die Schleimhaut genau auf Veränderungen zu überprüfen.

3.3.8 Schwellung, Geschwulst, Geschwür

Eine Schwellung ist durch Vermehrung von Flüssigkeit im Zwischenzellraum gekennzeichnet. Bei der Geschwulst (**Tumor**) handelt es sich um vermehrte, überschüssige Zellneubildung. Das Geschwür (**Ulkus**) ist eitrig und offen und ist durch einen festen Rand gegen das gesunde Gewebe abgegrenzt.

3.3.9 Sklerose

Als Sklerose bezeichnet man die Verhärtung eines Gewebes (z. B. Arteriosklerose).

3.3.10 Probeexzision

Die Entnahme von Gewebe zur histologischen Untersuchung nennt man Probeexzision.

3.4 Schäden der Zähne

Während der Entwicklung der noch nicht durch die Mundschleimhaut durchgebrochenen Zähne können sie durch Stoß, Schlag, Fall oder dergleichen beschädigt werden. Dies kann ein Milchzahn oder auch ein bleibender Zahn sein. Das Ausmaß der Schädigung richtet sich nach der Stärke und dem Zeitpunkt während des Wachstums. Es können Missbildungen, Durchbruchsanomalien, Wurzelabknickungen, Zwillingsbildung und ähnliche Anomalien auftreten. Veränderungen der Zähne können auch durch allgemeine Erkrankungen (Rachitis, Geschlechtskrankheiten) oder Störungen des Kalkstoffwechsels auftreten. Es können sich z. B. weiße Flecken im Schmelz (Hypoplasien) bilden. Die durchgebrochenen Zähne können durch unterschiedlichste Ursachen zu Schaden kommen. Je nach dem Ort der Fraktur unterscheidet man Kronen- und Wurzelfrakturen. Nach dem Verlauf der Frakturlinie ist es eine Schmelz- oder eine Schmelz-Dentin-Fraktur mit oder ohne Eröffnung der Pulpa.

3.4.1 Anomalien

3.4.1.1 Okklusionsanomalien

Beißen die Unterkieferzähne zu weit nach mesial nennt man die Abweichung **Mesialbiss** (Mesialokklusion). Beim **Distalbiss** (Distalokklusion) beißen die Unterkieferzähne zu weit nach distal (siehe 7.2). Beißen die Frontzähne von Oberkiefer und Unterkiefer aufeinander, so spricht man von **Kopfbiss** oder Zangenbiss. Kreuzen sich die Zahnreihen des Oberkiefers und Unterkiefers beim Zusammenbiss im Molarenbereich, so spricht man von seitlichem **Kreuzbiss**. Beim frontalen Kreuzbiss stehen die Zähne des Unterkiefers bei der Okklusion vor denen des Oberkiefers.

Eine **Mittellinienverschiebung** liegt vor, wenn die gedachte Mittellinie zwischen den oberen und unteren mittleren Schneidezähnen nicht mit der Mittellinie des Gesichts übereinstimmt. Auch die Mittellinie der Schneidezähne von Oberkiefer und Unterkiefer kann verschoben sein.

Mordex apertus (siehe 7.2) ist das Fachwort für den **offenen Biss**. Hierbei bleibt auch bei der Okklusion eine Lücke zwischen den Schneidezähnen des Oberkiefers und des Unterkiefers bestehen. Der offene Biss kann auch im Seitenzahnbereich bestehen.

3.4.1.2 Kieferanomalien

Insbesondere im Oberkieferbereich kommt es manchmal zu Kiefermissbildungen. Man unterscheidet folgende Formen: Die **Lippenspalte**, auch Hasenscharte oder Hasenlippe genannt, kann ein- oder beidseitig auftreten; hierbei ist die Oberlippe vertikal, seitlich gespalten. Die **Kieferspalte** liegt zwischen Schneide- und Eckzahn. Die **Gaumenspalte** in der Mitte des harten und weichen Gaumens. Innerhalb dieser drei Formen gibt es eine Vielzahl von Kombinationen. Die bekannteste Kombination ist die beidseitige Lippenkiefergaumenspalte (LKG-Spalte), die auch **Wolfsrachen** genannt wird.

Als **Kieferanomalien** bezeichnet man folgende Kieferfehlbildungen:

Bei der **Prognathie**, der maxillären Prognathie, ist der Oberkiefer zu stark ausgebildet, und die Oberkieferfrontzähne stehen weit vor den Unterkieferfrontzähnen (siehe 7.2).

$$\frac{\rightarrow \quad \text{OK} \big|}{\text{UK} \big|}$$

Eine **echte Progenie**, die mandibuläre Prognathie, liegt vor, wenn die Unterkieferfrontzähne zu weit vor den Oberkieferfrontzähnen stehen, da der Unterkiefer zu stark ausgebildet ist. Auch hier besteht ein frontaler Kreuzbiss.

$$\frac{\text{OK} \big|}{\rightarrow \quad \text{UK} \big|}$$

Ist der Oberkiefer unterentwickelt, oder steht er durch Zahnverlust, Nichtanlage von Zähnen oder krankheitsbedingt hinter dem Unterkiefer, so spricht man von unechter Progenie (Siehe 7.2).

Auch der **Deckbiss**, bei dem die Frontzähne des Oberkiefers die des Unterkiefers bedecken ist eine Kieferanomalie, da hierbei auch der Oberkiefer überentwickelt ist.

Okklusionsanomalien und Kieferanomalien werden durch kieferorthopädische Behandlungen beseitigt oder gebessert.

3.4.1.3 Weitere Anomalien

Hyperdontie:	Es sind zu viele Zähne angelegt.
Mesiodens:	Ein zusätzlicher Schneidezahn ist angelegt.
Hypodontie:	Ein Zahn ist nicht angelegt.
Anodontie:	Alle Zähne sind nicht angelegt.
Hypoplasie:	Fehlerhafte Bildung von Schmelz oder Dentin
Persistierender-Milchzahn:	Der Milchzahn verbleibt über seine normale Zeit im Kiefer, bedingt durch einen fehlenden oder falschen Durchbruch des bleibenden Zahns.

3.5 Trauma

3.5.1 Akutes Trauma

Bei einem einmaligen Trauma kann es zur Veränderungen der Zahnstellung in der Alveole, zu einem Nervenabriss an der Wurzelspitze oder zur Zahnfraktur kommen. Bei den Zahnfrakturen unterscheidet man Kronen- oder Wurzelfraktur. Die Fraktur kann eine Schräg-, Längsoder Querfraktur sein oder auch eine Kombination dieser Möglichkeiten.

3.5.2 Chronisches Trauma

Ein chronisches Trauma ist ein über lange Zeit andauernder Prozess, der zur Schädigung führt. Es kann durch verstärktes Abkauen, Abschleifen bei übertriebener Zahnpflege, Gewohnheiten (Festhalten von Pfeife, Zigarettenspitzen, Nähnadeln, Nägeln mit den Zähnen) oder in manchen Berufen (Chemikalien, Bäckerkaries) entstehen. Ein chronisches Trauma wäre auch eine Kieferfehlstellung wie der offene Biss, der durch Daumenlutschen hervorgerufen wurde.

3.6 Kiefergelenkserkrankung

Die **Gnathologie** befasst sich mit dem Zusammenspiel der Zähne, des Kiefergelenks, der Muskeln und Bänder im stomatognathen System (Kauorgan). Mit individuell geformten Schienen (z. B. Miniplastschiene) wird versucht die Fehlbelastungen durch Knirschen oder Pressen der Zähne, Fehlfunktionen im muskulären Bereich (**Myoartropathie**) oder Veränderungen im Gelenk zu bessern oder wieder in den physiologischen Ablauf zurück zu führen. Ist das gelungen wird die Therapie durch Einschleifen des Gebisses, Veränderung des alten oder Eingliederung eines neuen Zahnersatzes stabilisiert. Schwere Formen der Erkrankungen können auch mit operativen Maßnahmen behandelt werden.

3.7 Zahnstein

Der Zahnstein entsteht hauptsächlich durch Plaque, die nicht entfernt wurde und mineralisiert. Dabei sind Kalksalze aus dem Speichel beteiligt. Der gelb-braune Zahnstein liegt hauptsächlich oberhalb der Gingivagrenze (supragingival).

3.8 Konkremente

In den vertieften Taschen zwischen Zahn und Zahnfleisch liegen subgingival die durch Blutfarbstoff verfärbten braun-rot-schwarzen Konkremente, die härter sind als Zahnstein.

3.9 Plaque

Diese fest am Zahn haftenden Zahnbeläge treten an Schmelzoberflächen der Milchzähne und Permanentes auf und sind schwer zu entfernen. An der Bildung der Plaque sind Mikroorganismen, Epithelzellen, Muzin, Speisereste und Zucker beteiligt. Greift die Plaque den Schmelz an, ist das der Beginn einer Karies. Verkalkt die Plaque, so wird daraus Zahnstein.

Weitere Beläge entstehen durch Rauchen, häufiges Trinken von Tee oder Kaffee und chemische Einflüsse.

Die weißlich gelblichen Ablagerungen, die nicht fest am Zahn haften und abzuspülen sind, bezeichnet man als **Materia alba**.

3.10 Karies

Die Ätiologie der Karies, das heißt die Ursache der Entstehung, war lange unbekannt. 1889 entwickelte Miller die Theorie, dass die Karies ein »chemisch-parasitärer Prozess« ist. Dann sprach man von einer »Multikausalen Krankheit«. Man erklärt sich hierbei die Kariesentstehung dadurch, dass durch Säuren eine Entmineralisierung des Schmelzes entsteht und ein Abbau des Schmelzes durch Einschmelzung von Gewebeeiweiß unter Einwirkung von Bakterien erfolgt. Sicher war, dass durch das Vorhandensein von Zahnbelägen, der **Plaque**, die Karies leichter entstehen kann.

Heute geht man davon aus, dass Karies durch **Demineralisation** der **Zahnhartsubstanzen** entsteht. Die Demineralisation erfolgt durch **Säuren**, die von **Bakterien** gebildet werden.

Besonders die Mikroorganismen Streptococcus mutans und Laktobazillen sind dafür verantwortlich.

Vier Faktoren spielen bei der Kariesentstehung eine Rolle:
- Zahn,
- Nahrung (Substrat),
- Mikroorganismen (Bakterien),
- Zeit.

3.10.1 Lokalisation der Karies

Die Karies tritt meistens da auf, wo sich die Plaque gut ansetzen kann. Dazu zählen Furchen (Fissuren) und Grübchen, die Approximalflächen, das Foramen caecum (blindes Loch, an den Oberkieferschneidezähnen palatinal gelegen), der Zahnhals oberhalb der Schmelzgrenze, Nischen bei Zahnfehlstellungen wie Eng- und Staffelstand, abstehende Kronen- und Füllungsränder, Prothesenklammern oder andere schlecht zu reinigende Bereiche. Alle die Karies begünstigenden Stellen nennt man **Prädilektionsstellen**.

Die Kariesentstehung wird auch begünstigt durch:
- Ernährung: Zucker, Süßigkeiten, Mehl.
- Beruf: Bäcker, Chemiearbeiter.
- Zivilisation: Eskimos z. B., die heute Kohlenhydrate zu sich nehmen, früher nur Fett und Fleisch, haben nun Karies.
- Hormonelle Einflüsse: Frauen haben mehr Karies als Männer.
- Innere Krankheiten: z. B. Diabetes mellitus.
- Zahnstruktur: Widerstandsfähigkeit, Verkalkungsstörungen.
- Vitaminmangel: Vitamin D, Vitamin K.
- Speichelverhältnisse: Bei klebrigem Speichel haftet die Plaque mehr am Zahn, wässriger Speichel unterstützt den Reinigungseffekt.

- Vererbung: Nur die Kariesdisposition, nicht die Karies selbst ist vererbbar.
- Mangelhafte Reinigung.

Statistisch tritt die Karies am weitaus häufigsten am ersten Molar auf. Dann folgen der 2 Molar, die Oberkieferprämolaren, die Oberkieferschneidezähne, der 2 Prämolar im Unterkiefer, die dritten Molaren und die Oberkiefereckzähne. Am Schluss liegen der 1 Prämolar im Unterkiefer und die Unterkiefereckzähne. Am widerstandsfähigsten sind die unteren Schneidezähne. Die Zähne des Oberkiefers werden häufiger als die Zähne des Unterkiefers von Karies befallen.

3.10.2 Stadien der Karies

Die Karies hat **vier Stadien**:
- Initialkaries,
- Schmelzkaries,
- Dentinkaries,
- Tiefe Karies.

Wenn die Bakterien auf dem Zahn genügend Zeit haben, baut ihr Stoffwechsel die Nahrung ab und es entstehen Säuren, die die erste Entkalkung des Zahnes, die **Initialkaries** oder den weißen Fleck, **White spot**, hervorrufen. Es zeigen sich bald erweichte Stellen, die mit der Sonde tastbar oder auch mit bloßem Auge gut sichtbar sind. Je nach Größe sind diese Stellen bräunlich verfärbt. Es hat sich eine **Schmelzkaries, Caries superficialis**, gebildet. Breitet sich die Karies weiter in das Dentin hinein aus, so nennt man sie **Caries media, Dentinkaries**. Bei der **Caries profunda** (Cp), **tiefe Karies**, ist die Karies tief durch das Dentin bis an die Wand zur Pulpa vorgedrungen. Nur noch eine dünne Schicht Dentin trennt die Karies von der Pulpa.

Ist die Karies nicht vollständig entfernt worden, bildet sie sich als **Kariesrezidiv** weiter.

Entsteht an Füllungs- oder Kronenrändern wieder eine Karies, so wird diese als **Sekundärkaries** bezeichnet.

Eine Sonderform der Karies ist die **Caries sicca**, die trockene Karies, die sehr selten anzutreffen ist, hart und braun ist und in der Literatur als Form einer Selbstheilung der Karies bezeichnet wird (**Kariestherapie** siehe Kapitel 4).

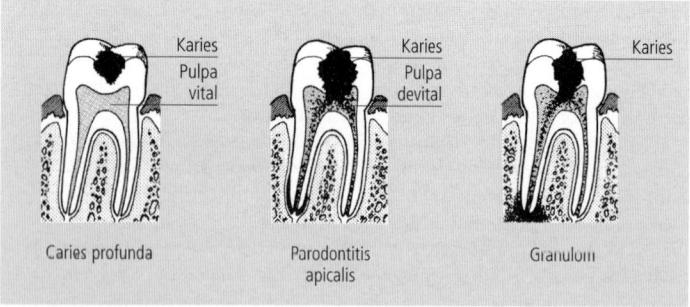

Caries profunda   Parodontitis apicalis   Granulom

Kariesfolgezustände

3.10.3 Folgezustände der Karies

Die Karies dringt durch den Schmelz in das Dentin ein und gelangt so in die Nähe der Pulpa (Caries profunda, Cp, tiefe Karies). Dadurch kann eine Pulpenirritation hervorgerufen werden. In der Pulpa fließt vermehrt Blut, es entsteht im **histologischen** Bild eine **Hyperämie** der Pulpa. Folgt nun eine Entzündung, dann dringt Serum aus den Blutgefäßen in das Pulpenkavum. Diese Stufe ist histologisch die **Pulpitis serosa** (wässrig). Dringt der entzündliche Prozess weiter, zerfällt die Pulpa. Aus der serösen Pulpitis wird eine eitrige (siehe auch 3.11.2), eine **Pulpitis purulenta**.

Therapeutisch orientiert, das heißt nach den Behandlungsmöglichkeiten eingestuft, unterscheidet man (zitiert nach Prof. Guldener)

- gesunde Pulpa
- reversible Pulpitis
- irreversible Pulpitis
- Nekrose.

Die gesunde Pulpa bedarf keiner Behandlung.

Bei der **reversiblen Pulpitis** lässt sich die Entzündung durch eine Behandlung zurückdrängen, die Pulpitis wird geheilt.

Ist der Schaden an der Pulpa so groß, dass die Pulpa auf Behandlungsmaßnahmen nicht mehr anspricht, liegt eine **irreversible Pulpitis** vor.

Es folgt das Absterben des Pulpengewebes, die **Nekrose**.

Eine weitere Einteilung richtet sich nach dem Ursprung der Läsion. Eine Läsion ist eine Schädigung, Verletzung oder Störung einer anatomischen Struktur oder Funktion von Außen. Je nach dem Bezirk von dem aus die Schädigung auftritt, teilt man die **Läsionen endodontischen Ursprungs** ein in

- **apikale** Läsion,
- **laterale** Läsion,
- Läsion in der **Furkation**.

Eine Veränderung an der Wurzelspitze mit der röntgenologischen Diagnose apikale Aufhellung (siehe 8.3.2) wäre eine Läsion endodontischen Ursprungs im apikalen Bereich.

Wie bei jeder Entzündung (siehe auch 3.3.1) schwillt auch das Pulpagewebe bei einer Entzündung an. Es ist aber im Hartgewebe des Zahnes eingeschlossen und kann sich nicht ausbreiten. Es entsteht Druck, nicht nur auf die Wand der Pulpa, sondern auch auf den Nerven in der Pulpa. Dadurch erklärt sich der starke Zahnschmerz bei einer Entzündung der Pulpa.

Ist die Pulpa ganz zerfallen, liegt eine **infizierte Nekrose** vor. Geraten die Toxine der Bakterien über den Apex (Wurzelspitze) hinaus, breitet sich die Entzündung über die Wurzelhaut in den Knochen aus, so spricht man von einer **apikalen Läsion**. Wandert die Entzündung weiter durch den Knochen und gelangt zur Knochenhaut (Periost) und hebt diese vom Kochen ab, so kommt es zur überaus schmerzhaften **Periostitis**. Ist die Waage zwischen der Entzündung und den Abwehrkräften des Körpers im Gleichgewicht, kann aus der akuten Entzündung ein chronischer Prozess werden. Röntgenologisch ist eine Verbreiterung des Parodontalspalts zu erkennen. Übersteigt die **Virulenz** (Giftigkeit) der Bakterien die Stärke der Abwehrkräfte, so geht ein chronischer Prozess in ein akutes Stadium über. Deshalb kann sich, letztlich als Folge der Karies, ein **Abszess** (siehe auch 3.11.3) und dadurch auch eine **Parulis** (siehe 3.11.3) bilden. Der Körper bildet als Abwehrreaktion kleine Gewebekörnchen (Granulat), das **Granulationsgewebe**. Es entsteht ein **Granulom**, das im Röntgenfilm als nicht scharf begrenzte Aufhellung (siehe auch 8.3.2) an der Wurzelspitze zu erkennen ist. Ein Granulom kann eine Dauerquelle für Entzündungen im gesamten Körper sein (z. B. Herzkrankheiten, Rheuma). Ist dies der Fall, so spricht man von Herdgeschehen (Fokalinfektion), weil sich durch das Granulom als primärer oder erster Herd ein zweiter Entzündungsherd im Körper entwickelt.

3.11 Pathologische Prozesse

3.11.1 Sepsis

Wird im Körper Eiter gebildet und die Abwehrstoffe des Körpers sind nicht mehr in der Lage die Krankheitserreger zu bekämpfen, kommt es zur Blutinfektion oder Blutvergiftung.

3.11.2 Eiter

Eiter (Pus) besteht aus lebenden, virulenten Keimen, aus Leukozyten, die Bakterien »gefressen« haben und nun zerfallen, aus unschädlich gemachten Fremdkörpern sowie etwas Flüssigkeit (Serum). Frischer Eiter ist geruchlos und fest. Der Geruch des Eiters entsteht erst durch Fäulnisprozesse (z. B. eine stark riechende infizierte Nekrose, früher Gangrän genannt.

3.11.3 Abszess

Ein Abszess (siehe auch 5.10.2) ist eine Eiteransammlung im Gewebe, bei der der Eiter abgekapselt wird. Man unterscheidet hauptsächlich den subperiostalen, den submukösen, den palatinalen und den perimandibulären Abszess. Beim **subperiostalen** Abszess breitet sich der Eiter im Knochen aus, erreicht die Knochenhaut und hebt sie vom Knochen ab. Der Abszess liegt zwischen Knochen und Periost. Beim **submukösen** Abszess

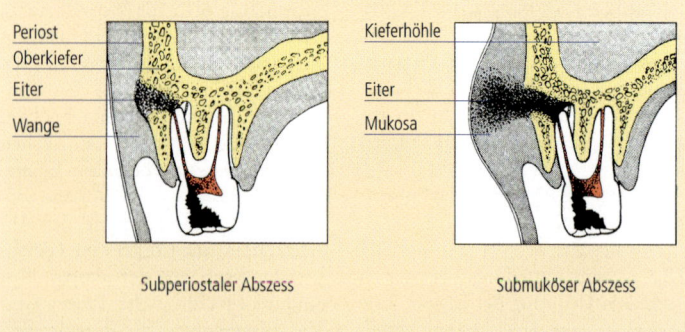

Periost
Oberkiefer
Eiter
Wange

Kieferhöhle

Eiter
Mukosa

Subperiostaler Abszess

Submuköser Abszess

Abszesse

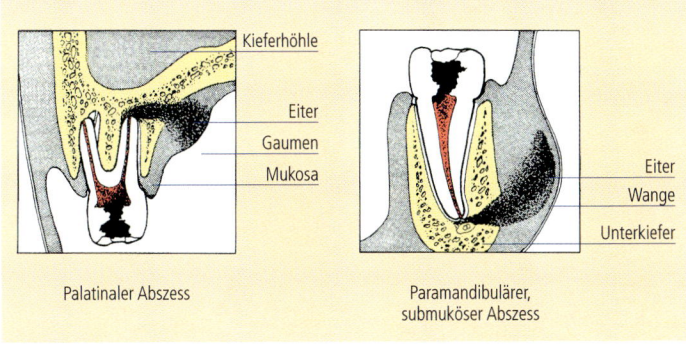

Kieferhöhle
Eiter
Gaumen
Mukosa
Eiter
Wange
Unterkiefer

Palatinaler Abszess

Paramandibulärer,
submuköser Abszess

Abszesse

hat der Eiter das Periost durchbrochen und sich in den Weichteilen ausgebreitet. Dadurch kann sich eine **Parulis** (dicke Backe) ergeben. Beim Durchbruch des Eiters vom Knochen zum Gaumen hin entsteht der **palatinale** Abszess.

Der **perimandibuläre** Abszess liegt im Bereich des Unterkieferkörpers (peri = um, herum). Befindet sich der Abszess neben (para) dem Unterkiefer, so spricht man vom **paramandibulären** Abszess. Weiter besteht die Möglichkeit, dass der Eiter im Sinne eines **subkutanen** Abszesses zur Außenhaut hin wandert. Bricht der Eiter durch die Haut oder Schleimhaut nach außen durch, so spricht man von **Perforation**. Ein Abszess kann auch einen Ausgang durch die Weichteile bilden. Diesen röhrenförmigen Gang nennt man **Fistel**, und die Öffnung nach außen, d. h. an die Schleimhaut der Mundhöhle oder die Außenhaut, nennt man **Fistelmaul**. Nach der erfolgreichen Behandlung des Abszesses bildet sich die Fistel zurück. Wird der Abszess vom Arzt durch einen Schnitt, eine **Inzision** eröffnet, so kann der Eiter abgesaugt werden oder fließt selbst ab.

3.11.4 Zyste

Zysten sind Hohlräume, die von einer selbstständigen Wand (Zystenbalg) umgeben sind und mit flüssigem oder breiigem Inhalt gefüllt sind. Die differenzierte Diagnose (Differenzialdiagnose) richtet sich nach dem Ursprung der Zystenbildung. Die **radikuläre** Zyste geht von der Wurzelspitze aus, die **parodontale** Zyste entsteht meist hinter dem Weisheitszahn, die **follikuläre** Zyste geht vom Zahnkeim aus. Zur Heilung ist es nötig, den gesamten Zystenbalg der Zyste zu entfernen (siehe auch 5.10.5).

3.11.5 Phlegmone

Eine Phlegmone wird durch besondere Bakterien ausgelöst und ist eine flächenhaft fortschreitende, eitrige Entzündung. Die Mundbodenphlegmone muss stationär behandelt werden.

3.11.6 Kieferhöhlenempyem

Beim Empyem ist eine Körperhöhle mit Eiter gefüllt. In diesem Fall die Kieferhöhle.

3.11.7 Osteomyelitis

Eine Ostitis (Knochenentzündung) hat sich im Knochen weit ausgebreitet und das Knochenmark stark angegriffen.

3.11.8 Sequester

Als Folge der Osteomyelitis können Knochenteile absterben. Langsam wird der Knochenteil nach außen geschoben, man spricht von einem Sequester.

3.11.9 Dentitio difficilis

Dent. diff. heißt erschwerter Zahndurchbruch. Er betrifft alle Zähne, meist jedoch die Weisheitszähne im Unterkiefer.

3.11.10 Dekubitus

Eine Druckstelle, ein Dekubitus, ist ein kleines Geschwür, das z. B. in der Eingewöhnungsphase bei neuem Zahnersatz oder bei nicht mehr funktionsfähigem Zahnersatz auftreten kann. Nachdem der Reiz behoben ist, heilt die Schleimhaut wieder.

3.11.11 Aphthen

Aphthen können als Begleiterscheinungen anderer Erkrankungen, aber auch durch Nahrungsaufnahme (gespritztes Obst, Trauben) oder unsauberes Essbesteck entstehen. In leichten Fällen verschwinden sie ohne Behandlung, sonst werden Salben aufgetragen, die auch die Schmerzen lindern.

3.11.12 Epulis

Alle Erkrankungen dieser Gruppe sind gutartige Tumoren, die auf der Gingiva sind. Sie sind Zellneubildungen des Parodonts (siehe auch 4.26.1).

4 Konservierende Zahnheilkunde

In diesem Kapitel finden Sie Inhalte aus:

► Lernfeld 4: Kariesentstehung, Kariesverlauf, Füllungsalternativen

► Lernfeld 5: Arten der Schmerzausschaltung, Pulpitiden, apikale Parodontitis

► Lernfeld 11: Prophylaxemaßnahmen

4.1 Begriff

Das Wort **konservieren** kommt von dem lateinischen Wort »conservare« und bedeutet *erhalten*. Es gibt verschiedene Bereiche der Zahnerhaltungskunde, die der Karies (Kariesentstehung siehe Pathologie 3.10) vorbeugen oder zur Kariestherapie (siehe auch 3.10) gehören. Dazu zählen im Einzelnen:

■ Präventive Maßnahmen,
■ Behandlung der vitalen Pulpa,
■ Endodontie,
■ Füllungstherapie,
■ Kronen.

4.2 Behandlungsablauf

Die Behandlung eines Kranken läuft in festen, vorgeschriebenen Schritten ab, die rechtlich als **Behandlungsvertrag** von Bedeutung sind.

Für die **Anamnese** beschreibt der Patient die Vorgeschichte der akuten Erkrankung und gibt Zusatzinformationen über seinen Gesundheitszustand. Zur **allgemeinen Anamnese** ist ein **Anamnesebogen** hilfreich. Entweder wird dem Patienten ein konfektioniertes oder ein individuelles Formblatt zum Ausfüllen vorgelegt. Das entbindet den Arzt aber nicht von individuellen Fragen zur Anamnese. Der Anamnesebogen muss regelmäßig aktualisiert werden.

In der anschließenden speziellen Anamnese stellt der Arzt Fragen zu den akuten Bewerden. Nach der Aufnahme des klinischen **Befunds**, Vitalitäts- Sensibilitätsprüfungen, Prüfung durch Perkussion, wenn notwendig auch eines Röntgenbefunds oder von Modellbefunden stellt der Arzt die **Diagnose**. Der Patient wird über sein Krankheitsbild aufgeklärt. Bei der **Therapieaufklärung** muss der Arzt den Patienten über die Möglichkeiten der Behandlung aufklären, wobei auch mögliche andere Behandlungsmöglichkeiten (**Alternativen**) vorgeschlagen werden müssen. Gleichzeitig muss der Arzt auf Risiken eingehen, die die Behandlung betreffen (**Risikoaufklärung**) und auf Risiken aufmerksam machen, die eintreten können, wenn der Patient keine Behandlung wünscht oder der Arzt die Behandlung nicht durchführen kann oder will und den Patienten deshalb an einen anderen Arzt überweisen will (**Unterlassungsaufklärung**). Der Patient wird über die Kosten informiert. Das Verhalten des Patienten nach der Behandlung ist für die **Sicherung** des Behandlungserfolgs wichtig und muss erklärt werden. Willigt der Patient nach der Erläuterung von Therapievorschlägen in eine **Therapie** ein, beginnt die Behandlung.

Wird nur der Bereich untersucht, bei dem die akuten Beschwerden aufgetreten sind, ist das eine **symptombezogene Untersuchung**.

Zum **Grundinstrumentarium** zählen alle Instrumente und Materialien, die in einer Praxis gebraucht werden; diese nennt man auch **Arbeitsmittel**. Das Grundinstrumentarium eines Untersuchungsbestecks z. B. besteht aus Mundspiegel, Zahnsonde und Zahnpinzette.

Mundspiegel gibt es in verschiedenen Größen. Die Spiegel werden auf die Griffe geschraubt. Sind Spiegel beschädigt, können sie ausgewechselt werden. Die Industrie bietet auch Einmalspiegel an.

Zahnsonden haben verschieden gekrümmte Spitzen, um versteckt liegende kariöse Defekte zu erreichen. Gerade Sonde, gebogene Sonde (rund und in verschiedenen Winkeln abgebogen), Häkchensonde, Kuhhornsonde. Sonden gibt es auch doppelendig.

Zahnärztliche **Pinzetten** gibt es in verschiedenen Formen. Neben den Zahnpinzetten, die auch Colleg-Pinzetten genannt werden, benutzt man in der Zahnheilkunde noch die anatomische und die chirurgische Pinzette.

Instrumente, die immer für einen bestimmten Behandlungsablauf gebraucht werden, können schon beim Einordnen zusammengestellt werden und auf ein Tablett gelegt oder in einem Kasten aufbewahrt werden. Dieses **Traysystem** erleichtert die Arbeit.

4.3 Prophylaxe

Unter Prophylaxe versteht man alle Möglichkeiten einer Krankheit vorzubeugen. Vor Karies kann man sich durch unterschiedliche präventive (vorbeugende) Maßnahmen schützen. Die zahnärztliche Prophylaxe kann man in vier Bereiche einteilen:

- Ernährung,
- Mundhygiene,
- Fluoridierung,
- Zahnmedizinische Maßnahmen.

4.3.1 Regelmäßiger Zahnarztbesuch

Nur regelmäßige Kontrolle des stomatognathen Systems gewährleistet das frühzeitige Erkennen von Krankheiten im Bereich der Zahn- Mund- und Kieferheilkunde. Auch Anzeichen anderer Erkrankungen kann man in der Mundhöhle erkennen.

4.3.2 Individual- und Gruppenprophylaxe

In der Individualprophylaxe wird jeder Patient einzeln über spezielle Möglichkeiten der Prophylaxe für seine Mundhöhle aufgeklärt. Durch die Unterweisung in der Prophylaxe und die Kontrolle auf richtige Durchführung wird die Zahngesundheit des Patienten gezielt verbessert.

In der Gruppenprophylaxe werden z. B. Kindergartengruppen oder Schulklassen auf die Notwendigkeit und die Möglichkeiten der zahnmedizinischen Prophylaxe hingewiesen.

4.3.3 Ernährungslenkung

Eine ausgewogene Ernährung beinhaltet ausreichende Aufnahme von Wasser, Ballaststoffen, Vitaminen, Spurenelementen und Mineralien. Süße und kohlenhydrathaltige Zwischenmahlzeiten sollen eingeschränkt werden. Nach dem Verzehr von Süßigkeiten müssen ausreichend lange zuckerfreie Intervalle folgen. Zurückhaltung ist auch angebracht bei Lebensmitteln, deren Zuckeranteil nicht gleich zu erkennen ist, wie bei Chips oder Ketchup. Die Nahrung soll zum Kauen anregen. Kariogene (kariesfördernd) klebrige Nahrungsmittel sollen vermieden werden. Der Fruchtzucker (Fruktose) im Obst ist wenig kariogen, deshalb ist Obst auch als Zwischenmalzeit gut geeignet. Statt Sacharose (Rüben- oder Rohrzucker) auf Nahrungsmittel mit Zuckeraustauschstoffen (Sorbit oder Xylit) ausweichen, aber beachten, dass sie auch Abführmittel sind. Sacharin und Cyclamat sind künstlich hergestellte Zuckerersatzstoffe ohne kariogene Eigenschaften, aber auch ohne Nährwert. Kartoffeln und Brot mit ihren hochmolekularen Kohlenhydraten sind für eine vollwertige Ernährung empfehlenswert. Ballaststoffe findet man als Zellulose in Obst, Gemüse oder Kartoffeln. Diese Stoffe kann der Körper nicht verwerten, sie sind aber für die Funktion des Darms wichtig.

Wird die Nahrung über den Magen-Darm-Trakt aufgenommen und nach deren Aufspaltung (Stoffwechsel siehe 2.34) im Darm resorbiert (aufgenommen) und mit dem Blutkreislauf an die Zellen transportiert, ist das die **systemische** Wirkung. Bei der lokalen direkten Wirkung wirkt die Nahrung durch ihre Konsistenz (fest, weich, flüssig), durch Temperatur oder durch Säuren auf die Mundhöhle und die Zähne ein. Beispiel für die indirekte lokale Wirkung ist der Einfluss der Nahrung auf die Mikroorganismen und dadurch die Bildung der Plaque (Siehe auch 3.9).

4.3.4 Mundhygiene

Maßnahmen zur Mundhygiene müssen regelmäßig, möglichst nach jeder Mahlzeit, durchgeführt werden. Nach dem letzten Zähneputzen sollte man keine Nahrung mehr zu sich nehmen und nur noch Mineralwasser trinken. Zahnbürsten mit vielen Büscheln (multi tufted), glattem Borstenfeld, mittelharten und abgerundeten Kunststoffborsten, kurzem patientengerechten Griff für Kinder und Erwachsene, sowie Zahnhölzer (Zahnstocher), Zwischenraumbürsten (Interdentalbürsten), Zahnseide oder Mundduschen sind einige Hilfsmittel zur Mundhygiene.

Es ist immer zu beachten, dass Karies nur entstehen kann, wenn die Mikroorganismen genug Substrat, Nahrung, finden und Zeit haben, die Zahnhartsubstanz durch Säuren zu demineralisieren (entkalken).

4.3.5 Zahnputztechniken

Bei der **Horizontalmethode** (Schrubbermethode) werden durch das einfache Hin- und Herschieben der Zahnbürste nur die Außenflächen der Zähne gesäubert. Gingiva und Approximalräume bleiben weitgehend ohne Säuberung.

Die **Rot-nach-Weiß-Methode** bedeutet, dass die Zahnbürste bei geschlossener Zahnreihe von rot, dem Zahnfleisch, nach weiß, dem Zahn, geführt wird. Die Approximalräume bleiben weitgehend ungesäubert.

Bei der **Bass-Methode** wird die Zahnbürste so angesetzt, dass die Borsten in einem Winkel von 45° zur Zahnachse liegen. Das Borstenfeld ist zur Zahnkrone gerichtet. Es wird mit rüttelnden Bewegungen von den

Zahnkronen zur Gingiva geführt. Die Methode bewirkt eine gute Zahnfleischmassage, ist aber zeitintensiv. Die Bass-Methode ist für Jugendliche und Erwachsenen zu empfehlen.

Bei der **Rotationsmethode** säubert die Zahnbürste, in 90° Stellung zu den Zähnen gehalten, mit kreisenden Bewegungen das Zahnfleisch und die Zähne.

Bei der Methode nach **Charters** wird das Borstenfeld im Winkel von 45° zur Zahnachse angesetzt. Die Bewegungen von den Zahnkronen zur Gingiva erfolgen kreisend und vibrierend. Die ist eine sehr zeitintensive Zahnfleischmassage.

Leichter Druck, rüttelnde und rollende Bewegungen des Borstenfelds immer nur von der Gingiva (45°) zur Kaufläche (90°) gewährleisten bei der **Stillman-Methode** auch die Reinigung der Approximalräume.

Die **KAI-Methode** besagt, dass die Zähne in der Reihenfolge **K**aufläche, **A**ußenfläche und **I**nnenfläche gereinigt werden. Eine Methode, die besonders für Kinder geeignet ist.

4.3.6 Kariesindex

Das Kariesrisiko kann mit dem DMF-T Index oder dem DMF-S Index bestimmt werden. Die Buchstaben der englischen Bezeichnung bedeuten:

Werte zur Bestimmung des Kariesrisikos:

bis 7 Jahre	dmf/DMF (t/T) größer als 5 oder D (T) größer als Null
8 bis 9 Jahre	dmf/DMF (t/T) größer als 7 oder D (T) größer als 2
10 bis 12 Jahre	DMF (S) an Approximal/Glattflächen größer als Null
13 bis 15 Jahre	D (S) an Approximal/Glattflächen größer als Null und/oder mehr als 2 kariöse Läsionen

---

Dieser Wert ist ein Hinweis auf die Gefährdung eines Gebisses, aber auch auf den Zustand der Zähne von Bevölkerungsgruppen. Bei den Früherkennungsuntersuchungen (FU 1 bis FU 3) wird dieser Index ermittelt.

4.3.7 Plaqueindizes

Um dem Patienten Hilfestellung bei der Beurteilung seiner Mundhygiene zu geben kann man die Beläge an seinen Zähnen anfärben. Plaqueindizes bestimmen den Grad der vorhandenen Plaque und machen Erfolge und Misserfolge bei der Mundhygiene deutlich.

Beim Index nach **Quigley-Hein** wird die Anfärbbarkeit der Zahnbeläge beurteilt. Grad 0 bedeutet keine Plaque. Grad 1 zeigt vereinzelte Farbflecken (Inseln). Grad 2 zeigt die Plaque am Gingivalrand. Bei Grad 3 ist die Plaque im zervikalen Drittel, bei Grad 4 reicht sie bis ins mittlere Drittel und bei Grad 5 geht sie über das mittlere Drittel der Zahnkrone hinaus.

Der **Approximal-Plaque Index** (API) lässt nur die Entscheidung zu, ob Plaque im Approximalraum vorhanden ist (ja) oder fehlt (nein). Da-

---

Karies-Index DMF-T/DMF-S

D = kariös (decayed)
M = fehlende Zähne (missing)
F = gefüllt wegen Karies (filled)
T = Zähne (teeth)
S = Zahnflächen (surfaces)

Milchzähne werden mit kleinen Buchstaben gekennzeichnet (d, m, f, t, s).

---

nach wird die Schwere des Krankheitsbilds bestimmt.

Beim **Parodontalen Screening Index** (**PSI**) werden die Befunde in Codes eingeteilt. Dazu wird das Gebiss in sechs Abschnitte geteilt. Mit der Messsonde wird die Taschentiefe ertastet, sowie die Blutungsneigung und unebene Bereiche am Zahn erfasst werden. Nur der höchste Wert eines Bereiches wird zur Beurteilung herangezogen. Gesunde Bereiche erhalten Code 0. Ergibt sich Code 1 oder 2, liegt eine Gingivitis vor. Bei Code 3 hat der Patient eine mittelschwere, bei Code 4 eine schwere Parodontitis.

4.3.8 Papillen-Blutungs-Index (PBI)

Mit dem Index der Gingiva wird bei schonender Sondierung die Blutungsneigung der Papillen in fünf Einteilungen (Grad 0 bis Grad 4) erfasst.

4.3.9 Sulkus-Blutungs-Index (SBI)

Zusätzlich zur Beurteilung der auftretenden Blutungen nach Sondierung mit einer stumpfen Parodontalsonde werden auch Veränderungen der Gingiva erfasst.

4.3.10 Speicheldiagnostik

Die Speichelproduktion des Patienten wird angeregt, der Speichel gesammelt, auf einen Nährboden gegeben und das Vorhandensein der Bakterien Streptococcus mutans und der Laktobazillen (siehe auch 3.10 und 9.2.2) bestimmt.

4.3.11 Mundschleimhaut-diagnostik

Zytologie ist die Wissenschaft vom Aufbau und der Funktion der Zelle,

bzw. von Methoden zur Erkennung krankhafter Veränderungen der Zellen. Die **Exfoliativzytologie** ist die zytologische Untersuchung von abgeschilferten Zellen. Entnimmt man aus dem Körper eine Gewebeprobe, spricht man von einer Biopsie. (1) In der Zahnmedizin werden abgeschilferte Epithelzellen mit einer **Bürstenbiopsie**, einem **Bürstenabstrich**, von der Mundschleimhaut abgenommen, auf einen Glasobjektträger übertragen und mit einem Spray fixiert. Mit der anschließenden Laboruntersuchung ist die Früherkennung von Mundschleimhauterkrankungen möglich.

4.3.12 Parodontitis-Risikobestimmung

Zur Ermittlung des Risikos an einer Parodontitis (siehe auch 3.11 und 4.23) zu erkranken, werden Zahnverlust, Knochenverlust, Blutungen aus den Zahnfleischtaschen, Taschentiefen, Allgemeinerkrankungen und Rauchen bewertet.

4.3.13 Professionelle Zahnreinigung

Mit einer **PZR** wird die Mundhöhle so vorbereitet, dass eine optimale Hygiene durch den Patienten erfolgen kann. Gleichzeitig wird der Patient zu einer besseren Zahnpflege motiviert. Durch regelmäßige Recalltermine kann der durch die PZR erreichte gute Zustand erhalten werden. Die Intervalle richten sich nach den individuellen Gegebenheiten bei dem Patienten.

Die PZR muss so durchgeführt werden, dass eine Beschädigung der zu reinigenden Zahnhartsubstanzen, der Gingiva, der Füllungen und der vorhandenen Kronen, Brücken und Prothesen vermieden wird.

Nach einer zahnärztlichen Untersuchung werden die harten und weichen Beläge entfernt. Sie können sich über dem Zahnfleisch (supragingival) oder in den Zahnfleischtaschen (subgingival) befinden. Auch das Beseitigen von Verfärbungen durch Kaffe, Tee, Rotwein oder Nikotin gehören zur PZR. Abschließend werden die Zähne poliert und meistens fluoridiert.

Zusätzlich zur PZR kann die Zahnfarbe durch **Bleichen** künstlich aufgehellt werden.

Mithilfe von **Pulver-Wasserstrahl-Geräten** werden Pulverpartikel (Salze, Metalle) mit einem starken Luftstrom auf die Zahnoberflächen gestrahlt und die Beläge entfernt. Um Schäden am Schmelz, dem Zahnhals, Kunststoffen an Kronen oder Komposite zu vermeiden, darf die Anwendung nur auf Anordnung des Zahnarztes erfolgen.

4.3.14 Fluoridierung

Um die positiven Eigenschaften der Fluoride, die Remineralisation des Schmelzes, die Verminderung des Angriffs der Säuren auf den Schmelz oder die Verringerung des Stoffwechsels in der Plaque, zu nutzen, werden den Zähnen Fluoride zugeführt. Der Schmelz wird widerstandsfähiger, aber das Fluorid braucht Zeit, um wirksam zu sein.

Bei der **allgemeinen** Fluoridierung wird das Fluorid, z.B. dem Trinkwasser (in Deutschland nicht erlaubt) oder dem Salz beigegeben. Die **individuelle** Fluoridierung wird mit fluoridhaltigen Tabletten, fluoridhaltigen Zahncremes sowie lokalem Auftragen fluoridhaltiger Lacke oder Gele auf die Zähne durchgeführt.

Von **äußerer** (lokaler) Fluoridierung spricht man, wenn das Fluorid z.B. durch Zahncremes, Spüllösungen oder Gele an die Zahnoberfläche gebracht wird. Die Fluoride führen zur Remineralisation indem die erneute Einlagerung von Calcium und Phospat in den Schmelz unterstützt wird. Das in den Zahnpasten enthaltene Natriumfluorid ist nicht so effektiv, wie das Aminfluorid in den Gelen.

Die **innere** (systemische, über den Magen-Darm-Trakt) Fluoridierung kann man mit Speisesalz, Tabletten oder Trinkwasser durchführen.

4.3.15 Fissurenversiegelung

Um das Eindringen von Plaque und damit die Bildung von Karies in den kleinen **Fissuren** auf den Kauflächen zu verhindern, kann man frühzeitig, bald nach dem Durchbruch der Zähne, die Fissuren versiegeln (verschließen). Dadurch wird aus den kleinen Furchen eine **glatte Oberfläche**, die gut sauber zu halten ist.

Die Zähne werden gründlich **gereinigt**. Die Reinigungspasten dürfen **kein Fluorid** enthalten. Danach werden die Zähne gründlich **abgespült**, alle Rückstände der Paste entfernt. Nach der Kontrolle des Zahnarztes, ob die Fissur kariesfrei ist, wird der Zahn relativ oder absolut **trocken gelegt**. Dann wird das **Ätzmaterial** aufgetragen und muss die vorgeschriebene Zeit einwirken, danach wird es gründlich **abgespült**. Bei relativer Trockenlegung mit Watterollen muss erneut trocken gelegt werden. Der

Zahn wird getrocknet und der **Versiegler** in die Fissuren eingebracht. Er verschließt die Fissur. Der flüssige Versiegler wird mit **Licht ausgehärtet**. Die Kontrolle der Okklusion kann ein Einschleifen nötig machen. Schließlich wird der Zahn **fluoridiert**. Da der Kunststoff nicht so hart wie Füllungskunststoff ist, können, z. B. durch Kauen, kleine Teile abbrechen und sich Retentionsstellen für die Plaque bilden. Regelmäßige Kontrolle und Ergänzung der Versiegelung bei Teilverlust ist deshalb wichtig, um den Erfolg der Versiegelung zu sichern.

Wird die Fissur mit einem rotierenden Instrument etwas vergrößert, oft auch mit einer kleinen Kompositfüllung versorgt, spricht man von **erweiterter Fissurenversiegelung**.

4.4 Vitale Pulpa

Die Vitalität oder Sensibilität eines Zahnes kann mit Kältespray, CO_2-Schnee, Wärme (z. B. mit erhitztem Kugelstopfer), Reiz auf anbohren oder mit einem elektrischen Pulpenprüfer getestet werden (Vipr, Sens). Ausgedehnte Füllungen, Kronen oder ein kleines Pulpenkavum, wie bei einem älteren Menschen, können die Vitalitätsprobe erschweren. Durch die indirekte oder direkte Überkappung wird versucht, den geschädigten Zahn und die Pulpa vital zu erhalten (siehe auch 2.7.4). Dazu wird die Pulpa angeregt **Reizdentin** (Tertiärdentin) zu bilden, das sich innen an der Wand des Dentins anlagert. Die Pulpa schützt sich, indem sie sich an dieser Stelle verkleinert. Bildet sich das Dentin bei Abrasion eines Zahnes oder bei älteren Menschen, bei denen

sich die Pulpa verkleinert, neu, dann ist auch dies Reizdentin (Sekundärdentin).

Bei der **indirekten** Überkappung ist die Pulpa noch nicht eröffnet. Die indirekte Überkappung wird auch Caries-profunda-Behandlung (Cp) genannt. Ein Medikament wird auf das Dentin aufgetragen und dann mit einem bakteriendichten Verschluss oder einer endgültigen Füllung abgedeckt. Bei der **direkten** Überkappung (P) ist die Pulpa punktförmig eröffnet. Das kleine Loch wird mit einem Medikament abgedeckt, meist wird in gleicher Sitzung die endgültige Füllung gelegt. Medikamente zur Cp- und P-Behandlung sind überwiegend Kalciumhydroxide ($Ca(OH)_2$) wie Calxyl oder Reogan.

Instrumente: Kugelstopfer, Füllspatel und die Instrumente der Füllungstherapie. Medikamente werden in Dappen- und Kappengläsern bereitgestellt.

4.5 Endodontie

Endodontische Maßnahmen erhalten die Gesundheit der Pulpa oder versorgen das Wurzelkanalsystem (Wurzelkanalbehandlung). Bei jeder Wurzelkanalbehandlung sind **Röntgenaufnahmen** (Rö) zum Nachweis der erfolgten Behandlung Pflicht. Vor Beginn der Behandlung klärt eine Aufnahme die anatomische Situation des Zahnes und eventuelle Veränderungen des umgebenden Gewebes. Nach dem Aufbereiten des Wurzelkanals von der Zahnkrone, **orthograd**, aus, zeigt die **Röntgenmessaufnahme** mit einem geeigneten röntgensichtbaren Instrument die erreichte Arbeitslänge an. Nach der Wurzelkanalfüllung weist eine **Röntgenkontrollaufnahme** die abgeschlossene Wurzelkanalfüllung nach.

Der Zahn sollte mit Kofferdam isoliert werden um Speicheleintritt in den Wurzelkanal zu verhindern, das Verschlucken oder Aspirieren (Einatmen) von Behandlungsinstrumenten zu vermeiden und den Patienten vor Spüllösungen des Wurzelkanals zu schützen.

Nach Anästhesie und Eröffnung der vitalen oder Trepanation der devitalen Pulpa wird der Wurzelkanal aufbereitet. Bei der **Wurzelkanalaufbereitung** (WK) wird vitales oder avitales Pulpagewebe und Dentin der Wurzelkanalwand entfernt, ohne die Wurzel unnötig zu schwächen. Die Säuberung einer Oberfläche von Rückständen wird auch als **Debridement** bezeichnet, in der Zahnheilkunde besonders bei der Wurzelkanalreinigung und in der Parodontologie. Die manuelle Aufbereitung des Wurzelkanalsystems steht im Vordergrund, wobei auch maschinelle Systeme die Aufbereitung unterstützen können. Die losgelösten Zellen werden mit Wurzelkanalinstrumenten und mit Spüllösungen entfernt. In vielen Fällen sind nach der Aufbereitung des Wurzelkanalsystems noch eine oder mehrere **medikamentöse Einlagen** (med) nötig. Dann wird der Wurzelkanal jeweils bis zur nächsten Behandlung provisorisch bakteriendicht verschlossen. Ist der Wurzelkanal gesäubert und geglättet wird die Wurzelkanalfüllung, evtl. auch Stifte, eingebracht. Die **Wurzelkanalfüllung** (WF) soll das Wurzelkanalsystem dauerhaft verschließen. Werden die Materialien der Wurzelkanalfüllung seitlich gegen die Kanalwand gepresst und verdichtet spricht man von lateraler Kondensation. Eine definitive **Deckfüllung** schließt die Wurzelkanalbehandlung ab.

Wird bei einer Wurzelspitzenresektion die Wurzelkanalfüllung von der Wurzelspitze aus eingebracht, so nennt man das **retrograde** Wurzelkanalfüllung.

4.5.1 Instrumente

Zahlreiche Instrumente werden von der Industrie für die Wurzelkanalbehandlung angeboten. Meist sind es Handinstrumente, aber auch maschinengetriebene Systeme bewähren sich.

Teilweise werden zur Verbreiterung des Wurzelkanaleingangs Wurzelkanaleingangserweiterer angewendet. Mit **Exstirpationsnadeln** wird die Pulpa bei der Vitalexstipation entfernt. Der **Reamer** (Kerr-Bohrer) dient der Erweiterung des Wurzelkanals, die **Kerrfeile** hilft bei der Erweiterung und glättet die Wand des Wurzelkanals. **Hedströmfeile** und **Rattenschwanzfeile** haben ähnliche Aufgaben. Es gibt Instrumente mit langem Griff und solche mit kurzem Griff, bei denen ein Sicherheitskettchen das ungewollte Verschwinden des Instruments im Rachenraum oder tiefer im Körper verhindert. Das Anlegen von **Kofferdam** ist eine gute Methode um solche Unfälle zu vermeiden. Spülflüssigkeiten für den Wurzelkanal werden mit Papierspitzen wieder aufgesaugt. Das Füllmaterial zur Wurzelkanalfüllung wird mit einem Lentulo eingebracht und mit Pluggern oder Spreadern verdichtet. Alle Wurzelkanalinstrumente sind genormt und stehen in verschiedenen

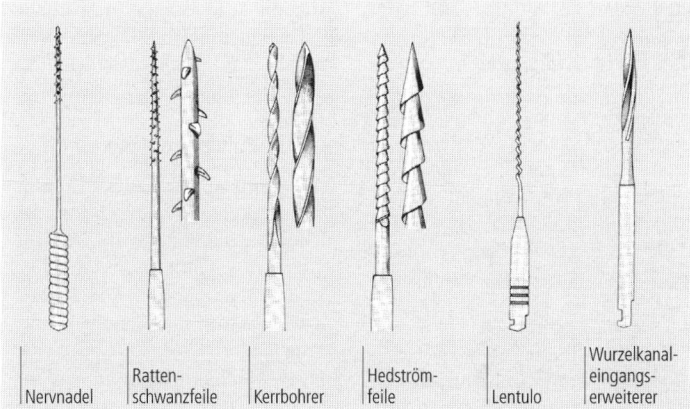

| Nervnadel | Ratten-schwanzfeile | Kerrbohrer | Hedström-feile | Lentulo | Wurzelkanal-eingangs-erweiterer |

Wurzelkanalbehandlungsinstrumente

Arbeitsstärken und -längen zur Verfügung.

Die Wurzelkanalbehandlungsinstrumente werden, steril eingeschweißt oder als Einmalinstrumente benutzt, in einer gut schließenden Endobox aufbewahrt. Dadurch werden die Instrumente steril gehalten.

4.5.2 Endodontische Füllungsmaterialien

Das Wurzelkanalfüllmaterial soll biokompatibel (gewebeverträglich), volumenbeständig, nicht resorbierbar und röntgensichtbar sein, sowie gut abdichten. Zur Anwendung kommen Materialien, die nach dem Medizinproduktegesetz geeignet sind (CE-Zertifizierung).

Die Wurzelkanalfüllmaterialien unterteilt man in:
- Pasten, die weich bleiben,
- Pasten, die hart werden,
- Stifte (Guttapercha).

Die Stellungnahmen der DGZMK (Deutsche Gesellschaft für Zahn-, Mund- und Kieferheilkunde, www.dgzmk.de) geben für diesen Bereich der Zahnheilkunde wichtige Hinweise zu den unterschiedlichen Pasten.

Zusätzlich zu den Pasten werden Stifte (Guttaperchastifte, mit Guttapercha ummantelte Kunststoffstifte und bedingt anwendbare Stifte aus Silber oder Titan) zum Verdichten der Wurzelkanalfüllung eingebracht.

4.5.3 Therapie

Zur Behandlung des Wurzelkanalsystems gibt es unterschiedliche Möglichkeiten, je nach Schwere der Erkrankung:
- Vitalamputation,
- Vitalexstirpation,
- Mortalamputation,
- Wurzelkanalbehandlung der infizierten Nekrose.

4.5.3.1 Pulpotomie, Vitalamputation

Bei einer Pulpotomie (Pulp) oder Vitalamputation (VitA) wird bei Milchzähnen oder einem symptomlosen bleibendem Zahn mit **nicht abge-schlossenem Wurzelwachstum** nur die **vitale Kronenpulpa** entfernt. Nach Anästhesie wird mit einem sterilen Bohrer oder einem Exkavator das Pulpendach breit eröffnet und die vitale Kronenpulpa entfernt. Die Wurzelpulpa wird belassen und medikamentös mit $(Ca(OH)_2)$ abgedeckt. Es folgt sofort die Versorgung des Zahnes mit einer Deckfüllung.

4.5.3.2 Vitalexstirpation

Unter Anästhesie wird die Pulpa großflächig eröffnet und die vitale, lebende Pulpa in toto, als Ganzes (Kronen- und Wurzelanteil), mit einer Exstirpationsnadel oder einer Hedströmfeile aus dem Zahn exstirpiert, herausgenommen (VitE). Meist wird in gleicher Sitzung der Wurzelkanal aufbereitet. Es erfolgt die Röntgenkontrolle. Der Wurzelkanal wird getrocknet und die Wurzelkanalfüllung eingebracht. Nach der Röntgenkontrolle der Wurzelkanalfüllung wird die Deckfüllung gelegt.

4.5.3.3 Mortalamputation

Die Mortalamputation (MoA) ist nur bei strenger Indikation und nur bei Milchzähnen, die als Platzhalter gebraucht werden, durchzuführen. Die Pulpa wird medikamentös abgetötet. Dann wird die devitale Kronenpulpa entfernt und der reaktionslose Milchzahn durch Medikamente und eine Deckfüllung oder eine konfektionierte Krone, eine Kinderkrone, versorgt.

4.5.3.4 Infizierte Nekrose

Die Behandlung der infizierten Nekrose beginnt mit einer Trepanation (Trep) der infizierten Pulpa. Danach wird die abgestorbene (nekrotische), zerfallene, infizierte Pulpa entfernt und die Wurzelkanäle werden aufbereitet und desinfiziert.

4.6 Füllungstherapie

Das Auffinden der Karies erfolgt entweder mechanisch durch verschiedene Sondenarten oder durch Licht-, Laser-, Röntgendiagnose und durch Anfärben der Karies. Die kariösen Massen werden mit Handinstrumentarium oder rotierenden Instrumenten (Bohrern) entfernt. Es wird eine Kavität präpariert, evtl. ein Pulpenschutz und die Deckfüllung in die Kavität eingebracht. Hierbei muss man sich immer vor Augen führen, dass nicht, wie bei anderen Defekten am Körper, z. B. einer Wunde der Haut, die Schädigung des Körpers durch Neubildung wieder abheilt, sondern dass durch jede Füllung nur die Wiederherstellung der biologischen Situation durch **unbiologisches Material** unternommen wird.

Zur Versorgung eines Defektes einer **klinischen Zahnkrone** gibt es unterschiedliche **Füllungsalternativen**, bei sehr großen Defekten werden Kronen eingegliedert.

4.6.1 Kavität

Die Kavität muss so gestaltet sein, dass die Füllung dem Kaudruck widerstehen kann, nicht aus dem Zahn heraus fällt und einem neuen Angriff der Karies Widerstand leisten kann. Außerdem sind ästhetische Gesichtspunkte wichtig. Für die Kavität soll so wenig wie möglich gesunde Zahnhartsubstanz verloren gehen und die Füllung sollte den ästhetischen Ansprüchen des Patienten genügen.

Die Einteilung der kariösen Defekte nach **Black** sei erwähnt, ist bei den modernen Füllungswerkstoffen in dieser straffen Form nicht mehr notwendig. Mikropräparation, **minimalinvasive** Therapiekonzepte mit entsprechenden Instrumenten ermöglicht grazile, die Zahnhartsubstanz schonende Präparation und demzufolge kleine Restaurationen (Wiederherstellungen, hier Füllungen).

Im Jahre 1889 hat Black (Chicago) die kariösen Defekte wie folgt eingeteilt:

Klasse I	Fissurenkavitäten (einflächige Füllungen F 1)
Klasse II	Approximale Kavitäten an Molaren oder Prämolaren (zweiflächige Füllungen F 2, dreiflächige Füllungen F 3, mehr als dreiflächige Füllungen F 4 möglich)
Klasse III	Approximale Kavitäten an Frontzähnen, kein Defekt der Schneidekante (F 1, F 2, F 3 möglich)
Klasse IV	Approximale Kavitäten an Frontzähnen mit Defekt der Schneidekante (F 4)
Klasse V	Zahnhalskavitäten (F 1, F 2, F 3, F 4 möglich)

4.6.2 Instrumente für die konservierende Zahnheilkunde

Zu den **Handinstrumenten** zählen: ein- und doppelendige Exkavatoren, Schmelzmesser, Schmelzmeißel, Gingivalrandschräger. Heute werden meist **rotierende Instrumente** (Bohrer und Fräser) benutzt, die genormt sind.

Man unterscheidet **Stahlbohrer** (z. B. Rosenbohrer, Fissurenbohrer) und **Hartmetallbohrer** mit Stahlschaft und Hartmetallkopf aus Wolframkarbid. Es gibt sie in verschiedenen Formen für Hand- und Winkelstück und als FG-Instrumente für Turbine oder Elektromotor (Winkelstück mit FG-Spannung). FG bedeutet Friktion grip und beschreibt die Haftung der Instrumente im Hand- und Winkelstück, die nur durch Reibung (Reibungshaftung) erfolgt. Beim Präparieren oder Bearbeiten von Füllungen im Drehzahlbereich über 20.000 min^{-1} ist eine Mindestmenge Kühlwasser erforderlich. **Diamantierte Instrumente** (Diamantinstrumente) sind Stahlinstrumente, die mit feinen Diamantsplittern belegt sind. Sie werden für Hand- und Winkelstücke mit Elektromotor-Antrieb (Mikromotor) und als FG-Instrumente für die Turbine geliefert. Man benutzt sie beim Präparieren von Kavitäten und für Kronen. Für die Mikropräparation bei Füllungen stehen schlanke Instrumente zur Verfügung.

In der Anwendung noch nicht durchgesetzt hat sich die Präparation mit Laserstrahlen.

Die Körnung von **keramischen Schleifkörpern** oder Karborundum-Schleifsteinen besteht aus harten Stoffen mit einer Kittmasse. Sie werden im Ofen gebrannt. Deshalb der Name keramische Schleifinstrumente. Sie kommen beim Beschleifen von scharfen Zahnkanten, beim Bearbeiten von ausgehärteten Füllungen und beim Einschleifen von Inlays, Kronen, Brücken und Prothesen zur Anwendung. Die Diamantinstrumente unterscheiden sich von den keramischen Schleifinstrumenten dadurch, dass die diamantierten Instrumente sich gleichmäßig abnutzen, die keramischen Schleifkörper verlieren bei der Benutzung ihre Form.

Finierer und **Polierer** haben keine scharfen Kanten, sondern stumpfe Rillen (z. B. Schlagpolierer) oder sind ganz glatt (z. B. Kugelpolierer). Man nimmt sie zum Glätten und zur Vorpolitur von Füllungen. Zur Gruppe der Finierer gehören heute auch extrafeine und ultrafeine diamantierte Instrumente zur Ausarbeitung und Politur von Füllungen.

Die Endpolitur von plastischen Füllungen, Inlays, Kronen und Brücken kann mit **Silikon-, Filz- und Gummipolierern**, rotierenden Bürstchen und Rädchen, Papier- und Nylonscheiben auf Mandrell, Polierstreifen mit verschiedener Körnung durchgeführt werden.

Als Poliermittel kann man Polierpasten (für Amalgam, Gold) oder ein Bimsstein-Schlämmkreide-Gemisch (für Amalgam, Kunststoff) zu Hilfe nehmen. Es gibt auch spezielle Polierpasten für die verschiedenen Werkstoffe.

4.6.3 Hilfen beim Legen von Füllungen

4.6.3.1 Matrizen
Sie haben die Aufgabe, das plastische Füllungsmaterial besonders im Approximalbereich so zu formen, dass die Anatomie des Zahnes nachvollzogen wird.

Gebräuchlich sind Stripklemme und Zellophanstreifen, Ivory-Matrizenspanner und Bänder in drei Breiten für 2-flächige approximale Füllungen, Meba-Ringmatrize mit verschiedenen Bändern für mehrflächige Füllungen, Tofflemirematrize für mehrflächige Füllungen und andere spezielle Matrizen und Matrizenhalter, die meist die Eigennamen der Hersteller tragen.

4.6.3.2 Trockenlegen der Kavität
Die Kavität wird getrocknet, damit möglichst wenig Feuchtigkeit in die Kavität kommt und die Füllung trocken gelegt werden kann. Wir unterscheiden die absolute und die relative Trockenlegung. **Absolute** Trockenlegung bedeutet das Trockenlegen der Kavität durch Kofferdam-Spanngummi mit Hilfe von Kofferdam-Zange, Kofferdam-Halter, Kofferdam-Klammer und Kofferdam-Gewichten. **Relative** Trockenlegung erfolgt durch Watterollen, Automaton, Haller-Klammern, Watterollenhalter-Zuwali oder andere Systeme.

4.6.3.3 Separation
Man unterscheidet die temporäre (zeitlich begrenzte) von der permanenten (dauerhaften) Separation. Bei der **temporären** Separation werden die Zähne auseinandergedrängt und stellen sich nach einer gewissen Zeit wieder in ihre alte Lage zurück. Die temporäre Separation kann man mit einem Separator, Metall- oder Holz-

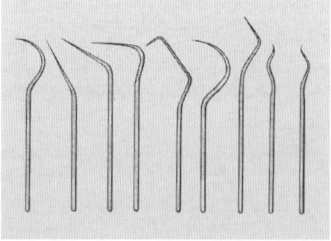

Sonden

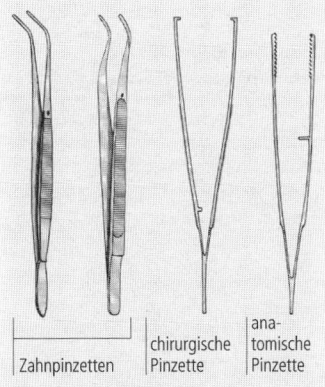

Pinzetten

Zahnpinzetten | chirurgische Pinzette | anatomische Pinzette

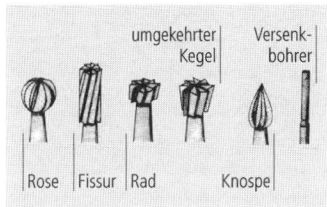

Beispiele zu Grundformen

Rose | Fissur | Rad | umgekehrter Kegel | Knospe | Versenkbohrer

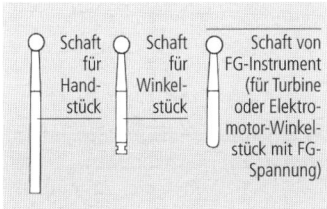

Bohrer und Fräser

Schaft für Handstück | Schaft für Winkelstück | Schaft von FG-Instrument (für Turbine oder Elektromotor-Winkelstück mit FG-Spannung)

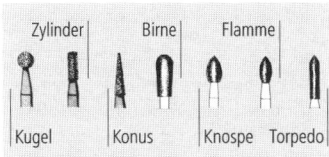

Grundformen diamantierter Instrumente für die konservierende und prothetische Behandlung

Zylinder | Birne | Flamme
Kugel | Konus | Knospe | Torpedo

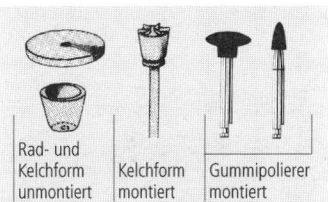

Gummipolierer

Rad- und Kelchform unmontiert | Kelchform montiert | Gummipolierer montiert

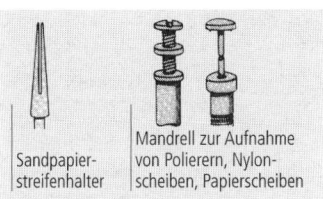

Träger

Sandpapierstreifenhalter | Mandrell zur Aufnahme von Polierern, Nylonscheiben, Papierscheiben

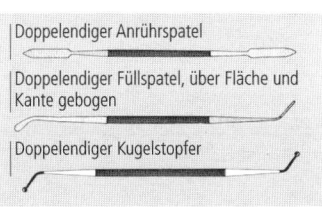

Spatel

Doppelendiger Anrührspatel

Doppelendiger Füllspatel, über Fläche und Kante gebogen

Doppelendiger Kugelstopfer

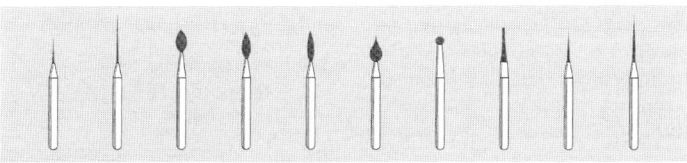

FG-Diamantinstrumente. Formen zur Bearbeitung von Komposit.

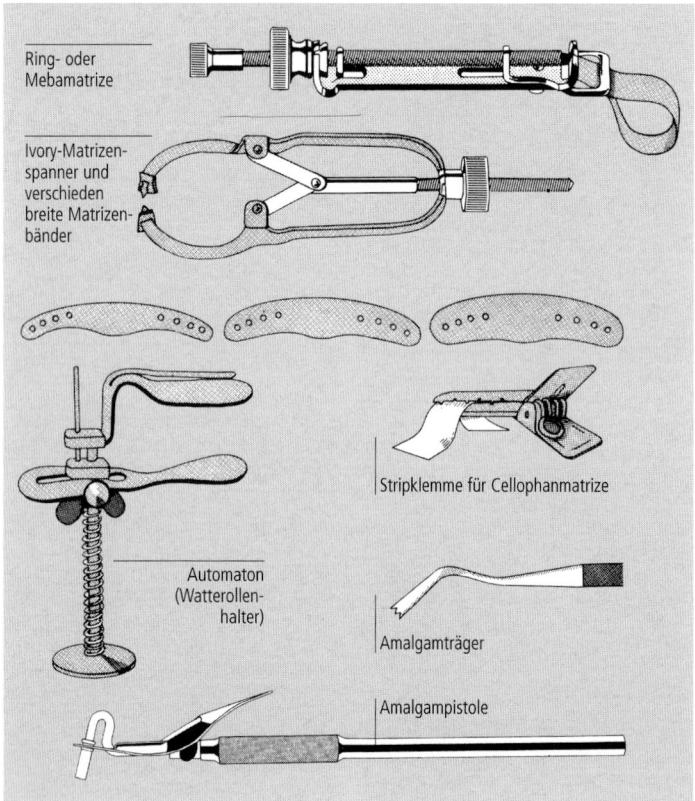

Ring- oder Mebamatrize

Ivory-Matrizenspanner und verschieden breite Matrizenbänder

Stripklemme für Cellophanmatrize

Automaton (Watterollenhalter)

Amalgamträger

Amalgampistole

keilen Kofferdamgummi und Guttapercha erreichen.

Die **permanente** oder bleibende Separation erreicht man durch Beschleifen oder Wegschleifen am Zahn, so dass der Zwischenraum im Approximalbereich bestehen bleibt. Die permanente Separation wird angewendet, wenn approximale Spalträume sich nicht schließen lassen und sich dadurch Speisereste einklemmen, bei Kronen, Brücken, Inlaypräparationen,

bei kieferorthopädischer Behandlung oder auch vor Extraktionen, um den Zahn besser luxieren zu können, ohne dem Nachbarzahn Schaden zuzufügen.

4.7 Verschlussmaterialien

4.7.1 Provisorische oder temporäre Füllungsmaterialien

Bei diesen Füllungsmaterialien wird die Kontur des Zahnes nur unvollständig nachgeahmt. Die Materialien kommen z. B. bei der Karies-profunda-Behandlung, beim Mangel an Zeit für eine endgültige Füllung oder auch als Verschluss zwischen den einzelnen Behandlungen in der Endodontie zur Anwendung.

4.7.2 Zinkoxidsulfatzement

Provisorische Zemente sind z. B. Fletscher, Seradentin, Aquadentin. Das sind chemische Zinkoxidsulfatzemente, die mit Wasser angerührt werden. Wichtig ist, dass beim Anrühren noch Flüssigkeit, also Wasser, zugegeben werden kann.

4.7.3 Pastenförmige provisorische Verschlussmaterialien

Die Pasten (z. B. Cavit, Improvin) erhärten im Munde unter Speicheleinwirkung.

4.7.4 Guttapercha

Guttapercha wird aus dem Saft einer tropischen Pflanze gewonnen und mit einem hohen Anteil von Zinkoxid versetzt. Zur Verwendung im Bereich einer Wurzelkanalfüllung wird ein Röntgenkontrastmittel zugesetzt. Guttapercha wird in Platten, meist aber als Stangen geliefert. Über einer Flamme erwärmt wird Guttapercha plastisch und so eingebracht und bearbeitet.

4.8 Zemente

Zemente werden teilweise als Unterfüllungsmaterial, aber auch als plastische Dauerfüllungsmaterialien eingesetzt. Die Zeit der Haltbarkeit unter Belastung in der Mundhöhle ist aber begrenzt. Diese Füllungsmaterialien

werden in plastischem Zustand, d. h. verformbar, in den Zahn eingebracht. Die Füllung wird so bearbeitet, dass sie den Defekt ausgleicht. Mit Zementen kann man die Zahnform nur sehr bedingt nachahmen. Hierzu werden Hilfsmittel und Instrumente wie bei der Füllungstherapie angewendet. Die plastischen Dauerfüllungsmaterialien erhärten nach einer gewissen Zeit und sind dann belastbar. Bei allen Zementen rührt man das Pulver stets in die Flüssigkeit. Wie auch bei anderen Materialien, die in der Zahnheilkunde benutzt werden, werden auch die Füllungsmaterialien überwiegend in unterschiedlichen Portionsgrößen in Kapseln geliefert.

4.8.1 Zinkoxid-Eugenol-Zement

Dieses Material setzt sich aus Zinkoxid (Pulver) mit Eugenol oder Nelkenöl (Flüssigkeit) zusammen. Beim Anrühren ist darauf zu achten, dass es so lange angerührt und Pulver zugegeben wird, bis die angerührte Masse nicht mehr glänzt. ZOE-Zement dient der Schmerzlinderung und als provisorisches Verschlussmaterial.

4.8.2 Phosphatzement

Phosphatzement gibt es schnell oder normal härtend. Phosphatzement ist chemisch Zinkoxidphosphatzement. Das Pulver besteht aus Zinkoxid sowie zehn Prozent Magnesiumoxid und Ocker für die Farbgebung. Die Flüssigkeit ist wasserverdünnte Orthophosphorsäure, die durch Aluminiumoxide, Kalziumoxide und Zinkoxide neutralisiert ist. Bei der Verarbeitung ist zu beachten, dass nur saubere Glasplatten oder Anrührblocks und saubere, trockene Anrührspatel benutzt werden. Beim Anrühren soll eine kleine Menge Pulver in Flüssigkeit gegeben werden, da sonst durch chemische Reaktion zu viel Wärme entsteht und der Zement zu schnell abbindet. Mit kreisenden Bewegungen des Spatels ist das Pulver in die Flüssigkeit einzurühren. Das Pulver ist hygroskopisch, es nimmt Wasser auf, während die Flüssigkeit Wasser abgibt. Pulver und Flüssigkeit sind deshalb stets gut verschlossen zu halten. Phosphatzement wird als Unterfüllung, zur Befestigung (Kronen, Brücken, Inlays) uns als Dauerfüllungsmaterial mit begrenzter Haltbarkeit verwendet.

4.8.3 EBA-Zement

Eine Entwicklung aus dem Zinkoxid-Eugenol-Zement. Der EBA-Zement hat nicht die Festigkeit von Phosphatzement und wird zum Befestigen von z. B. Kronen oder als Unterfüllung (nicht unter Kunststoff) verwendet.

4.8.4 Carboxylatzement

Das Pulver entspricht dem Zinkoxidphosphatzement. Die Flüssigkeit enthält aber keine Orthophosphorsäure, sondern Polyacrylsäure, eine organische Säure oder eine organisch, wässrige Salzlösung (je nach Fabrikat). Es gibt auch Fabrikate, die mit Wasser anmischbar sind. Die Vorteile des Carboxylatzements sind, dass das Abbinden ohne Wärme möglich ist und kein Säureschock für die Zahnsubstanz entsteht. Daher gibt es keinen Schmerz beim Eingliedern z. B. von Kronen. Carboxylatzement ist nicht so empfindlich gegen Feuchtigkeit wie Phosphatzement. Die übermä-

ßige Haftfähigkeit des Zementes an Spatel, Anrührplatten, Finger, und dass der Überschuss im Mund nach der Endaushärtung schwer zu entfernen ist, sind Nachteile.

4.8.5 Glasionomerzement

Die Glasionomerzemente, GIZ, haben eine hohe Haftfestigkeit am Dentin und am Schmelz. Die Erhärtung erfolgt durch eine Säure-Basen-Reaktion. Die Säure ist die Polyakrylsäure, die Base ein spezielles Silikatglaspulver. Ihr Einsatz ist begrenzt auf Unterfüllung und kleine Füllungen, die keiner Krafteinwirkung ausgesetzt sind.

4.8.6 Kompomere

Es sind Stoffe, die aus Komposit und den Glasionomerzementen (GIZ) entstanden sind.

4.8.7 Silikatzement, Steinzement, Kupferamalgam

Diese Füllungsmaterialien sind durch modernere Materialien verdrängt worden und haben heute **keine** Bedeutung mehr.

4.9 Amalgam

Füllungsmaterialien sollen im Mund reizlos, korrosionsfest, farbbeständig und leicht verarbeitbar sein. Amalgam ist das Füllungsmaterial mit der längsten Tradition und kommt auch heute noch auf der ganzen Welt zum Einsatz.

Das Amalgam besteht aus Alloy und Quecksilber. Das Alloy, das aus Pulver, Feilung, Spänen, Folie oder Kugeln bestehen kann, hat folgende Zusammensetzung:

Silber (Ag)	mindestens	65 %
Zinn (Sn)	höchstens	29 %
Kupfer (Cu)	höchstens	6 %
Zink (Zn)	höchstens	2 %
Quecksilber (Hg)	höchstens	3 % *
* (nur bei voramalgamierten Produkten)		

Von allen Metallen verbindet sich Zinn am schnellsten mit Quecksilber. Doch ergibt dieses keinen brauchbaren Werkstoff, so dass andere Metalle, besonders Kupfer, zugemischt werden müssen.

Zink entwickelt unter Einwirkung von Feuchtigkeit Wasserstoff. Dadurch ergibt sich eine erhöhte Expansion (Ausdehnung). Auf der Oberfläche der Füllung können Blasen auftreten, und die Füllung quillt aus der Kavität. Deshalb wird bei einigen Firmen Amalgam ohne Zusatz von Zink hergestellt. **Legierung** ist eine echte Lösung von Metallen in festem Zustand. Die Form der Legierung, beim Amalgam als **Feilung** oder Folie, beeinflusst die Amalgamierung. Das zusammengeschmolzene und dann in Späne (Feilung), Folie oder dergleichen zerkleinerte Metall wird anschließend künstlich gealtert, was man auch tempern nennt. Tempern verhindert eine zu schnelle Erhärtung des Amalgams beim Anmischen. Der Metallanteil, das **Alloy** wird voramalgamiert. Dabei kommt es nur kurzfristig mit Quecksilber in Berührung. Dadurch erreicht man, dass sich beim Anmischen des Amalgams das Quecksilber mit der Metalllegierung gut vermischt. Dieser Vorgang des Voramalgamierens wird auch **Aktivierung** genannt. Alle angemischten Materialien (z. B. Füllungsmaterialien, Materialien zur Abformung)

müssen in einer gewissen Zeit verarbeitet sein. Diese Zeit nennt man **Verarbeitungsbreite**. Sie beträgt beim Amalgam je nach Fabrikat zwischen fünf und 20 Minuten. Nach der Zeit der Verarbeitungsbreite richtet sich die Zeit bis zur vollen Belastbarkeit, also bis der Patient wieder kaufen darf. Ein Amalgam mit einer kurzen Verarbeitungsbreite ist schneller belastbar als eines mit einer langen Verarbeitungsbreite. Während des **Abbindevorgangs** durchläuft das Amalgam erst eine **Kontraktionsphase** (Zusammenziehen) und anschließend eine **Expansionsphase** (Auseinanderquellen). Beide Phasen müssen in ihrer Volumenveränderung so klein sein, dass keine Schäden am Zahn auftreten. Bei der Kontraktion werden Materialien (alle Füllungsmaterialien) kleiner, es können Spalten zwischen Füllungsmaterial und Zahn entstehen. Durch Expansion werden die Materialien größer, sie können auf die Kavitätenwand drücken und dadurch **Schmerzen** auslösen. Bei dem Anmischen von Amalgam per Hand, nur mit Schutzhandschuhen, ist darauf zu achten, dass die Abmessungen von Alloy und Quecksilber genau eingehalten werden (Amalgamwaage). Das Mischen im Mörser mit Pistill ist sorgfältig durchzuführen. Heute wird das Amalgam überwiegend in einem Gerät angemischt. Es gibt Kapseln mit verschiedener Menge für unterschiedlich große Zahndefekte. Auch beim Nachfüllen in Mischgeräte muss äußerst vorsichtig vorgegangen werden. Der Behälter des Quecksilbers muss nach der Entnahme sofort wieder verschlossen werden, da Quecksilber an der Luft verdampft und die Dünste sehr giftig sind. Durch Veränderung der zugefügten Menge an Alloy kann die Konsistenz (Beschaffenheit: weich bis hart) des Amalgams reguliert werden. Das Amalgam hat die richtige Konsistenz, wenn beim Kneten in einem Leder- oder Gummiläppchen das typische Schneeballknirschen auftritt. Nicht verbrauchte Amalgamreste müssen sofort unter Wasser oder andere Flüssigkeiten, damit sich die Dämpfe nicht im Raum ausbreiten können. Gute Belüftung, ein weit geöffnetes Fenster, ist sehr hilfreich um die Konzentration der Dämpfe in der Raumluft sofort zu verringern.

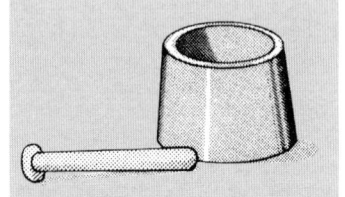

Mörser und Pistill zum Anrühren von Amalgam

4.9.1 Vorsichtsmaßnahmen

Die Verarbeitungsvorschriften sind genau einzuhalten. Das Amalgam und besonders das reine Quecksilber sollten nicht mit den Fingern oder anderer Hautbezirke in Berührung kommen. Wichtig ist hierbei:

- Amalgam verliert durch Aufnahme von H_2O an Qualität. Deshalb muss die Kavität trocken gelegt werden.
- Das Quecksilber **verdampft** bei Wärme. Quecksilberdämpfe sind gefährlich.
- Das Quecksilber kann in die Haut eingerieben werden; dadurch können **Vergiftungen** auftreten. Akute Vergiftungserscheinungen sind blutige Durchfälle und Erbrechen. Chronische Vergiftungserscheinungen sind Müdigkeit, Gliederschmerzen und Haarausfall. Quecksilber nie offen stehen lassen und die Amalgamreste gleich in ein mit Wasser gefülltes Gefäß bringen, wobei der Wasserspiegel über den Amalgamresten stehen muss.

Da Amalgam Gold brüchig macht, ist dies neben der persönlichen Hygiene ein weiterer Grund, in der Praxis keinen Schmuck oder Armbanduhren zu tragen.

- Amalgam soll bei nachgewiesener **Allergie**, bei **Schwangeren**, bei Patienten mit schweren Nierenfunktionsstörungen und bei Kleinkindern nicht angewendet werden.
- Quecksilber ist im Körper immer nachweisbar und führt durch Amalgam zu keiner Erhöhung der Quecksilberwerte. Wie bei fast allen Stoffen aus der Natur oder der Industrie gibt es auch bei dem Amalgam Menschen, die allergischen Reaktionen ausgesetzt sein können. Deshalb sollte die Quecksilberbelastung für die Patienten, aber noch viel mehr für die Ärzte und ihre Mitarbeiterinnen so gering wie möglich sein.

4.9.2 Legen einer Amalgamfüllung

Zum Legen der Amalgamfüllung gibt es spezielle, meist doppelendige Füllungsinstrumente, wie kugel-, birnen- oder trompetenförmige Stopfer, Amalgamträger und Amalgampistolen in verschiedenen Formen. Nach dem Trockenlegen der Kavität wird eine Unterfüllung zum Schutz vor thermischen und chemischen Reizen eingebracht. Werden mehrflächige Defekte versorgt, hilft eine Matrize und Keile bei der Gestaltung der Kontur des Zahnes. Nochmaliges Trockenlegen. Das Amalgam wird auf einem Amalgamträger oder in einer Amalgampistole angereicht. Nach dem Einbringen in die Kavität wird es vom Zahnarzt mit einem Stopfer (Kugel-, Birnen-Form, oder glatte Arbeitsseite) kondensiert, das heißt zusammengedrückt. Hierbei entsteht auf der Oberfläche ein kleiner Quecksilberüberschuss, der entfernt wird. Nach Abnahme der Matrize wird die Füllung mit einem Füllspatel (doppelendig) auskonturiert und geglättet.

Amalgam ist ein plastisches Dauerfüllungsmaterial, da es plastisch eingebracht wird und dann erhärtet und eine lange Verweildauer im Zahn hat. Die endgültige Politur darf erst nach frühestens 24 Stunden vorgenommen werden.

4.9.3 Non-Gamma-2-Alloy (-Amalgam)

Beim Anmischen der Amalgame aus Legierungen und Quecksilber (Trituration) zu einer verformbaren Paste unterscheidet man die drei Phasen Gamma (γ), Gamma-1 (γ_1) und Gamma-2 (γ_2).

Bei den Amalgamen der neuen Generation wird zu der konventionellen Silber-Zinn-Feilung eine Silber-Kupfer-Legierung hinzugegeben. Das Zinn, das sich bei der Amalgamierung löst, wird hier durch das Kupfer gebunden.

Dadurch können die Nachteile der Gamma-2-Phase vermieden werden. Deshalb der Name Gamma-2-

frei, Non-Gamma-2-Alloy oder Non-Gamma-2-Amalgam. Die Korrosionsbeständigkeit der Füllungen wird verbessert. Die Formbeständigkeit gegenüber dem Kaudruck ist erhöht.

4.10 Komposit

Die Komposite (compose, englisch für zusammensetzen) haben andere Füllungsmaterialien, besonders das Amalgam, weitgehend verdrängt. Komposite bestehen hauptsächlich aus einem organischen Anteil und aus Füllstoffen. Bei einem **Pasten-Pasten Komposit** erhärtet die Masse durch einen Starter oder Aktivator selbstständig. Da bei der Verarbeitung der einzelnen Komposite Unterschiede bestehen, ist streng auf die Angaben der Hersteller zu achten.

Bei der **Schmelz-Ätz-Technik** (SÄT) und der **Dentin-(Schmelz-)Adhäsiv-Technik** (DSA) wird eine Verbindung der Zahnhartsubstanz mit dem Komposit erreicht. Die oberen Schmelzschichten werden mit einem Gel, einer Phosphorsäure angeätzt (etching, konditionieren). Dadurch entstehen zwischen den Schmelzprismen durch Demineralisation kleine Spalten und Furchen, die Oberfläche wird vergrößert, in denen sich das Komposit verankert. Der Primer bewirkt, dass das Dentin für den Kunststoff benetzbar ist. Das Adhäsiv (Bonding agent, Haftvermittler) verbindet sich mit dem Primer am Dentin und mit dem Füllungskunststoff.

Neue Bondingsystem (All-in-one-Präparate) kommen ohne den Arbeitsschritt der Phosphorsäureätzung aus.

Bei der **Photopolymerisation** wird das Komposit schichtweise eingebracht und mit einer leistungsstarken Lichtquelle (z. B. Wolfram-Halogen-Strahlern, Leuchtdiodenlampen, LED) ausgehärtet. Die Indikationsgebiete der Komposite sind Füllungen im Front- und Seitenzahnbereich oder Aufbaufüllungen. Spezielle Komposite werden zur Wiederherstellung von Verblendungen von Kronen und Brücken im Mund eingesetzt. Die Industrie versucht schon lang ein Komposit herzustellen und anzubieten, das in seiner Zusammensetzung und in seinen Eigenschaften soweit verbessert ist, dass es das Amalgam oder Inlay für die Versorgung im Seitenzahnbereich ganz verdrängen kann.

4.10.1 Legen einer Kompositfüllung

Folgender Ablauf erklärt in Stichworten, wie eine Kompositfüllung gelegt wird, wobei nicht immer alle Arbeitsschritte erforderlich sind.

Arbeitsschritte:

1. Anästhesie
2. Reinigung der Zahnoberfläche und Bestimmung der Farbe vor der Präparation, am feuchten Zahn
3. Entfernen der Karies und Präparation der Kavität wobei möglichst wenig Zahnsubstanz entfernt wird (minimal-invasiv)
4. Temporäre Separation der Zähne
5. Anlegen von Kofferdam oder relative Trockenlegung
6. Bei approximalen Kavitäten Schutz des Nachbarzahns durch eine Matrize und evtl. Keile oder Formgebung der Füllung mit einer Stripkrone
7. Desinfektion der Kavität
8. Eine Unterfüllung ist durch die Anwendung des Adhäsivs oft nicht notwendig.

9. Anwendung der **Adhäsiv-Technik**:
   - Anätzen des Schmelzrandes, um der Füllung am Zahn Halt zu geben,
   - Abspülen, Trocknen der Kavität,
   - Primer auf das Dentin bringen,
   - Bonding, Haftvermittler zwischen Zahn und Komposit, auftragen (oder All-in-one-Präparat),
   - Einbringen des Komposit in einzelnen Schichten und Aushärten jeder Schicht mit Photopolymerisation.
10. Trockenlegung, Matrize und weitere Hilfsmittel entfernen
11. Kontrolle aller Übergänge der Füllung zum Zahn und Ausarbeitung der Ränder
12. Kontrolle der Okklusion und Artikulation
13. Politur
14. evtl. Fluoridierung

Selbsthärtende Komposite (Paste-Paste) werden evtl. als Aufbaumaterial verwendet.

4.11 Gold

Gold ist ein so genanntes Naturprodukt. Es ist ein Edelmetall, das nicht oxidiert. Reines Gold ist weich und wird in der Zahnheilkunde nur als Goldklopffüllung gebraucht.

Unter Goldlegierungen versteht man Verbindungen von Gold mit Kupfer, Silber und Platinzusätzen, wodurch sich bestimmte Farben und bestimmte Härten ergeben. Gold ist weich und dehnbar. Der Schmelzpunkt des Goldes liegt bei 1.064 °C (= 1.337 K). Gold ist nur löslich in »Königswasser«, einer Mischung aus konzentrierter Salzsäure und konzentrierter Salpetersäure. Der Goldgehalt einer Legierung wird angegeben, indem die Menge des Feingoldgehaltes in 1000 Teilen der Legierung angegeben wird. Ein Stempel 333 bedeutet 333 Teile Feingold in 1.000 Teilen Legierung. Früher wurde der Goldgehalt nur nach Karat eingeteilt. Reines Gold, also 1.000 Teile Gold, sind 24 Karat. 750er Gold ist 750 Teile Gold, gleich 18 Karat. Weißgold ist eine Goldlegierung, die durch Zusatz von Platin, Paladium oder Nickel nur noch schwach gelb oder gar keine Goldfarbe mehr hat.

4.12 Kunststoffe

Kunststoffe sind Stoffe, die nicht in der Natur vorkommen, sondern künstlich hergestellt werden.

Die Kunststoffe gliedern sich in zwei Hauptgruppen:

- Kunststoffe, die aus **Naturstoffen** hergestellt werden. Der Grundstoff ist z. B. Zellulose, Naturharz (Schellack) oder Proteine (Eiweißkörper).
- Kunststoffe, die **voll synthetisch** (künstlich) hergestellt werden. Hierbei unterscheidet man duroplastisch, härtbare, und thermoplastische, nicht härtbare, Kunststoffe.

Die **härtbaren** erfahren bei Erwärmung eine chemische Veränderung, wodurch sie unlöslich und nicht mehr zu erweichen sind. Die **nicht härtbaren** Kunststoffe erweichen bei Erwärmung und werden beim Abkühlen wieder hart. Der Vorgang ist reversibel (wiederholbar). Dies sind unsere in der Praxis gebräuchlichen Kunststoffe, die als Materialien für Abformungen eingesetzt werden. Sie sind bei verschiedenen Temperaturen plastisch und gut verformbar und werden deshalb auch Plaste oder Polyplaste genannt.

Polymerisation, auch Lichtpolymerisation, ist das Aneinanderlegen vieler Moleküle durch Druck, Wärme oder Katalysatoren. Katalysatoren sind chemische Verbindungen, die den Lauf eines chemischen Prozesses beeinflussen.

4.12.1 Kunststoff in der Prothetik

Meist sind es Polymerisationsprodukte, die synthetisch hergestellt werden. Sie werden als Pulver und Flüssigkeit angeliefert. Das Pulver besteht aus schon polymerisiertem Kunststoff (Polymer), der dann gemahlen wird. Die Flüssigkeit ist das Monomer, das sind die Moleküle. Die Verbindung erfolgt dann durch die Polymerisation. Bei der Herstellung gibt es zwei Verfahren. Das **chemoplastische** Verfahren, das bei der Erstellung von Prothesenbasen benutzt wird. Hier wird Druck und Wärme in Verbindung mit Wasser benutzt. Beim **thermoplastischen** Verfahren wird Druck und Wärme im Trockenen angewendet. So werden die Kunststoffzähne hergestellt. **Autopolymerisate** sind selbsthärtende Kunststoffe. Sie werden bei Wiederherstellungen (Bruch, Erweiterung) von Zahnersatz (siehe auch 6.5) benutzt. Es gibt Heißpolymerisate, die unter starker Wärmeabgabe aushärten und Kaltpolymerisate, die ohne Wärmeabgabe erhärten.

4.12.2 Weichbleibende Kunststoffe

Diesen Kunststoffen werden so genannte Weichmacher zugegeben. Es gibt äußere Weichmacher, das heißt Stoffe, die der Polymerisation zugegeben werden und sich zwischen die Großmoleküle lagern, und innere Weichmacher, weiche polymerisierbare Stoffe, die in die Moleküle eingelagert werden.

4.12.3 Kunststoffe für die Erstellung von Inlays

Hier werden im Labor spezielle Kunststoffe verwendet. Ein Vorteil gegenüber Amalgam oder Gold ist, dass diese Inlays zahnfarben sind.

4.13 Keramik

Keramische Materialien nennt man Materialien, die aus gebranntem Ton hergestellt werden. In den keramischen Werkstoffen, die in der Zahnheilkunde verwendet werden, ist nur noch wenig Ton. Deshalb sind diese Materialien mehr glasartig. Ihre Bestandteile sind Quarz, Feldspat und Kaolin (Ton). Sie werden von der Industrie vorbereitet angeliefert. Vorteile der keramischen Massen sind Reizlosigkeit, Farbbeständigkeit, Formbeständigkeit, Ästhetik und Mundbeständigkeit. Keramik kann als Füllungsmaterial nur in Form von Inlays benutzt werden. Ein weiterer Bereich in der die Keramik in der Zahnheilkunde angewendet wird sind Teilkronen, Vollkronen oder keramische Verblendungen am Zahnersatz (siehe auch 6).

4.14 Weitere Einzelzahnversorgungen

4.15 Gehämmerte Goldfüllung

Bei dieser heute wieder öfter angewandten Füllungsmethode wird 1.000er Gold in kleinen Goldstückchen, so genannten Pellets, in die Kavität eingebracht und dann mit einem kleinen Hammer und Goldstopfer vorsichtig in die Kavität hineingeklopft. Die Pellets lassen sich in kleinen Mengen bei Zimmertemperatur verschweißen, d. h., durch das Klopfen in die Kavität verbindet sich das Gold. Die gehämmerte Goldfüllung ist sehr aufwendig, hat aber einen sehr guten Randschluss und ist als Füllung für einflächige Kavitäten unübertroffen.

4.16 Goldgussfüllung

Das Inlay ist eine Einlagefüllung, weil es als fertige Füllung in den Zahn »gelegt« werden kann und meist gleich passgenau sitzt. Für Inlays werden neben Gold auch Keramiken und Kunststoffe verwendet. Inlays sind starre oder feste Dauerfüllungsmaterialien. Die Herstellung einer Einlagefüllung kann auf zwei verschiedenen Arten durchgeführt werden, mit der direkten und mit der indirekten Methode.

4.16.1 Direkte Methode

Der erste Arbeitsgang ist die Entfernung der Karies und/oder einer alten Füllung. Es folgt die spezielle Präparation der Kavität zur Aufnahme einer Einlagefüllung. Eine Unterfüllung zum Ausgleich der Unebenheiten auf dem Kavitätenboden oder unter sich gehender Bereiche an der Kavitätenwand wird eingebracht. Die Kavität wird isoliert. Nun wird ein Spezialwachs in die Kavität eingebracht und so modelliert, wie die endgültige Einlagefüllung aussehen soll. Statt eines Spezialwachses kann man auch spezielle Kunststoffe verwenden. Danach wird das **im Munde modellierte** Inlay aus dem Zahn herausgenommen und die Kavität mit einem provisorischen Material verschlossen. Im Labor wird aus dem Inlaymodell aus Wachs oder Kunststoff eine Einlagefüllung aus Gold, Keramik oder Kunststoff erstellt. In der nächsten Sitzung wird das Inlay eingegliedert.

4.16.2 Computergestützte Herstellung

Bei den modernen direkten Methoden der Erstellung von Keramikinlays am Patienten (chairside, am Stuhl) wird die zu versorgende Kavität nach der Präparation mit speziellen Computern abgetastet und zur Herstellung vorbereitet, es wird computergestützt konstruiert (CAD-Technik). Das Inlay, meistens aus Keramik, wird dann mit einer computergesteuerten Fräsmaschine sofort hergestellt (CAM-Technik) und eingegliedert. Auch hier sind Zwischenschritte bei den einzelnen Herstellungsverfahren möglich.

4.16.3 Indirekte Methode

Die Karies und/oder die alte Füllung wird entfernt und dann die Präparation vorgenommen. Manchmal wird auch hier eine Unterfüllung gelegt, sie ist aber nicht immer notwendig, weil unter sich gehende Bereiche beim Eingliedern durch den Zement ausgeglichen werden. Zur Darstellung der Präparationsgrenze kann die Gingiva verdrängt werden. Dann wird je eine **Abformung nach Präparation** und für den Gegenbiss genommen. Die Kavität wird mit einem provisorischen Füllungsmaterial verschlossen. Im Labor werden die Abformungen ausgegossen und Modelle hergestellt. Dann stellt der Zahntechniker das Inlay her. Der nächste Arbeitsgang in der Praxis ist auch hier das Eingliedern des Inlays.

Der Unterschied zwischen der direkten und der indirekten Methode bei der Herstellung einer Einlagefüllung liegt darin, dass bei der direkten Methode die Einlagefüllung in Wachs oder Kunststoff im Patientenmund modelliert wird (Zeitaufwand in der Praxis) und dann dieses Modell nur im Labor z. B. in Gold gegossen wird, während bei der indirekten Methode von der Kavität eine Abformung genommen wird und dann im Labor auf dem Modell das Inlay modelliert und fertig gestellt wird.

4.17 Veneer

Veneers sind hauchdünne Verblendschalen aus Keramik, die an den nur gering oder gar nicht bukkal präparierten Schmelz mit Ätztechnik geklebt werden. Mit ihnen kann man die Ästhetik unbefriedigende bukkale Zahnflächen verbessern oder kleine approximale Zwischenräume schließen.

4.18 Stifte zur Verankerung

Bei großen Füllungen kann der Halt in der Kavität verbessert werden, indem man kleine Stifte in das Dentin neben die Pulpa, **parapulpäre Stifte**, einbringt. Ein kleines Loch wird in das Dentin gebohrt. Der Stift wird teilweise in das Loch eingedreht. An dem herausragenden Bereich wird die Füllung verankert.

4.19 Stiftaufbau

Der Stiftaufbau wird unter 6.4.6 besprochen.

4.20 Kronen

Gründe zu Überkronung eines Zahnes sind ausgedehnte Defekte der klinischen Krone durch Karies oder Unfall, der Schutz des Zahnes vor Einwirkungen eine Klammer des Zahnersatzes (Schutzkrone), die Verankerung von Zahnersatz, das Einbeziehen des gesunden Zahnes in einen Brückenverband oder der Ausgleich von Fehlbildungen und Stellungsanomalien.

Die Einzelkronen werden unter 6.4 besprochen.

4.21 Milchzahnkrone

Haben Milchzähne große Kronendefekte, sollen aber noch im Mund verbleiben, um Platzhalter für die nachfolgenden Permanentes zu sein, werden **konfektionierte Milchzahnkronen** eingegliedert.

4.22 Gingivitis

Die Bakterien in der Plaque bewirken eine Entzündung der Gingiva. Sie färbt sich dunkelrot, ist schmerzempfindlich und wird dicker. Die anderen Strukturen des Zahnhalteapparats sind nicht betroffen. Nach der Entfernung der Plaque kommt es zur Ausheilung. In der neuen Einteilung der Gingivitiden werden in den Untergruppen die Schleimhauterkrankungen nach ihren speziellen Ursachen unterteilt. Beispiele sind die Einteilung nach dem Entstehen durch Bakterien, Viren, Pilze, Trauma (Hitze, chemische Einflüsse) Reaktionen auf Fremdkörper (Tätowierungen) oder die Entwicklung als allergische Reaktion.

4.23 Parodontitis

Wird die Gingivitis nicht behandelt, kann die Entzündung in die Zahnfleischtasche einwandern und diese vergrößern, indem sich das Saumepithel mehr und mehr löst. Das Attachment (attach = anheften) am Zahnhalteapparat (Gingiva, Knochen, Desmodont, Wurzelzement) geht verloren. Auch der Alveolarknochen bildet sich teilweise zurück. Am Ende kann der Verlust des Zahnes stehen (siehe auch 4.3.11). Spricht man von einer Parodontitis, ist immer die **marginale Parodontitis** gemeint. Es gibt Formen, die immer wiederkehren, wiederkehrende (rekurrierende) Parodontitis und solche, die trotz Behandlung wieder auftreten (refraktäre Parodontitis). Diese Formen sind keine eigenständigen Krankheitsbilder und kommen bei allen Variationen der Parodontitis vor.

4.24 Parodontopathie

Parodontopathie ist die Sammelbezeichnung für alle Erkrankungen des Parodontiums. Der Zahnhalteapparat, das **Parodontium**, ist die funktionelle Einheit von Wurzelzement, Wurzelhaut, Alveolarknochen und Zahnfleisch (siehe auch 2.15, 3.7 bis 3.10). Eine Parodontopathie wird durch Bakterien (Plaque, Biofilm) verursacht. Innere Erkrankungen, wie Stoffwechselstörungen und Erkrankungen, die den Körper in seiner Abwehr schwächen, begünstigen die Entwicklung einer Parodontopathie.

Eine wichtige Rolle spielen exogene Risikofaktoren, wie z. B. das Rauchen, aber auch so genannte Wirtsfaktoren, die teilweise genetisch bedingt sind, beeinflussen die Entwicklung einer Parodontopathie. Ebenso können funktionelle Störungen das Krankheitsbild modifizieren.

4.24.1 Klassifizierung der Parodontalerkrankungen

Deutsche Gesellschaft für Parodontologie (1999) hat Parodontalerkrankungen folgendermaßen klassifiziert:

I. Gingivale Erkrankungen
A. Plaque-induzierte gingivale Erkrankungen
B. Nicht plaque-induzierte gingivale Erkrankungen

II. Chronische Parodontitis
A. Lokalisiert
B. Generalisiert

III. Aggressive Parodontitis
A. Lokalisiert
B. Generalisiert

IV. Parodontitis als Manifestation von Systemerkrankungen
A. Bluterkrankungen
B. Genetische Störungen
C. Nicht anderweitig spezifiziert

V. Nekrotisierende Parodontalerkrankungen
A. Nekrotisierende ulzerierende Gingivitis (NUG)
B. Nekrotisierende ulzerierende Parodontitis (NUP)

VI. Abszesse des Parodonts
A. Gingivaabszess
B. Parodontalabszess
C. Perikoronarabszess

VII. Parodontitis im Zusammenhang mit endodontischen Läsionen
A. Kombinierte parodontisch-endodontische Läsion

VIII. Entwicklungsbedingte oder erworbene Deformationen und Zustände
A. Lokalisierte zahnbezogene Faktoren, welche die Plaqueretention begünstigen
B. Mukogingivale Verhältnisse
C. Schleimhautveränderungen auf zahnlosen Alveolarkämmen

Folgt man der gültigen Klassifizierung der Parodontalerkrankungen, so ist festzustellen, dass unter Gingivitis eine Reihe unterschiedlicher Erkrankungen verstanden wird.

4.25 Parodontalerkrankungen

Die durch Plaque entstandenen Erkrankungen stellen den größten Teil dar. Dazu zählen Parodontopathien, bei denen Pubertät, Menstruationszyklus, Schwangerschaft, Zuckerkrankheit, Leukämie, aber auch Arzneimittel oder Mangelernährung das Entstehen der Krankheit beeinflussen.

4.25.1 Gingivale Erkrankungen

Bei gingivalen Erkrankungen beschränkt sich die Entzündung auf die **marginale Gingiva**, den Zahnfleischsaum. Man kann am Zahnfleisch Zeichen der verschieden Krankheiten, die die gingivale Krankheit beeinflussen, erkennen. Es treten bei Sondierung Blutungen auf, die Gingiva ist entzündlich gerötet. Im Gegensatz zur **Parodontitis** liegen aber keine

Zahnlockerung und kein Knochenabbau vor.

I. A. Plaque-induzierte gingivale Erkrankungen

Plaque-induziert bedeutet, dass die Entzündung durch Plaque hervorgerufen wurde.

I. B. Nicht plaque-induzierte gingivale Erkrankungen

Zu den nicht plaque-induzierten gingivalen Erkrankungen zählt man Erkrankungen, die durch bakterielle Infektionen, Virusinfektionen, Infektionen durch Pilze, Erbanlagen, Schleimhauterkrankungen und -veränderungen, chemische, physikalische, thermische Eingriffe, Fremdkörperreaktionen hervorgerufen werden.

Ergeben sich die Veränderungen an der Gingiva nicht durch die Bakterien der Plaque, so gehören sie zu der Gruppe der **Gingivalen Erkrankungen spezifischen bakteriellen Ursprungs.** Bei der gingivalen Erkrankung viralen Ursprungs, sind der Auslöser Viren. Pilze sind es bei der pilzbedingten gingivalen Erkrankung. Unter der Gruppe, der nicht anderweitig spezifizierten wird die Epulis (siehe auch 3.11.12) eingeordnet.

4.25.2 Chronische Parodontitis

Parodontitische Infektionen können zu erhöhten Sondierungstiefen, Schwellungen, Blutung bei der Sondierung, Rötung und Schwellung der Gingiva, Perkussionsempfindlichkeit, erhöhter Zahnbeweglichkeit, Knochenverlust und Schmerzen führen.

II. A. Lokalisiert
II. B. Generalisiert

Die **chronische Parodontitis** ist eine Infektionserkrankung, bei der es zu einem fortschreitenden Verlust von Attachment kommt. Sie kann auf bestimmte Bezirke begrenzt (lokalisiert) oder überall (generalisiert) vorkommen. Sind weniger als 30 % der Flächen betroffen, liegt die lokalisierte Form vor. Ist der Anteil größer, ist es eine generalisierte chronische Parodontitis. Nach der Schwere der Erkrankung, dem Grad des Verlustes des Attachments spricht man von einer leichten Form (1 bis 2 mm CAL), einer mäßigen Form (3 bis 4 mm CAL) oder einer schweren Form bei über 5 mm CAL. Als CAL (clinical attachment loss) bezeichnet man den klinischen Verlust des Zahnhalteapparats, bezogen auf die Schmelz-Dentin-Grenze. Die chronische Parodontitis hat folgende Merkmale:

- Überwiegend bei Erwachsenen,
- Zerstörung und Zersetzung durch Reize an der Gingiva,
- Unterschiedliche Zusammensetzung der Plaque,
- Fast immer langsam fortschreitendes Krankheitsbild mit teilweise zeitlich begrenzter schneller Ausbreitung.

4.25.3 Aggressive Parodontitis

III. A. Lokalisiert
III. B. Generalisiert

Die Merkmale sind in der Mundhöhle sind gut zu erkennen. Der Patient ist klinisch gesund, die Zerstörung breitet sich schnell aus und trat oder tritt bei mehreren Familienmitgliedern auf. Manchmal bestimmt die Menge der Bakterien die Geschwindigkeit der Ausbreitung. Die aggressive Parodontitis ist meist in der Pubertät auf die Schneidezähne und ersten Molaren beschränkt, die generalisierte Form tritt bei unter 30-Jährigen meist an mindestens drei Zähnen auf.

Das klinische Bild zeigt Zahnlockerung, erhöhte Taschentiefe, Blutung, Rötung, Schwellung der Gingiva.

4.25.4 Parodontitis als Manifestation von Systemerkrankungen

IV. A. Bluterkrankungen
IV. B. Genetische Störungen
IV. C. Nicht anderweitig spezifiziert
Hier sind Formen zusammengefasst, die nicht in eine spezifische Parodontitis einzuordnen sind und mit Allgemeinerkrankungen (z. B. Blutkrankheiten, genetische Störungen, starke geistige oder motorische Schwäche oder Stoffwechselerkrankungen) einhergehen.

4.25.5 Nekrotisierende Parodontalerkrankungen

Zwei Erkrankungen sind in dieser Gruppe zusammengefasst.
V. A. Nekrotisierende ulzerierende Gingivitis (NUG)
Eine Infektion, die durch das Vorhandensein von abgestorbenen Bezirken (»ausgestanzte« Papillen) gekennzeichnet ist. Ein weiteres Kennzeichen ist der Foetor ex ore (starker Mundgeruch). Mögliche Auslöser können Stress, Rauchen, Fehlernährung und HIV-Infektionen sein.

V. B. Nekrotisierende ulzerierende Parodontitis (NUP)
Schwere Unterernährung und Immunschwäche lassen Nekrosen der Wurzelhaut und des Alveolarknochens auftreten.

Die NUG betrifft nur die Gingiva, während bei der NUP der Zahnhalteapparat betroffen ist.

4.25.6 Abszesse des Parodonts

Bei Abszessen des Zahnhalteapparates hat der Patient meist eine Schwellung, Schmerzen, Verfärbungen, Zahnbeweglichkeit oder Fieber.
VI. A. Gingivaabszess
Eine eitrige Erkrankung am Rand der Gingiva und den Papillen.

VI. B. Parodontalabszess
Nur die Gewebe in der Umgebung der Zahnfleischtasche sind von der eitrigen Entzündung betroffen.

VI. C. Perikoronarabszess
Eitrige Infektion begrenzt auf einzelne Zähne.

4.25.7 Parodontitis im Zusammenhang mit endodontischen Läsionen

VII. A. Kombinierte parodontisch-endodontische Läsion
Sie entstehen entweder durch parodontologische oder endodontische Probleme oder durch Kombination von beiden.

4.25.8 Entwicklungsbedingte oder erworbene Deformationen und Zustände

VIII. A. Lokalisierte zahnbezogene Faktoren begünstigen die Plaqueretention.
Hierzu zählen z. B. Zahnanomalien, fehlerhafte Füllungen oder Kronen,

Frakturen im Wurzelbereich oder Abbauvorgänge an der Wurzel.

VIII. B. Mukogingivale Verhältnisse
Rezessionen, mangelhafte Ausbildung der Gingiva, verkürzte Schleimhautbänder, nicht der Norm entsprechende Zungen- und Wangenbänder, Veränderung der Gingiva (Taschentiefe, Gingivaverlauf, Gingivawucherung) oder Farbveränderungen der Gingiva finden sich in dieser Gruppe.

VIII. C. Schleimhautveränderungen
   auf zahnlosen Alveolarkämmen
Veränderungen im Bereich der zahnlosen Alveolarkämme werden hier beschrieben.

4.26 Therapie der Parodontopathien

Ziel ist es, das verlorengegangene Attachment möglichst wiederherzustellen.

Nach der Diagnose (siehe auch 4.3.11) wird der Patient über das Krankheitsbild aufgeklärt, er wird zu verbesserter Mundhygiene aufgefordert, wozu ihm ausreichend Anleitung und Motivation gegeben wird. Gibt es nach Beseitigung offensichtlicher Reizfaktoren (überstehende Füllungs- oder Kronenränder, Zahnstein, Plaque) keine Heilung, wird auf Grund des klinischen Befundes, der Indizes, der Röntgenbefunde und Modellbefunde der Schwierigkeitsgrad der Erkrankung bestimmt und die Befunde, auch in einem Parodontalstatus, niedergeschrieben. Wie bei allen Therapien ist die Befunddokumentation nicht nur aus forensischen (gerichtlich) Gründen ein Muss.

Durch exakte Beschreibung der Anfangssituation können dem Patienten auch die Erfolge der Behandlung verdeutlicht werden. Im Bereich der Behandlung der Parodontopathie bedeutet das, dass dem Patienten die Verbesserung seiner Mundhygiene gezeigt werden kann und dadurch seine Motivation zur verstärkten Mitarbeit gefördert wird.

4.26.1 Geschlossene Kürettage

Der Wurzelbereich und die zur Zahnfleischtasche gehörende Gingiva wird gesäubert ohne die Tasche chirurgisch (Zahnfleischschnitt) zu öffnen. Dabei werden Zahnstein, Konkremente, Plaque und erkranktes Gewebe mit Scalern und Küretten vom Zahn und dem inneren Anteil der Gingiva der Zahnfleischtasche abgeschabt (scaling, kürettieren). Die Reinigung der Zahnoberflächen wird auch als Debridement bezeichnet (siehe auch 4.5).

4.26.2 Offene Kürettage

Von offener Kürettage spricht man, wenn die Gingiva nach einem Schnitt mit dem Skalpell vom Zahn abgeklappt wird und nun bei guter Sicht auf das Behandlungsgebiet wie bei der geschlossenen Kürettage gesäubert wird.

4.26.3 Papillektomie

Teile der Papillen werden entfernt, z. B. bei lokaler Vergrößerung der Papillen oder zur Darstellung der Präparationsgrenze bei der Abformung für Modelle.

4.26.4 Gingivektomie

Teile der Gingiva werden entfernt.

4.26.5 Gingivoplastik

Die Gingiva wird chirurgisch so gestaltet, dass das Krankheitsbild verbessert wird.

4.26.6 Nachsorge, Remotivation, Recall

Gegenüber den Therapien anderer Erkrankungen ist die Kontrolle zur Erhaltung des Therapieerfolgs bei den Parodontopathien besonders wichtig. Nur durch immer wiederkehrende Motivation des Patienten zur Mitarbeit wird der Erfolg anhalten. Deshalb wird der Patient in Abständen zur Kontrolle einbestellt (**Recall**). Recall bedeutet Rückruf und ist die Erinnerung des Patienten zur Kontrolluntersuchung durch die Praxis (siehe auch 4.3.13).

5 Chirurgische Zahnheilkunde

In diesem Kapitel finden Sie Inhalte aus:

▶ Lernfeld 5: Arten der Schmerzausschaltung
▶ Lernfeld 8: Folgen von Pulpaerkrankungen, Zahn-, Kiefer- und Mundhöhlenverletzungen
▶ Präprothetische Chirurgie, Implantate

5.1 Begriff

In die **Chirurgie** werden kleine Eingriffe wie die Inzision oder einfache Extraktion bis zu großen operativen Eingriffen eingeordnet.

5.2 Anästhesie

Eine Betäubung wird durchgeführt, um durch Schmerzfreiheit des Patienten ruhiges, zügiges Arbeiten zu ermöglichen. Es gibt verschiedene Arten eine Anästhesie durchzuführen:

- Oberflächenanästhesie,
- Infiltrationsanästhesie, Intraligamentäre Injektion,
- Leitungs- oder Stammanästhesie,
- Allgemeine Anästhesie, zentrale Anästhesie, Narkose.

5.2.1 Anästhetikum

Die Injektionsflüssigkeit wird von der Industrie fertig vorbereitet in verschiedenen Konzentrationen, für die Zahnheilkunde meistens in Zylinderampullen mit 1,8 cm³ Inhalt, geliefert. Dem Wirkstoff sind oft Mittel (z. B. Adrenalin) zugesetzt, die die Gefäße verengen (**Vasokonstringentien**), und Stoffe, die die Körperverträglichkeit des Injektionsmittels regulieren und die Flüssigkeit haltbar machen (**Isotone**). Vasokonstringentien bewirken eine örtliche Blutleere, die Dosis des Anästhetikums kann dadurch geringer sein, da das Anästhetikum durch die verengten Gefäße nicht so schnell abtransportiert wird. Man erreicht eine längere Einwirkzeit (Betäubung). Das Anästhetikum kann auf unterschiedlichen Wegen in den Köper gelangen.

5.3 Injektionsarten

Folgende Injektionsarten gibt es:
- subkutan: unter die Haut
- submukös: unter die Schleimhaut
- intrakutan: in die Haut
- intravenös: in die Vene
- intramuskulär: in den Muskel
- intraarteriell: in die Arteria
- intraartikulär: in das Gelenk
- intrakardial: in den Herzmuskel

5.4 Injektionstechniken

In der Zahnheilkunde gibt es verschiedene **Injektionstechniken**, die Oberflächenanästhesie, die Infiltrationsanästhesie, intraligamentäre Anästhesie, Leitungsanästhesie und allgemeine Anästhesie.

5.4.1 Oberflächenanästhesie

Betäubt wird nur die obere Schicht der Haut oder Schleimhaut. Die Oberflächenanästhesie (O) hat verschiedene Anwendungsbereiche:
- Spaltung oberflächlicher Abszesse,
- Entfernung lockerer Milchzähne oder Milchzahnreste,

- Verhinderung des Würgereizes bei Röntgenaufnahmen oder Abformungen,
- Zahnsteinentfernung,
- Verminderung des Schmerzes beim Spritzeneinstich.

Die Oberflächenanästhesie kann man auf verschiedene Arten durchführen, durch:
- Einreiben von anästhesierenden Salben,
- Aufpinseln von Flüssigkeiten,
- Spray,
- Vereisung: Ein flüssiges Gas wird auf die Haut oder Schleimhaut gesprayt. Durch die Verdunstung dieses Gases entsteht Kälte. Der vereiste Bezirk ist schmerzfrei.

5.4.2 Infiltrationsanästhesie

Lokale oder örtliche Betäubung, auch terminale Anästhesie (I) genannt. Die Injektionsflüssigkeit wird injiziert und »umspült« die Nervenenden. Dadurch wird die Reizleitung des oder der Nerven unterbrochen, die umliegenden Gewebe sind betäubt. In der Zahnheilkunde wird durch die Infiltrationsanästhesie das Gebiet eines Zahnes oder mehrerer Zähne betäubt. Zähne, Zahnfleisch und der Knochen sind in dem Bereich schmerzfrei.

5.4.3 Intraligamentäre Anästhesie

Es handelt sich um eine lokale Anästhesie. Die Anästhesieflüssigkeit wird bei der intraligamentäre Anästhesie (IA) zwischen Zahn und Alveolarknochen in das Ligament des Zahnhalteapparates injiziert. Die Anästhesie wirkt nur in diesem Bereich.

5.4.4 Leitungsanästhesie

Die Injektionsflüssigkeit wird in die Nähe des Nervenstammes gebracht. Dadurch wird das Gebiet, das der Nerv in hinter Bereich innerviert, betäubt (L). Deswegen heißt diese Anästhesie auch Stammanästhesie. Im Unterkiefer wird der Nerv am Foramen mandibulare betäubt, bevor er in den Unterkiefer eintritt. Als Zeichen, dass die Betäubung wirkt, spürt der Patient ein Kribbeln und damit die Betäubung an der Unterlippe. Im Oberkiefer wird z. B. in der Nähe der Flügelgaumengrube der Nervenstamm des Nervus maxillaris betäubt.

5.4.5 Allgemeine Anästhesie

Die allgemeine Anästhesie wird auch zentrale Anästhesie oder **Narkose** genannt und dient der zentralen Schmerzausschaltung und Schmerzbekämpfung. Die Durchführung der

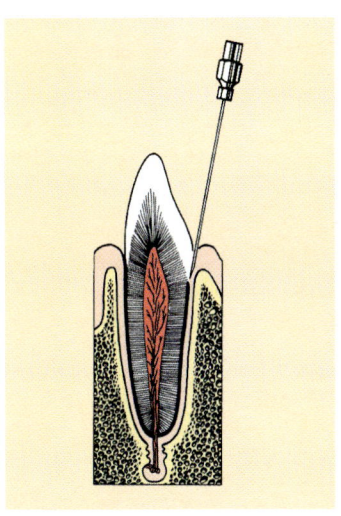

Intraligamentäre Anästhesie (IA)

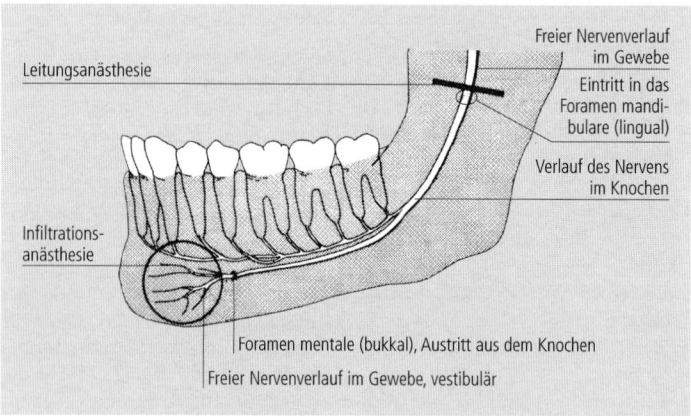

Verlauf des N. mandibularis im Unterkiefer, Leitungsanästhesie und Infiltrationsanästhesie

Narkose in der Zahnarztpraxis ist möglich, aber es ist die Anwesenheit eines zweiten Zahnarztes oder eines Arztes notwendig. Eine Narkose kann man durchführen, indem man das Narkosemittel mit einer Injektion (Injektionsnarkose) dem Körper zuführt, Dämpfe (z. B. Äther) oder Gase (Lachgas) einatmen lässt (Inhalationsnarkose). Diese Art Narkose wird auch **Rauschnarkose** genannt. Bei der Intubationsnarkose werden Schläuche durch Nase und Rachen geführt, um das Narkosegas-Luft-Gemisch einzubringen und um die Atemwege freizuhalten. Eine andere Möglichkeit ist, das Narkosemittel **intravenös** zu injizieren. Am Ende der Narkose ist darauf zu achten, dass der Patient langsam zu sich kommt, da sich die Benommenheit erst langsam verliert.

5.4.5.1 Narkosestadien

Das erste Narkosestadium ist die **Analgesie**, die Schmerzfreiheit. Der Patient ist noch bei Bewusstsein, deshalb muss im Raum Ruhe sein. Die Analgesie kann neben den Narkosemitteln auch z. B. durch Lachgas hervorgerufen werden. Die weiteren Stadien der Narkose treten bei Lachgas (N_2O, Stickoxidul) nicht ein. Das geruchlose Lachgas wird als Sauerstoffgemisch eingeatmet, wobei der Sauerstoffanteil mindestens 25 Prozent sein muss, um die Atmung zu erhalten. Da Lachgas schwerer als Luft ist, braucht man die Narkosemaske nur über die Nase zu halten, und es wird, da das Gas nach unten fällt, vom Patienten eingeatmet.

Das zweite Narkosestadium nennt man das **Erregungs- oder Exzitationsstadium**. Es treten unkontrollierte Muskelreaktionen (Muskelzucken bis zu Abwehrreaktionen) auf.

Das dritte Stadium ist das **Duldungs- oder Toleranzstadium**. Die Muskeln erschlaffen und die Reflexe sind ausgeschaltet. In diesem Stadium erfolgen die ärztlichen Eingriffe (z. B. Operationen).

Das vierte Stadium ist das **Ersti-ckungs- oder Kollapsstadium** (Asphyxie). Hierbei ist die Gefahr der Atemlähmung und des Herzstillstandes bei Überdosierung des Narkosemittels gegeben.

Beim Erwachen werden die Stadien der Narkose in umgekehrter Reihenfolge durchlaufen.

5.4.6 Heilinjektion

Es werden herzstärkende, blutstillende, bakterienbekämpfende (Antibiotika) Medikamente extra- oder intraoral unter die Haut oder Schleimhaut in das Bindegewebe injiziert.

5.5 Injektionsspritzen

Gebräuchliche Spritzenarten sind:
- Rekordspritze,
- Zylinderampullenspritze,
- Ganzglas- und Einmalspritze,
- Düseninjektion.

5.5.1 Rekordspritze und Ampulle

Ampullen sind kleine Glasbehälter, in denen die fertigen Injektionsflüssigkeiten steril eingeschmolzen sind. Die Ampullen werden angesägt und aufgebrochen und die Flüssigkeit in die Rekordspritze aufgezogen. Eine Rekordspritze kann in die Einzelteile zerlegt werden. Zur Sterilisation ist

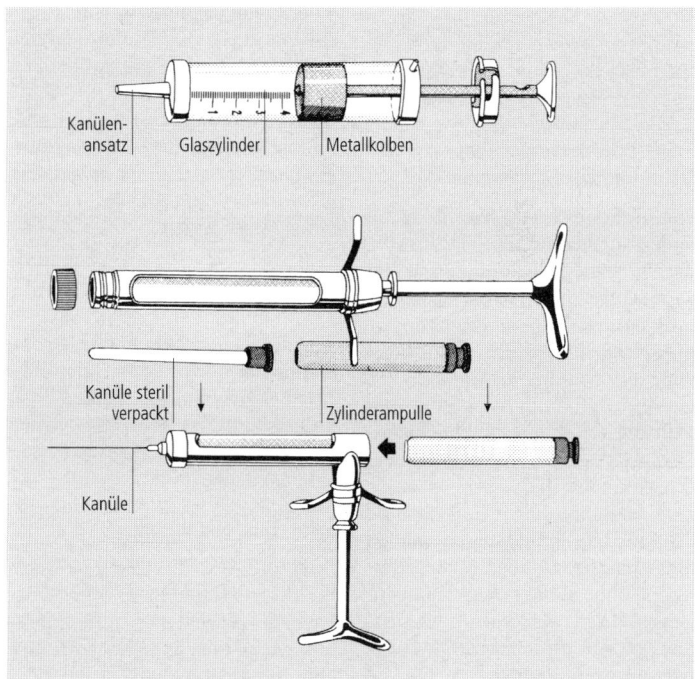

Rekordspritze, Zylinderampullenspritze

dieses Zerlegen notwendig, da sich Metall schneller als Glas erwärmt und dadurch schneller ausdehnt. Der Metallkolben würde das Glas zerbrechen.

Die Rekordspritze besteht aus: Metallkolben, Glaszylinder und der aufgesteckten Kanüle. Eine **Aspiration**, Ansaugen, ist möglich. Man aspiriert, um festzustellen, ob in ein Blutgefäß eingestochen worden ist. Ist dies der Fall, so wird beim Aspirieren Blut in die Spritze eingesaugt. Die Injektionsflüssigkeit darf dann nicht abgegeben werden, da sie sofort in den Blutkreislauf eintreten würde. Dadurch kann es zu Komplikationen, z. B. einem Kreislaufkollaps, kommen. Nach Veränderung der Spritzenführung entweder vor oder hinter das Blutgefäß, kann dann die Injektionsflüssigkeit abgegeben werden.

5.5.2 Zylinderampullenspritze und Zylinderampulle

Die Injektionsflüssigkeit wird in Zylinderampullen geliefert, die direkt in die Zylinderampullenspritze eingelegt werden. Der Gummiverschluss zeigt in Richtung Kanülenansatz. Die Kanüle wird aufgesteckt und festgeschraubt. Sie dringt dabei durch den Gummi der Zylinderampulle und stellt die Verbindung zur Injektionsflüssigkeit her. Der Vorteil gegenüber den Ampullen liegt darin, dass die Zylinderampulle nicht aufgesägt und die Flüssigkeit aufgezogen werden muss, sondern dass die Injektionsflüssigkeit ohne Gefahr der Verunreinigung injiziert werden kann. Aspiration ist nur bei manchen Zylinderampullenspritzen möglich. Die Fa. Bayer liefert die Zylinderampullenspritzen und die Zylinderampullen unter dem geschützten Namen Karpulenspritze und Karpule. Weitere Firmen benutzen andere gesetzlich geschützte Namen für ihre Zylinderampullenspritzen.

Kanülen gibt es meist, als Einmalkanülen, in verschiedenen Durchmessern und Längen. Die Spitzen sind scharf geschliffen.

Die früher eingesetzten, wiederverwendbaren Kanülen kommen nur noch selten zur Anwendung und müssen sterilisiert werden. Das war lange nicht möglich, da sie nicht durchspülbar sind. Reste der Injektionsflüssigkeit und Sekret verkrusteten dann in der Kanüle. Mit der Wölm'schen Federampulle ist eine Reinigung möglich. Diese Kanülen müssen von Zeit zu Zeit nachgeschliffen werden.

Bei der **Ganzglasspritze** ist nur die Kanüle nicht aus Glas. **Einmalspritzen** sind meistens aus Kunststoff. Oftmals ist das Injektionsmittel schon in der Spritze.

5.5.3 Spritzen zur intraligamentären Anästhesie

Um den hohen Druck aufbauen zu können, mit dem die Injektionsflüssigkeit in den Bereich zwischen Zahn und Alveole eingebracht werden muss, sind spezielle Zylinderampullenspritzen entwickelt worden.

5.5.4 Düseninjektion

Dies ist das System der Impfpistole für Massenimpfungen. Ein feiner Strahl der genau dosierten Injektionsflüssigkeit dringt unter hohem Druck ohne Einstich in die Haut ein. Zur Anwendung in der Zahnheilkunde dringt die Flüssigkeit bei der Düseninjektion meist nicht tief genug ein, deshalb ist diese Injektionsmethode noch nicht verbreitet.

5.6 Extraktion

Die Extraktion (X) ist das Herausnehmen oder Entfernen eines einwurzeligen oder mehrwurzeligen Zahnes ohne Komplikationen. Als **atypische** Extraktion bezeichnet man Extraktionen, bei denen der Zahn nicht als Ganzes entfernt werden kann:

- Zerfallene Zähne,
- Zahnreste,
- Frakturierte Wurzelspitzen,
- Retinierte (zurückgehaltene) Zähne,
- Verlagerte (im Kiefer liegende) Zähne,
- Impaktierte (eingekeilt, durch Raummangel oder durch die Lage am Durchbruch gehinderte) Zähne,
- Zurückgelassene Wurzeln (Radix relicta).

5.7 Wundversorgung

Jeder chirurgische Eingriff endet mit der Wundversorgung. Dazu einige Beispiele:

- Abtragen spitzer Knochenränder am Rand der Alveole,
- Excochleieren von Granulationsgewebe oder kleiner Zysten durch die Alveole mit einem scharfen Löffel,
- Säubern der Wunde (3 % H_2O_2, 10 % NaCl),
- Einbringen eines resorbierbaren Gelatinetampons oder Ähnlichem,
- Evtl. Einbringen eines mit einem Medikament beschickten Tamponadestreifens,

- Gegebenenfalls Legen von einer oder mehreren Nähten,
- Stillung einer übermäßigen Blutung.

Die Instrumente, die gebraucht werden, sind in Zahl und Form so reichhaltig, dass jeder Zahnarzt die Instrumente benutzt, mit denen er am zweckmäßigsten arbeitet.

5.7.1 Nahtmaterial

Das Nahtmaterial kann aus Seide, Perlon oder Draht bestehen. Heute nimmt man kein tierisches Material, sondern Polylaktidfäden, die zu Milchsäure abgebaut werden und im Körper nach acht bis 22 Tagen resorbiert sind. Unter atraumatischer Naht versteht man eine fortlaufende Naht mit einem Faden, der mit der Nadel fest verbunden ist. Durch das Fehlen des Nadelöhrs ist diese Nahtart gewebeschonend.

5.7.2 Physikalische Maßnahmen

Zu den physikalischen Maßnahmen gehören Wärmeanwendungen mit Rotlicht, Kurz- oder Mikrowelle sowie Kälteanwendungen.

5.7.3 Verhalten nach chirurgischen Eingriffen

Durch die individuelle Einstellung des Patienten, die Anästhesie und den Eingriff ist der normale Lebensrhythmus des Patienten gestört. Um die physische und psychische Belastung vor und während des Eingriffs so gering wie möglich zu halten, ist die umsorgende Betreuung durch den Arzt und die ZFA nötig. Nach dem Eingriff wird der Patient darauf hingewiesen, dass sein weiteres Wohlbefinden und die Wundheilung auch davon abhängt, inwieweit er den folgenden Empfehlungen folgt. Er sollte möglichst nicht Auto fahren, sich nicht körperlich anstrengen, nicht rauchen, keinen starken Kaffee oder Tee oder Alkohol trinken, sich nicht intensiver Hitze aussetzen, auf Milchprodukte verzichten, nicht spülen und beim Essen vorsichtig sein, damit er sich durch die Anästhesie der Lippen und Wangen nicht selbst beißt.

5.7.4 Instrumente und Hilfsmittel, die in der Chirurgie benötigt werden

Hebel, Oberkieferfrontzahnzange, Oberkiefermolarenzange (Zacke zur Backe), Bajonettzange für Wurzelreste im Oberkiefer, Weisheitszahnzangen für Oberkiefer und Unterkiefer, Unterkieferfrontzahnzange, offener und geschlossener Rabenschnabel, Unterkiefermolarenzange (Rabenschnabel), Luer'sche Hohlmeißelzange, Krallen, Wurzelpinzette, Kappenstanze, Mundhaken, Wundhaken, Elevatorium, Raspatorium (Abheben des Periosts), chirurgische Pinzette, scharfer Löffel, Skalpelle, Fräsen Scheren, Tamponadestopfer, Tupfer, Nadelhalter, Nadeln, Nahtmaterial, Küretten, Tuch- Gefäßklemmen.

Es gibt Zangen, die über die Fläche (z. B. Molarenzange OK, Bajonett, Luer) oder über die Kante (Frontzahnzange UK, Molarenzange UK) gebogen sind.

5.8 Entfernung eines Wurzelrests

Es besteht die Möglichkeit, einen Wurzelrest einmal im Sinne einer aty-

pischen Extraktion durch die Alveole zu entfernen oder mit einem operativen Eingriff herauszunehmen.

5.9 Aufklappung

Bei der **Osteotomie** (Ost) wird ein **Muko-Periost-Lappen** gebildet. Nachdem die Schleimhaut mit einem Skalpell aufgeschnitten und mit einem Raspatoriurn abgehoben wurde, wird die Gingiva mit der Knochenhaut vom Knochen abgehoben. Als nächstes nimmt man den Knochen mit Knochenfräsern so weit weg, bis der zu entfernende Zahn, Zahnteil oder Fremdkörper frei liegt und entfernt werden kann. Nach dem Entfernen wird die Wunde versorgt. Bei einer Ost 2 ist der Zahn, Wurzelrest oder dergleichen impaktiert, verlagert oder retiniert.

5.10 Weitere chirurgische Maßnahmen

5.10.1 Dentitio difficilis

Bei der Dentitio difficilis wird entweder durch medikamentöse Behandlung oder durch Entfernen der Zahnfleischkapuze mit einem Skalpell oder einer Kapuzenstanze (Kappenstanze) versucht, den erschwerten Zahndurchbruch zu lindern. Auch elektrochirurgische Hochfrequenzgeräte mit denen man schneiden, Gewebe abtragen oder Blutungen stillen kann, kommen zur Anwendung.

5.10.2 Abszessspaltung

Innenspaltung ist das Eröffnen eines Abszesses (siehe auch 3.11.3) durch eine Inzision (Einschnitt, Inz) der Schleimhaut in der Mundhöhle. Bei der Außenspaltung wird der Abszess, der zur Außenhaut hin gewandert ist, durch eine Inzision der Außenhaut eröffnet. Nachdem sich der Pus (Eiter) entleert hat, folgt das Einbringen eines Gazestreifens, der mit einem Medikament beschickt ist oder, bei der Außenspaltung, das Einlegen eines Röhrchens zum Abfluss des Eiters.

5.10.3 Wurzelspitzenresektion

Bei der Wurzelspitzenresektion wird in Höhe der Wurzelspitze aufgeklappt, die Wurzelspitze entfernt und das krankhaft veränderte Gewebe herausgenommen (WR). Wenn noch keine Wurzelkanalfüllung erfolgt ist, kann diese jetzt von der Zahnkrone zur Wurzelspitze (orthograd) folgen. Wird die Wurzelkanalfüllung auch vom Apex (Wurzelspitze) her in den Wurzelkanal eingebracht, spricht man von retrograder Wurzelkanalfüllung. Es folgt die Wundversorgung und Röntgenkontrolle der Wurzelkanalfüllung.

5.10.4 Eröffnete Kieferhöhle

Ist bei der Entfernung eines oberen Molaren die Kieferhöhle (Antrum) eröffnet (siehe auch 2.4.1), wird die **Mund-Antrum-Verbindung** (MAV) meist durch einen **Schleimhaut-Periost-Lappen** geschlossen. Dazu wird die vom Knochen abgehobene Schleimhaut geschlitzt, um sie zu verlängern, damit der Lappen ausreichend groß ist um den Defekt abzudecken. Zur Diagnose wird der **Nasen-Blaseffekt** durchgeführt. Der Patient versucht durch die Nase auszuatmen. Da der Arzt die Nase zu hält, kann die Luft nicht entweichen, der Nasen-Blaseffekt ist negativ. Strömt die Luft durch die MAV, ist er positiv und die Verbindung muss mit einem Schleimhaut-Periost-Lappen (plastische Deckung) geschlossen werden. Der Boden der Alveole kann auch mit einer Knopfsonde vorsichtig abgetastet werden, um eine MAV zu bestätigen oder auszuschließen.

5.10.5 Zystenoperation

Das Vorgehen bei der Zystenoperation (siehe auch 3.11.4) ist wie bei einer Aufklappung. Bei der Zystenoperation wird der gesamte Zystenbalg mit einem scharfen Löffel entfernt,

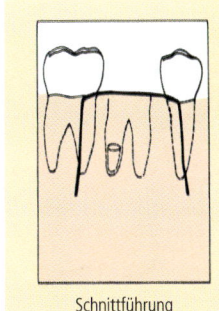
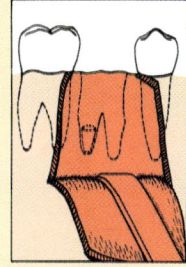
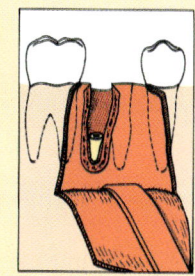

| Schnittführung | Schleimhaut und Periost abgeklappt | Wurzelrest freigelegt |

Die Aufklappung

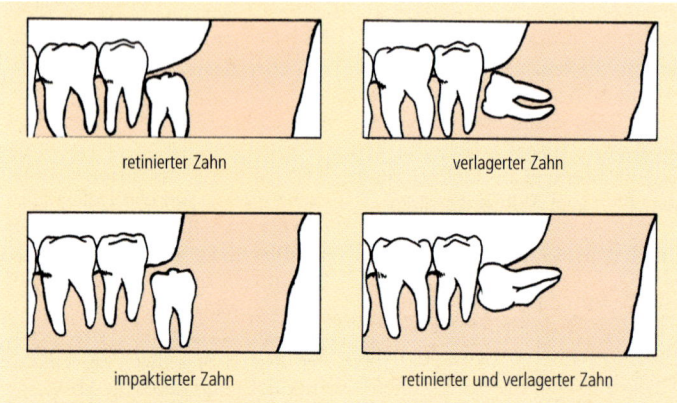

Atypische Lage von Zahn 38

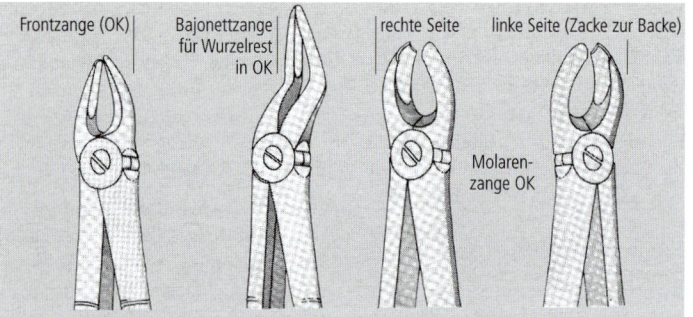

Oberkieferzahnzangen

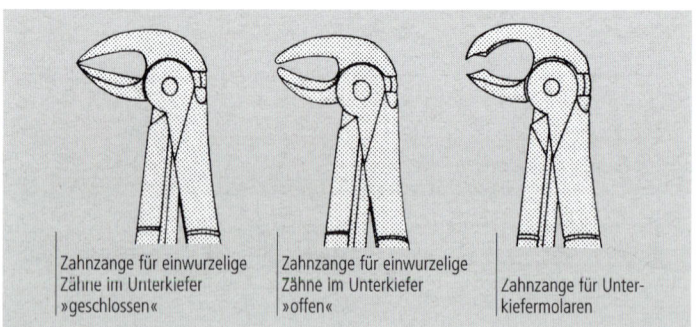

Unterkieferzahnzangen

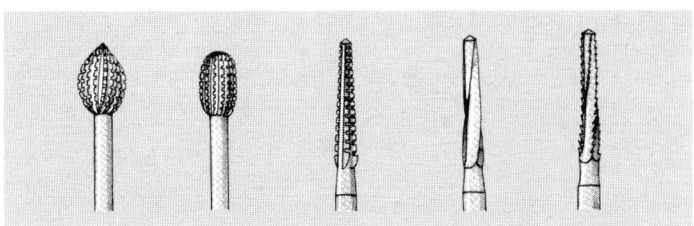

Verschiedene Knochenfräser

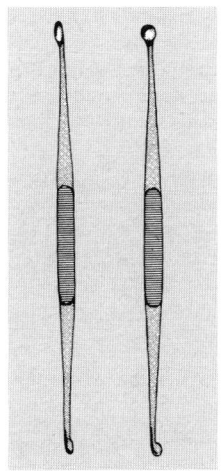

Scharfer Löffel

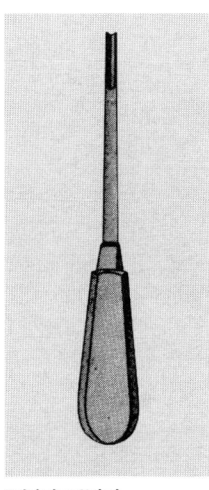

Bein'scher Hebel

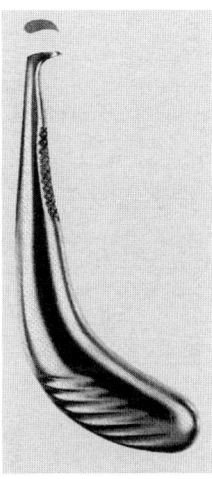

Kralle oder Pistolenkralle für
untere Wurzeln

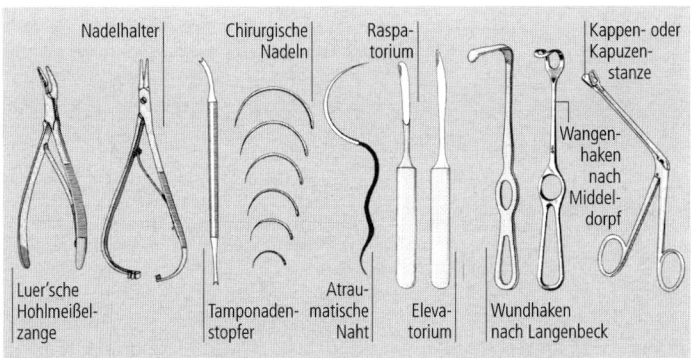

Verschiedene chirurgische Instrumente

da sonst die Gefahr eines Rezidivs (Wiederauftretens) besteht.

Nach der Operationstechnik teilt man die Operationen der Zysten (Zy) in die Operationen nach Partsch I und Partsch II ein.

Zy 1 ist die Operation nach **Partsch II**. Wird nach der Aufklappung die Zyste mit dem Zystenbalg ausgeschält und die Schleimhaut über dem Defekt im Knochen vernäht, ist das eine **Zystektomie**. Der Defekt verkleinert sich, indem von der Höhle aus neuer Knochen gebildet wird.

Bei der Operation nach **Partsch I**, der **Zystostomie**, wird nach der Auf-

klappung und Entfernung von Zyste und Zystenbalg der entstandene Defekt zur Nebenhöhle der Mundhöhle gemacht. Die Höhle wird durch Tamponade oder einen Obturator abgedeckt. Verkleinert sich der Defekt in der Heilphase, wird auch der Obturator entsprechend verändert.

5.10.6 Germektomie

Die Germektomie (Germ) ist das Entfernen eines Zahnkeims. Meist erfolgt dies aus kieferorthopädischen Gründen.

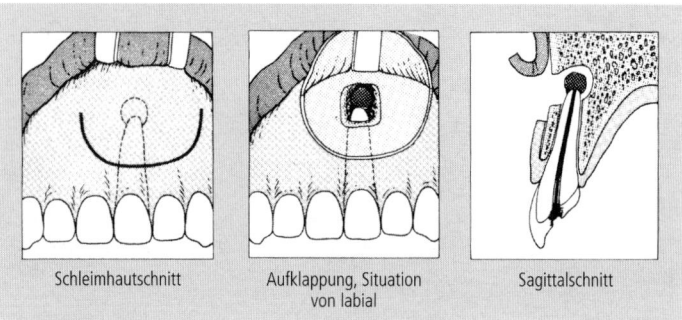

Schleimhautschnitt — Aufklappung, Situation von labial — Sagittalschnitt

Wurzelspitzenresektion

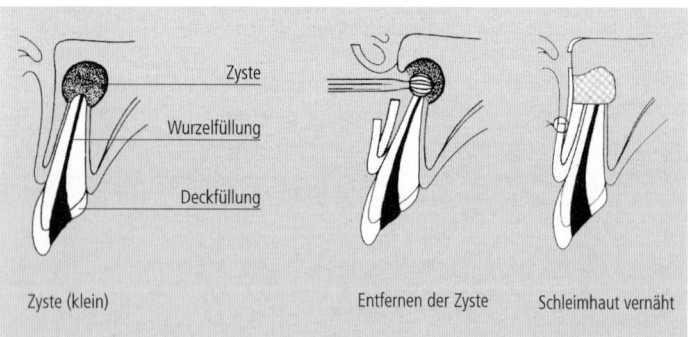

Zyste
Wurzelfüllung
Deckfüllung

Zyste (klein) — Entfernen der Zyste — Schleimhaut vernäht

Zystektomie

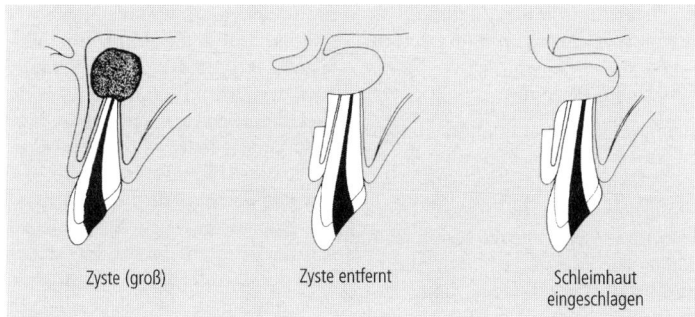

Zyste (groß)   Zyste entfernt   Schleimhaut
                                              eingeschlagen

Zystostomie

5.10.7 Replantation

Replantation ist das Zurückverpflanzen oder Wiedereinbringen eines ausgestoßenen oder traumatisch luxierten Zahns in die Alveole. Der Patient mit einem ausgestoßenen, ausgeschlagenen Zahn sollte schnell in zahnärztliche Behandlung gelangen. Nur wenn der Zahnarzt den nicht mehr in der Mundhöhle befindlichen Zahn kurz nach dem Trauma versorgen kann, ist die Chance der Einheilung gegeben. Außerdem muss die knöcherne Alveole weitgehend unverletzt sein.

Der durch ein Trauma verlorengegangene oder der extrahierte Zahn, der replantiert werden soll, wird vorsichtig außerhalb der Mundhöhle mit einer Wurzelfüllung, oft auch von retrograd, versorgt. Nach der Replantation wird der Zahn in vielen Fällen mit einer Schiene oder einer anderen Fixation an mehreren Nachbarzähnen stabilisiert.

5.10.8 Hemisektion

Bei der Hemisektion (Hem) wird nur ein Teil des Zahnes extrahiert. Bei dieser Teilextraktion wird z. B. der krankhafte (mesiale oder distale) Anteil (Krone und Wurzel) entfernt, während der zahnärztlich versorgte distale Anteil, z. B. eines unteren ersten Molaren, im Kiefer belassen wird. Fehlen die Zähne 7 und 8, so kann der Patient nun trotzdem noch mit einem festsitzenden Ersatz versorgt werden. Die Versorgung der Lücke kann dann

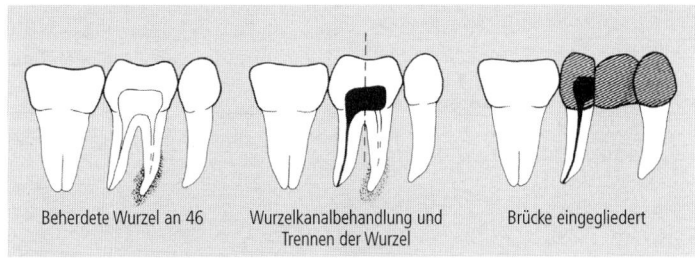

Beherdete Wurzel an 46   Wurzelkanalbehandlung und   Brücke eingegliedert
                          Trennen der Wurzel

Hemisektion und Versorgung der Lücke mit einer Brücke

durch eine Brücke von Zahn 5 auf die distale Wurzel des Zahnes 6 erfolgen.

5.10.9 Implantation

Beim enossalen Implantat werden Schrauben, Nadeln, Pfeilstifte, Anker, Zylinder oder Ähnliches in den Alveolarknochen eingebracht. Diese Implantate bestehen aus Metall (z. B. Titan) oder Keramiken (z. B. Aluminiumoxidkeramik). Teile dieser Implantate ragen durch die Schleimhaut in die Mundhöhle und dienen als Unterbau zur weiteren prothetischen Versorgung. Der obere Teil des Implantates ist gleichzusetzen mit einem Zahn, der zur Aufnahme einer Krone vorbereitet wurde. Die Indikation für ein Implantat kann man in verschiedene Gruppen einteilen:
1. Einzelzahnverlust,
2. Reduzierte Bezahnung,
3. Zahnloser Unterkiefer.

Die Versorgung des Patienten mit einem Implantat erfordert vom Zahnarzt eine ausreichende praeoperative Diagnostik, chirurgische Erfahrung, großes Wissen um die Implantation und die Implantatsysteme, sowie die Auswahl einer zweckmäßigen Prothetik.

Man unterscheidet geschlossene Implantate und offene Implantate. Beim geschlossenen Implantat ist die Haut oder Schleimhaut über dem Implantat in der Einheilungszeit geschlossen. Beispiel für ein geschlossenes Implantat ist ein künstliches Hüftgelenk. Darüber wird die Haut nach der Operation durch Nähte verschlossen und das Implantat heilt reizlos ein. In der Zahnheilkunde wird der Teil des Implantats, der im Kieferknochen verankert wird, eingebracht und durch Nähte geschlossen. Nach der Einheilphase wird die Schleimhaut über dem oberen Rand des Implantats weggenommen. In den frei gelegten Teil des Implantats wird der obere Teil, das Sekundärteil oder Abutment, der später z. B. die Krone aufnimmt, eingebracht.

Beim offenen Implantat gibt es keine Zwischenphase in der die Schleimhaut geschlossen ist. Das Implantat wird als Ganzes eingebracht. Der obere Teil des Implantates ragt gleich durch die Haut oder Schleimhaut nach außen.

5.10.10 Präprothetische Chirurgie

Hierunter fallen z. B. die Beseitigung von Schlotterkämmen, störenden Schleimhautbändern oder die Vergrößerung und Verbreiterung eines Alveolarfortsatzes.

5.10.11 Zahnärztliche Großchirurgie

Es handelt sich hierbei um die Behandlung großer Abszesse, Tumoren (gutartige und bösartige), Phlegmonen, Missbildungen, Unfälle, Kieferbrüche oder dergleichen. Diese Maßnahmen werden von Zahnärzten mit entsprechender Ausbildung in der Praxis (ambulant) oder in einer Klinik mit kieferchirurgischer Abteilung (stationär) durchgeführt.

6 Prothetische Zahnheilkunde

In diesem Kapitel finden Sie Inhalte aus:

▶ Lernfeld 12: Abformungen, Wiederherstellungen und Erweiterungen

6.1 Begriff

Als **Prothese** bezeichnet man den künstlichen Ersatz verlorengegangener Körperpartien durch körperfremde Materialien. Die zahnärztliche Prothetik befasst sich mit dem Ersatz fehlender Zähne, Knochenpartien oder Weichteilen im Bereich der Mundhöhle. Röntgenaufnahmen, Befunde der Muskeltätigkeiten, des Kiefergelenks oder Fotografien sind hilfreich zur Diagnose und Planung. Modelle der Kiefer im Artikulator geben die Situation in der Mundhöhle

wider. Die Lehre von der Gesamtbetrachtung und der Funktion des Kauorgans, des stomatognathes Systems, nennt man **Gnathologie**. Stomatologie ist die Lehre von der Mundhöhle und deren Erkrankungen. Funktionsstörungen werde gnathologisch behandelt, indem die Fehlleistungen, die oft mit Schmerzen verbunden sind, z. B. durch Schienentherapie ausgeglichen oder geheilt werden. Die neue Situation kann danach durch Schienen, Veränderung des alten Zahnersatzes oder durch neuen Zahnersatz stabilisiert werden.

6.2 Abformtechniken

Die **anatomische Abformung** gibt die normale Situation, deshalb auch **Situationsabformung**, der Zähne der Schleimhaut und der Bänder in Ruhestellung wieder. Es werden kaum Bewegungen der Lippen, Wangen oder der Zunge vorgenommen. Eine anatomische Abformung findet Anwendung bei der Erstellung von Situ-

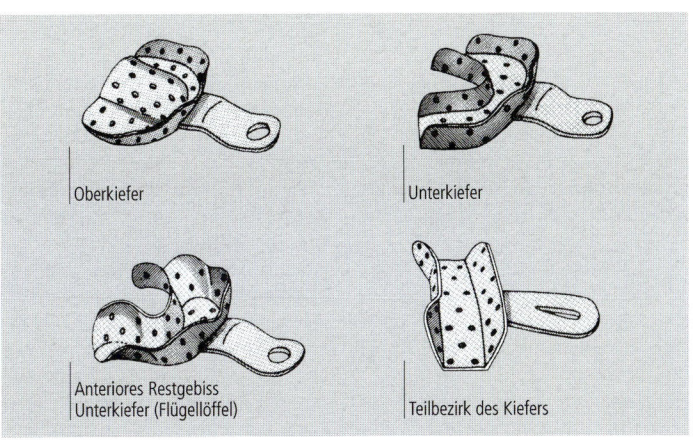

Oberkiefer

Unterkiefer

Anteriores Restgebiss Unterkiefer (Flügellöffel)

Teilbezirk des Kiefers

Abformlöffel

ationsmodellen, Erstabformung für totalen Zahnersatz, Teilprothesen, als Gegenbiss bei Kronen, Brücken und kombiniert herausnehmbar-festsitzendem Zahnersatz, zur Herstellung provisorischer Kronen und Brücken, zur Herstellung von Schienen, zur Erweiterung und Wiederherstellung der Funktion von Zahnersatz und zur Herstellung kieferorthopädischer Apparaturen.

Die Abformlöffel für die anatomische Abformung, die von der Industrie auch in verschiedenen Größen hergestellt werden, nennt man **Konfektionslöffel**.

Eine **individuelle Abformung** ist nötig, wenn die Situation nicht mit einem konfektionierten Löffel dargestellt werden kann. Dazu wird entweder ein Konfektionslöffel individualisiert, oder die Abformung wird mit einem im Labor speziell für diesen Kiefer hergestellten **individuellen Löffel**, der meist aus Kunststoff ist, genommen.

Bei der **funktionellen Abformung** (Funktionsabformung, Funktionsabdruck) werden mit besonderen Abformmassen (Abdruckmassen) und mit einer besonderen Abformmethode die Verhältnisse der Schleimhäute, der Wangenbänder und der Muskelansätze am zahnlosen oder fast zahnlosen Kiefer abgeformt. Dies geschieht durch aktive Bewegungen des Patienten und passive Bewegungen, die der Zahnarzt vornimmt.

Die **Kupferringabformung** ist eine Abformmethode zur Wiedergabe eines für ein Inlay oder eine Krone beschliffenen Zahnes. Der Kupferring wird mit einem thermoplastischen oder gummielastischen Abformmaterial beschickt und für die Abformung über den Zahnstumpf gesetzt.

Bei der **Doppelmischabformung** werden beide Abformmaterialien (das festere und das dünnfließende) zur gleichen Zeit angerührt (einzeitiges Verfahren). Beide Materialien werden übereinander auf den Löffel gebracht (**Sandwichtechnik**), das dünnfließende auch in die Zahnfleischtasche zur Darstellung der Präparationsgrenze. Dann wird die Abformung in der Mundhöhle durchgeführt. Beide Materialien härten im Mund gemeinsam aus.

Im Gegensatz dazu ist die **Korrekturabformung** ein **Doppelabformverfahren** (Zweiphasenabformung). Die Erstabformung nach der Präparation wird z. B. mit einem festen Silikon genommen. Nach Aushärtung dieser Abformung wird eine zweite Abformung mit einem dünnfließenden Material durchgeführt, das dann die Feinheiten genau zeichnet.

Zur Verbesserung der Abformung im Bereich der Zahnfleischtasche, aber auch zum Zwecke des Erkennens von unter sich gehenden Stellen, zur Darstellung der Präparationsgrenze oder bei subgingivaler Stufenpräparation, können vor der Abformung **Retraktionsfäden** oder Retraktionsringe gelegt werden. Diese Materialien drängen das Zahnfleisch vom beschliffenen Zahnstumpf weg, so dass das dünnfließende Abformmaterial diese Partien gut wiedergeben kann.

Neben der Abformung bei geöffnetem Mund gibt es auch noch das Verfahren der **mundgeschlossenen Abformung**. Bei geschlossenem Mund werden Oberkiefer und Unterkiefer mit einer Abformung dargestellt.

6.2.1 Abformlöffel

Je nach der Versorgung mit Zahnersatz gibt es verschiedene Hilfsmittel zur Abformung, die früher Abdrucklöffel genannt wurden, obwohl **nicht mit Druck** gearbeitet wird, sondern die Situation im Mund abgeformt wird. Deshalb spricht man heute von Abformung und Abformlöffel. **Konfektionierte** Abformlöffel stehen in einer Vielzahl von Formen zur Auswahl. Erwähnt seien hier nur die Löffel für den unbezahnten Kiefer (glatt, meistens jedoch perforiert), die so genannten Flügellöffel für teilweise bezahnten Unterkiefer oder partielle Abformlöffel, die nur einen Teil des Kiefers wiedergeben. Mit solchen Löffeln werden anatomische Abformungen genommen. **Individuelle** Löffel aus dem Labor oder individualisierte Konfektionslöffel werden immer für die funktionelle Abformung eines zahnlosen oder zahnarmen Kiefers (Funktionsabdruck), aber auch bei der Erstellung von Kronen, Brücken oder herausnehmbarem Zahnersatz benötigt, wenn es die Kieferverhältnisse erforderlich machen.

6.3 Abformmaterialien

Je nach der Art der zu erstellenden Arbeit nimmt der Zahnarzt nicht nur einen bestimmten Abformlöffel, sondern er verwendet auch verschiedene Abformmaterialien. In den Anfängen der Zahnheilkunde benutzte man Bienenwachs, später auch Siegellack zur Abformung. Heute hat man bessere, genauere Abformmaterialien, die aus der Großchemie kommen. Bei jedem Abformmaterial, das aus zwei oder mehreren Komponenten (Kompositionsmaterialien = zusammengesetzte Materialien) besteht, ist es oberstes Gebot, durch das Anrühren oder Anmischen eine **gleichartige, gleichförmige, homogene Masse** zu erreichen. Nur dann ist eine optimale Abformung mit optimaler Wiedergabe möglich.

Elastische Abformmaterialien können nach dem Aushärten als Ganzes mit dem Abformlöffel aus der Mundhöhle genommen werden. Wenn sie über die dickeren Bereiche der Zähne gezogen werden biegen sie sich etwas auf, nehmen dann aber wieder die Form nach dem Aushärten an. Je größer diese **Rückstellfähigkeit** ist, umso genauer ist die Wiedergabe der Situation im Mund.

Die Abformmaterialien werden nach ihren Eigenschaften eingeteilt. **Irreversibel-starre Massen** sind nicht in ihre alte Form umkehrbar. Starr, weil sie nach der Endaushärtung nicht mehr verformbar sind, irreversibel, da sie nicht noch einmal zu verwenden sind. Beispiele sind Gipse zur Abformung, Pasten auf ZnO-(ZOE) Basis oder Kunststoffbasis.

Reversibel-starre, thermoplastische Massen werden erwärmt, deshalb thermo, in die Mundhöhle eingebracht und sind in dieser Phase plastisch. Im Mund verfestigen sie sich beim Abkühlen, sie werden starr. Dieser Vorgang ist reversibel, man kann ihn wiederholen. Beispiele sind Stens, Kerr, Guttapercha.

Irreversibel-elastische Massen sind nicht in ihre alte Form umkehrbar (reversibel), aber nach ihrer Endaushärtung elastisch. Beispiele sind Alginat, Silikon, Elastomere.

Reversibel-elastische, thermoplastische Massen sind bei höherer Temperatur verformbar, bei Mundtemperatur elastisch. Der Vorgang kann wiederholt werden. Beispiel ist das Hydrokolloid.

6.3.1 Gipse zur Abformung

Spezielle Gipse für die Abformung in der Mundhöhle kommen bei Totalprothesen als Erstabformung zur Erstellung des individuellen Löffels, aber auch nach Präparation für Kronen und Brückenarbeiten zur Anwendung. Nach dem Erhärten muss der Gips zerbrochen werden, da er nicht über die unter sich gehenden Stellen der Zähne gezogen werden kann. Im Abformlöffel werden dann die einzelnen Stücke zum Ausgießen wieder zusammengesetzt. Wenn alle Teile gut passen hat man eine sehr genaue Wiedergabe der Situation im Mund. Das Verfahren ist aber für den Patienten und den Arzt sehr aufwendig. Vor der Entwicklung der elastischen Massen waren diese Abformungen in der Genauigkeit nicht zu übertreffen. Wie bei jedem Gips, wird auch hier erst das Wasser in den Gumminapf gegeben und dann der Gips eingestreut und gleichmäßig zu einer homogenen Masse verrührt. Gips ist das klassische Abformmaterial, das starr und irreversibel ist.

6.3.2 Alginate

Diese Gruppe von Abformmaterialien hat ihren Ursprung in der Herstellung aus den Alginsäuren der Algen, deshalb Alginate. Das Pulver besteht aus Salzen der Alginsäure, Gips, Tonerden und Füllstoffen. Beim Anrühren der Alginate wird erst das Pulver in den Gumminapf gestreut und dann das kalte (ca. 18 °C) Wasser hinzugeschüttet. Es wird so lange ge-

rührt, bis ein gleichmäßiger Brei ohne Lufteinschlüsse entsteht. Mit kälterem Wasser kann man den Abbindevorgang verlangsamen. Ist das Alginat länger nicht gebraucht worden, sollte es vor der Entnahme in der Dose aufgeschüttelt werden. Anmischgeräte für Alginat liefern sehr gut durchgemischtes, blasenfreies Abformmaterial. Werden bei der Abformung keine perforierten Abformlöffel verwendet, so muss der glatte Abformlöffel mit einem Haftmittel beschickt werden, damit das Alginat am Abformlöffel klebt.

Das Anwendungsgebiet der Alginate ist die anatomische Abformung, aber auch bei der funktionellen Abformung (Funktionsabdruck) kann bei einigen Methoden der Ausformung ein Alginat zur Anwendung kommen. Die Alginatabformung muss im Gegensatz zum Silikon sofort ausgegossen werden. Das Alginat gehört in die Gruppe der elastischen Abformmaterialien, die irreversibel sind. **Das Desinfizieren jeder Abformung nach Entnahme aus dem Mund darf aus hygienischen Gründen nicht vergessen werden.**

6.3.3 Silikone

Eine viel verwendete Gruppe von Abformmaterialien sind die Silikone. Auch sie sind elastisch und irreversibel. Silikone haben ihren Ursprung in der Siliziumchemie. Sie werden uns als Pasten und Härter (Starter, Reaktor) geliefert. Sie haben eine sehr gutes Rückstellfähigkeit. Deshalb nennt man sie auch gummielastische Abformmaterialien. Sie haben gegenüber den Alginaten den Vorteil, dass sie noch Tage später ausgegossen werden können (z. B. nach einem Versand). Die Anwendungsgebiete der Silikone sind Abformungen für Kronen, Brücken, indirekt erstellte Inlays, herausnehmbaren Zahnersatz, funktionelle Abformungen und Unterfütterungen.

6.3.4 Stents, Kerr

Es sind zusammengesetzte Massen (Kompositionsmassen) aus Harzen, Wachsen und Zusätzen. Sie werden bei höheren Temperaturen plastisch und erhärten bei Mundtemperatur, sind thermoplastisch und starr. Nach neuem Erwärmen kann man wieder eine Abformung nehmen.

6.3.5 Hydro-Masse

Ein elastisches Abformmaterial, das thermoplastisch und reversibel, also umkehrbar ist, ist Hydrokolloid. Das Material besteht aus einem Gel auf Agar-Agar-Basis und wird bei Erwärmung verformbar (thermoplastisch). Für diese Abformmasse werden spezielle Wasserbäder und Abformlöffel benötigt. Ein weiteres Material, dass im Wasserbad erwärmt in den Mund gebracht wird und dann beim Abkühlen erhärtet ist das Hydroalginat.

6.3.6 Elastomere

In dieser Gruppe werden Massen zusammengefasst, die gummielastisch sind. Hierzu gehören die Silikone, Polyäther und Polysulfide. Nach der Konsistenz werden sie in dünnfließende (niedrigviskös, light-body), solche mit mittlerer Fließfähigkeit (mittelviskös, regular) und zähfließende (hochviskös, heavy-body, putty, knetbar) unterteilt.

6.3.7 Werkstoffe

Zu den Werkstoffen Gold, Kunststoff und Keramik siehe 4.11 bis 4.13. Der Modellguss besteht aus einer Chrom-Kobalt-Molybdän-Legierung.

6.4 Kronen

Gründe zu Überkronung eines Zahnes sind ausgedehnte Defekte der klinischen Krone durch Karies oder Unfall, der Schutz des Zahnes vor Einwirkungen eine Klammer des Zahnersatzes (Schutzkrone), die Verankerung von Zahnersatz, das Einbeziehen des gesunden Zahnes in einen Brückenverband oder der Ausgleich von Fehlbildungen und Stellungsanomalien.

6.4.1 Einzelkrone

Die Einzelkrone ist ein prothetischer Überzug über die anatomische Krone und gleicht einen großen Defekt der klinischen Krone aus. Die Krone kann man als letzte Möglichkeit bezeichnen, einen Zahn noch zu versorgen, der nicht mehr durch eine Füllung wiederhergestellt werden kann. Deswegen steht die Krone am Ende der konservierenden Behandlung. Zum anderen ist die Krone auch der Anfang der Prothetik, wenn sie zum Schutz vor Überbeanspruchung z. B. durch Prothesenklammern oder als Pfeilerkrone im Brückenverband steht. Es gibt verschiedene Kronenarten.

6.4.2 Teilkrone

Bei den Teilkronen werden alle Höcker ersetzt (überkuppelt). Die Präparationsgrenze verläuft im Gegensatz zu Kronen fast nur supragingival. Teilkronen bestehen aus Metall,

Kunststoff, keramischen Massen oder Kombinationen dieser Materialien.

6.4.3 Halbkrone

Die palatinale oder linguale Wand und Teile der Kauflächen sind prothetisch ersetzt, während die bukkale, labiale Wand des Zahnes nur teilweise präpariert wird. Die Unterschiede zu einer Teilkrone oder einem ausgedehnten Inlay sind fließend.

6.4.4 Ringstiftkrone und Fensterkrone

Beides sind Kronenarten, die heute nicht mehr eingegliedert werden.

6.4.5 Stiftkrone

Der auf die Höhe des Zahnfleischniveaus herunter präparierte Zahn erhält einen Stift in den Wurzelkanal. Der Stift dient der Verankerung. Krone und Stift sind fest miteinander verbunden.

6.4.6 Stiftaufbau

Der Zahn wird wie zur Aufnahme einer Stiftkrone beschliffen. Der Stift, der in den Wurzelkanal einzementiert wird, trägt aber keine Krone, sondern nur einen Aufbau. Dieser Aufbau sieht aus wie ein zur Aufnahme einer Krone präparierter Zahnstumpf. Auf den so vorbereiteten Zahnstumpf wird eine Krone zementiert. Es gibt konfektionierte Stiftaufbauten und solche, die im zahntechnischem Labor hergestellt werden.

6.4.7 Bandkrone

Bandkrone, auch Ring-Deckel-Krone genannt, weil erst der Ring, ein Goldband, dem Zahn angepasst wird und dann der Deckel, die Kaufläche, gegossen wird. Dann werden Ring und Deckel miteinander verlötet. Diese Kronenart ist durch die Gusskrone verdrängt worden.

6.4.8 Vollgusskrone

Der Zahn wird mit einer Tangentialpräparation oder einer zirkulären Stufe versehen. Die Krone wird im Labor in Wachs modelliert und in einem Stück gegossen.

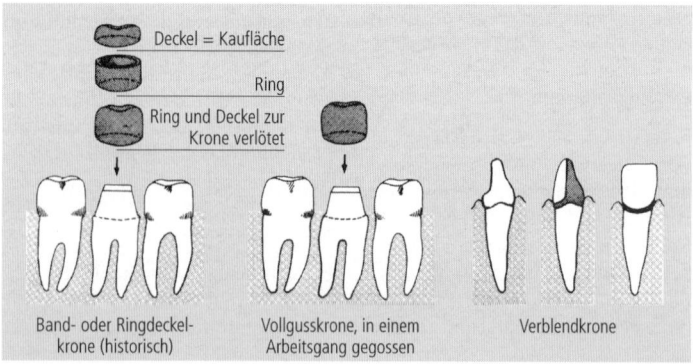

Deckel = Kaufläche

Ring

Ring und Deckel zur Krone verlötet

Band- oder Ringdeckelkrone (historisch)

Vollgusskrone, in einem Arbeitsgang gegossen

Verblendkrone

Kronen

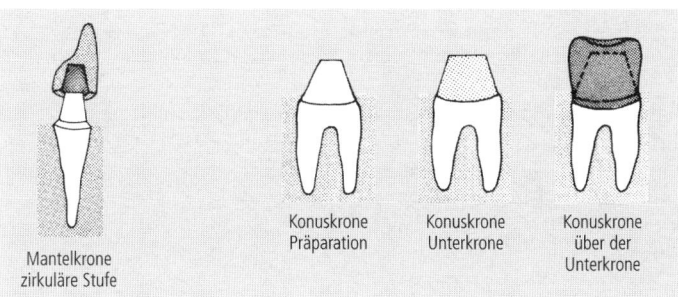

Kronen

6.4.9 Verblendkrone

Bei dieser Kronenart ist die bukkale oder labiale, manchmal auch die okklusale oder inzisale Fläche aus ästhetischen Gründen mit Kunststoff oder Keramik zahnfarben gestaltet. Die bukkale, labiale Fläche des Zahnes wird so präpariert, dass in Höhe der Zahnfleischtasche am Zahnhals eine Stufe (Hohlkehle) entsteht.

6.4.10 Mantelkrone

In Höhe der Zahnfleischtasche wird an dem gesamten Zahnumfang eine Stufe präpariert, auf der die Krone aufsitzt. Die so genannte Jacketkrone, historisch gesehen eine Mantelkrone, besteht nur aus Keramik.

6.4.11 Teleskopkrone/Konuskrone

Auf den präparierten Zahn wird eine Unterkrone aus Metall fest zementiert. Über diese Krone, die die Zahnform nicht wiedergibt, sondern nur zylindrisch oder konisch ist, wird die Oberkrone aufgesetzt. Die Oberkrone gibt die Zahnform wieder und ist vom Patienten abnehmbar. Diese Kronenarten kommen nur in Verbindung mit Prothesen oder Brücken zur Anwendung.

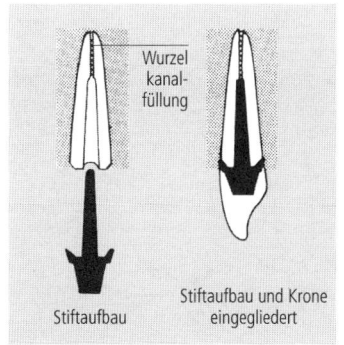

Stiftaufbau und Krone

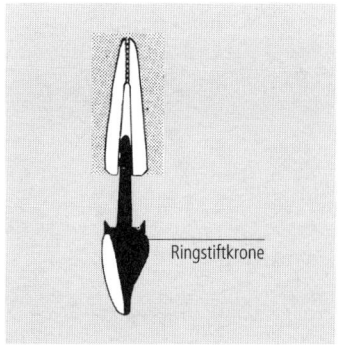

Ringstiftkrone (historisch)

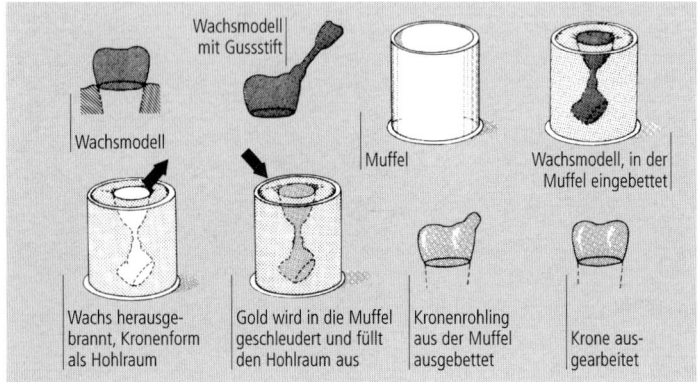

Herstellung der Krone im Labor

6.4.12 Kinderkrone

Die konfektionierte Krone wird unter 4.21 besprochen.

6.5 Partieller Zahnersatz

Fehlende Zähne werden durch Zahnersatz ergänzt. Man unterscheidet zwischen herausnehmbarem, festsitzendem und kombiniert herausnehmbar-festsitzendem Zahnersatz. Beim herausnehmbaren Zahnersatz unterscheidet man partiellen und totalen Zahnersatz.

Der **herausnehmbare Zahnersatz** kann und muss vom Patienten zur Säuberung aus der Mundhöhle herausgenommen werden und wird dann wieder eingegliedert. Je nachdem, wie viele Zähne ersetzt werden, wird der Zahnersatz berechnet.

Der partielle Zahnersatz kann einen Schaltsattel, einen Freiendsattel oder beides ersetzen.

Ein **Schaltsattel** liegt vor, wenn in einem Restgebiss distal noch Zähne vorhanden sind.

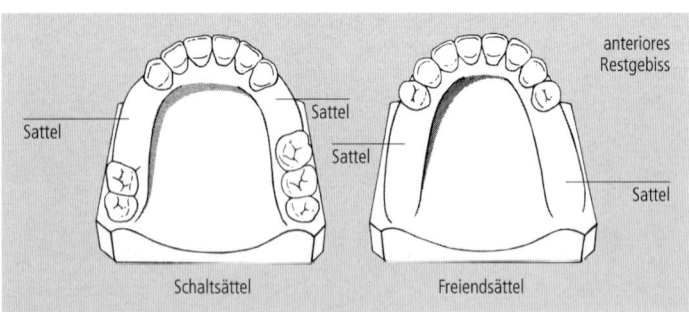

Partieller, herausnehmbarer Zahnersatz

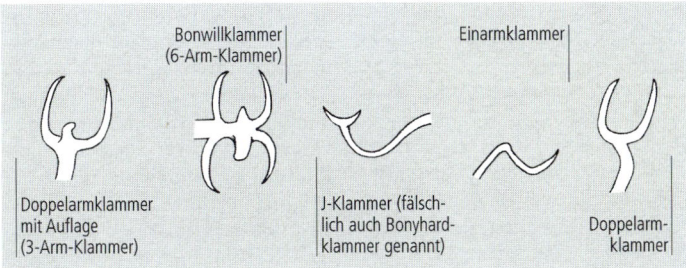

Klammern

Beim **Freiendsattel** stehen im Restgebiss distal keine Zähne mehr. Der Freiendsattel kann einseitig oder beidseitig sein. Auch die Kombination von Schalt- und Freiendsattel ist möglich. Sind nur noch die Frontzähne vorhanden, so spricht man vom **anterioren Restgebiss**.

Der partielle Zahnersatz unterteilt sich in schleimhautgetragenen (gingival), parodontal-gingivalen und rein parodontal getragenen Zahnersatz. Beim **schleimhautgetragenen** Zahnersatz wird die Kaukraft von der Mundschleimhaut aufgefangen und auf den Knochen übertragen. Einfache, meist aus Draht gebogene einarmige oder doppelarmige **Halteelemente** (Klammern) verhindern hierbei nur das Abziehen der Prothesen. Wird die Prothese an den Restzähnen zusätzlich zu den Halteelementen mit Auflagen auf den Zähnen abgestützt, so sind das **Halte- und Stützelemente**. Man spricht vom **abgestützten** Zahnersatz. Sind die zahnlosen Abschnitte des Kiefers noch von eigenen Zähnen begrenzt (Schaltsättel), an denen Klammern oder Teleskopkronen die Kaukräfte abfangen können, ist das ein **parodontal** getragener Zahnersatz. Bei der Kombination von Schalt- und Freiendsattel wird die Kaukraft teilweise von den Restzähnen und teilweise von der Gingiva getragen, dies ist ein **parodontal-gingival** getragener Zahnersatz.

Die meist verwendeten Klammern sind die Einarmklammer, Doppelarmklammer mit oder ohne Auflage, J-Klammer, Bonwillklammer und viele Variationen daraus. Neben den Klammern gibt es weitere Verbindungselemente die immer aus zwei Teilen bestehen. **Verbindungselemente** können Kronen (Konus- oder Teleskopkronen) oder Geschiebe, Stege, Anker und dergleichen sein. Ein Teil ist an dem im Mund fest einzementierten Zahnersatz, einer Krone, angebracht. Das ist die Matrize. Der zweite Teil, die Patrize, befindet sich an dem herausnehmbaren Teil des Zahnersatzes.

Merke	
im Mund:	Matrize
an der (herausnehmbaren) Prothese:	Patrize

Ist das Verbindungselement in der Ankerkrone, so liegt es **intrakoronal**, befindet es sich außen an der Krone, so ist es **extrakoronal**. Eine weitere

173

Unterscheidung ist die nach der Beweglichkeit. Es gibt starre und bewegliche Systeme.

Im **Okkludator** werden die Gipsmodelle beider Kiefer an einem Metallgestell mit Gips so befestigt (eingegipst), dass die Modelle der Kiefer nur in einer Richtung bewegt (auf- und zugemacht) werden können. Kann man bei einem Gerät auch die **dynamische Okklusion** (Artikulationsbewegung) durchführen, spricht man von einem **Artikulator**.

Die Artikulatoren werden in individuell auf die Patientensituation einstellbare Artikulatoren und **Mittelwertartikulatoren**, die auf einen Mittelwert aller Patienten eingestellt sind, eingeteilt.

6.5.1 Immediatprothese

Eine Immediatprothese ist eine endgültige Prothese, meist eine Modellgussprothese mit Halte- und Stützelementen. Der Zahnersatz wird sofort nach der Extraktion auf die Wunden gesetzt und später unterfüttert.

6.5.2 Interimsprothese

Die Interimsprothese ist eine Prothese, die nur eine gewisse Zeit, meist während der Heilphase nach Extraktionen, im Munde des Patienten bleibt. Die Prothese wird nur durch einfache Halteelemente an den Restzähnen befestigt. Der Interimsersatz wird später durch die endgültige Versorgung ersetzt. Es können auch Interimsbrücken angezeigt sein.

6.5.3 Unterfütterung

Unterfütterung nennt man das Auffüllen von Kunststoff an der Basis (zum Kiefer hin) einer Prothese, die durch Rückbildung des Kiefers keine genaue Passform mehr hat. Man unterscheidet die **partielle** Unterfütterung, bei der nur Teile der Prothese unterfüttert werden und die **totale** Unterfütterung, bei der die gesamte Prothesenbasis unterfüttert wird.

Direkte Unterfütterungen sind Unterfütterung im Mund des Patienten. Hierbei wird flüssiger Kunststoff auf die Prothesenbasis aufgetragen und härtet im Mund des Patienten aus. So werden die fehlenden Partien an der Prothesenbasis sofort ausgeglichen.

Bei der **indirekten** Unterfütterung wird erst mit einem gummielastischen Material eine Abformung mit der Prothese genommen, wobei sich das Abformmaterial dort hindrückt, wo Teile der Prothesenbasis fehlen. Im Labor wird dann das Abformmaterial durch Kunststoff ersetzt.

6.5.4 Wiederherstellungen, Erweiterungen

Maßnahmen zur Wiederherstellung und Erweiterung **der Funktion von Zahnersatz** sind zahnärztliche Leistungen, die dem Dienstvertrag unterliegen und sind deshalb **keine Reparaturen**. **Wiederherstellungen** können herausnehmbaren (z. B. Bruch, Sprung, Halteelemente oder Substanz), festsitzenden (Kronen, Brücken) oder kombinierten Zahnersatz betreffen. **Erweiterungen** können z. B. für Zähne, Halteelemente oder Substanz aus Kunststoff nötig sein. Es gibt Erweiterungen und Wiederherstellungen mit einer Abformung (z. B. Erweiterung von Zähnen, Halteelementen) und solche ohne Abformung (z. B. Bruch, Sprung).

6.5.5 Praxisablauf für eine partielle Prothese

1. Sitzung: Anatomische Abformung zur Einstellung der zu ersetzenden Zähne und des Gegenbisses; dies ist die Abformung des Gegenkiefers um im Labor die dynamische Okklusion nachvollziehen zu können.

2. Sitzung: Kieferrelationsbestimmung (Bissnahme), d. h. das Feststellen der Bisshöhe, des Abstands von Oberkiefer zu Unterkiefer. Wenn in beiden Kiefern noch Zähne vorhanden sind, die ausreichend miteinander in Kontakt stehen (Antagonisten), dann ist die Bisshöhe in Okklusionsstellung gegeben. Wenn keine Antagonisten mehr vorhanden sind, wird mit besonderen Methoden die Bisshöhe registriert. Aussuchen der Zahnfarbe und Zahnform.

3. Sitzung: Einprobe mit eventuell nötiger Korrektur der Zahnstellung, Bestimmung von Zahnfarbe und Zahnform, Kieferrelationsbestimmung

4. Sitzung: Eingliedern

5. Nachsorge: Dazu gehört die Kontrolle der dynamischen Okklusion, Dekubitusbehandlung, nochmalige Patientenunterweisung, Aktivieren und Reaktivieren von Halteelementen und dergleichen.

6. Inkorporationsphase nennt man die Zeit, in der sich der Patient an den neuen Zahnersatz gewöhnen muss, der manchmal anfangs ein Fremdkörper ist.

Die **Modellgussprothese** ist ein abgestützter, herausnehmbarer Zahnersatz, bei dem das Gerüst und die Halte- und Stützelemente in einem Stück aus einer Chrom-Kobalt-Molybdän-Legierung gegossen werden. Weitere Namen sind Modellgussprothese, Modelleinstückgussprothese oder Stahlprothese.

6.5.6 Praxisablauf für eine Modellgussprothese

1. Sitzung: Wenn zur Diagnose nötig, anatomische Abformung beider Kiefer zur Erstellung von Planungsmodellen. Dann wird die Konstruktion geplant und evtl. ein individueller Löffel hergestellt.

2. Sitzung: evtl. Einschleifen für die abstützenden Elemente, Abformung des zu versorgenden Kiefers und des Gegenkiefers zum Erstellen der Modellgussprothese. Wenn keine Planungsmodelle gebraucht werden, wird Sitzung 1 und 2 zusammengezogen.

3. Sitzung: Einprobe des Modellgussgerüsts, Kieferrelationsbestimmung (Bissnahme), Bestimmung von Zahnfarbe und Zahnform

4. Sitzung: Einprobe mit den aufgestellten Zähnen, Korrekturen

5. Sitzung: Eingliederung des Ersatzes

6. Nachsorge

7. Inkorporationsphase

6.6 Totale Prothese

Voraussetzung für den totalen Zahnersatz ist die funktionelle Abformung, der Funktionsabdruck. Durch aktive Bewegungen (Bewegungen, die der Patient durchführt) und passive Bewegungen (Bewegungen, die der Zahnarzt am Patienten durchführt) werden die Schleimhautverhältnisse, die Ansätze der Lippen-, Wangen- und Zungenbänder, die Muskelansätze, die Anatomie der Alveolarfort-

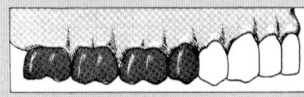

Unverblendete Brücke

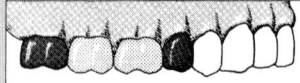

Brücke mit verblendeten Zwischengliedern

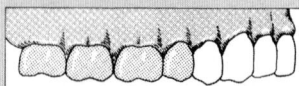

Vollverblendete Brücke

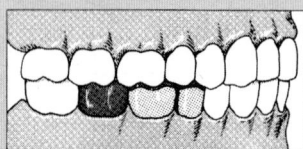

Verblendbrücke (distaler Pfeiler nicht verblendet)

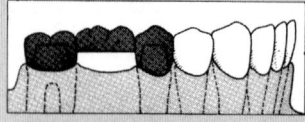

Schwebebrücke

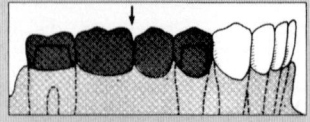

Einspannige Brücke zum Ersatz von zwei Zähnen

Brücken

sätze sowie die Grenze harter zum weichen Gaumen (Ah-Linie) durch den Funktionsrand dargestellt. Durch die funktionelle Abformung, soll größtmögliche Adhäsion (flächenhafte Anziehung, Anhaften) der Prothese erreicht werden.

6.6.1 Praxisablauf für eine totale Prothese

1. Sitzung: anatomische Abformung des oder der zahnlosen Kiefer, bei nur einem zahnlosen Kiefer Abformung des Gegenkiefers
2. Sitzung: funktionelle Abformung mit individuellem Löffel (Funktionslöffel).
3. Sitzung: Kieferrelationsbestimmung (Bissnahme), Bestimmung von Zahnfarbe und Zahnform
4. Sitzung: Einprobe, Korrekturen
5. Sitzung: Eingliedern
6. Nachsorge
7. Inkorporationsphase

6.7 Festsitzender Zahnersatz

Der festsitzende Zahnersatz wird einmal vom Zahnarzt eingegliedert (einzementiert) und bleibt dann im Munde. Eine Zahnlücke kann durch eine fest einzementierte Brücke geschlossen werden. Die beiden Zähne, die an die Lücke angrenzen und überkront werden nennt man Pfeiler (Brückenpfeiler, Brückenanker). Um die Brücke problemlos auf die Zähne setzen zu können, werden die Pfeiler so präpariert, dass die Zahnachsen parallel sind. Bei **disparallelen Pfeilern** muss die Brücke mit speziellen Geschieben versehen werden. Als Brückenanker kommen fast alle Kronenarten und auch Inlays in Frage. Der Brückenkörper besteht je nach

Anzahl der zu ersetzenden Zähne aus einem oder mehreren Zwischengliedern, die mit den Kronen fest verbunden sind.

Werden mit einer Spanne einer oder mehrere Zähne ersetzt, so spricht man von einer einspannigen Brücke. Unter einer mehrspannigen Brücke versteht man eine Brücke, bei der mehrere Zahnlücken geschlossen werden. Bei einer Schwebebrücke liegt das Zwischenglied nicht auf der Schleimhaut auf. Diese Brücke nennt man auch unterspülbare Brücke. Sitzen die verblendeten Brückenglieder punktförmig bukkal auf dem Zahnfleisch auf, so nennt man dies eine Basisbrücke. Von einer Freiendbrücke spricht man, wenn ein Brückenkörper nur an einer Seite mit einem Brückenanker verbunden ist. Bei einer Verblendbrücke sind die Kronen und Brückenglieder zahnfarben mit Kunststoff oder Keramik verblendet. Brücken werden mit Zementen befestigt.

Bei den Adhäsivbrücken (Klebebrücken) werden meist nur die oralen, manchmal auch die okklusalen, Flächen beschliffen. An diese Flächen werden dann die Brückenanker in Ätztechnik an den präparierten Schmelz geklebt.

Wenn auf ein Brückengerüst einzelne Mantelkronen aufzementiert werden, nennt man dies **Fingerhut- oder Jacketkronenbrücke**. Stehen an Stelle von Pfeilerkronen Einlagefüllungen, so ist es eine **Inlaybrücke**.

6.7.1 Praxisablauf für eine Brücke

Vorbereitung: Röntgenaufnahmen, evtl. Planungsmodelle

1. Sitzung: Anästhesie, Präparation der Zähne, eventuell Retraktionsfäden oder -ringe, Abformungen, Gegenbiss, Kieferrelationsbestimmung, Zahnfarbe, provisorische Kronen oder provisorische Brücken eingliedern

2. Sitzung: provisorische Versorgung entfernen, Eingliedern der endgültigen Brücke oder Gerüsteinprobe der Brücke oder aber Einprobe der Einzelkronen, dann Abformung zur Erstellung des Brückenkörpers

3. Sitzung: Eingliedern der Brücke oder ein Arbeitsschritt aus der vorhergegangenen Sitzung

4. Nachsorge

5. Inkorporationsphase

6.8 Kombiniert herausnehmbar-festsitzender Zahnersatz

Der Zahnersatz besteht aus einem fest einzementierten Teil, das sind meistens Kronen mit entsprechenden Verbindungselementen oder Konus- sowie Teleskopkronen. Der andere Teil ist herausnehmbar. Dieser Zahnersatz wird oft verwendet, wenn im distalen Bereich keine Zähne mehr vorhanden sind, die eine Krone aufnehmen könnten oder wenn die Restzähne nicht mehr überkronungswürdig sind.

Bei den Konus- oder Teleskopkronen wird die Unterkrone auf den Zahn zementiert, die Oberkrone befindet sich am herausnehmbaren Teil des Zahnersatzes. Die Oberkrone schiebt sich über die Unterkrone und bildet so eine Einheit im Mund.

6.8.1 Praxisablauf für einen kombiniert herausnehmbar-festsitzenden Zahnersatz

1. Sitzung: Wenn zur Diagnose nötig, anatomische Abformung beider Kiefer zur Erstellung von Planungsmodellen; dann wird die Konstruktion geplant und evtl. individuelle Abformlöffel hergestellt.

2. Sitzung: Anästhesie, Präparation der Zähne, eventuell Retraktionsfäden oder -ringe, Abformungen, Gegenbiss, Kieferrelationsbestimmung, Bestimmung von Zahnfarbe und Zahnform, provisorische Kronen oder provisorische Brücken eingliedern

3. Sitzung: Provisorische Versorgung entfernen, Einprobe der später fest einzementierten Kronen. Abformung zum Erstellen der herausnehmbaren Metallteile

4. Sitzung: Einprobe des Zahnersatzes mit den aufgestellten Zähnen, Korrekturen

5. Sitzung: Eingliederung des Ersatzes

6. Nachsorge

7. Inkorporationsphase

6.9 Chirurgische Prothesen

Eine **Epithese** ist eine Prothese, die den Verlust von Gewebepartien wie Knochen, Wangen oder Lippen möglichst naturgetreu ersetzt.

Die **Resektionsprothese** dient dem Ersatz von Körperteilen, die durch Resektion, also chirurgisch, entfernt wurden.

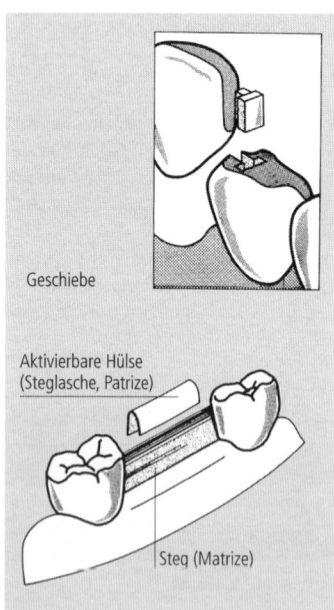

Geschiebe

Aktivierbare Hülse
(Steglasche, Patrize)

Steg (Matrize)

Geschiebe

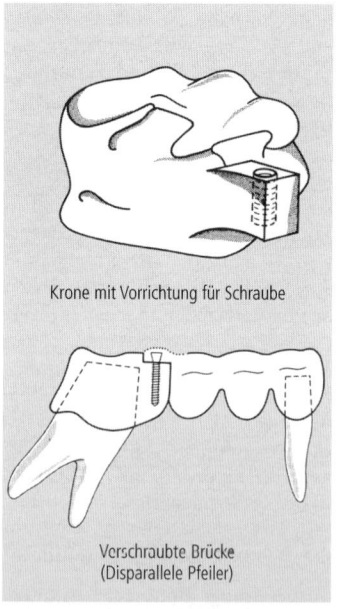

Krone mit Vorrichtung für Schraube

Verschraubte Brücke
(Disparallele Pfeiler)

Brückenanker mit Vorrichtung für Schraube

7 Kieferorthopädie

7.1 Begriff

Die **Kieferorthopädie** befasst sich mit dem Vorbeugen, Erkennen und der Behandlung von Kiefer- und Zahnfehlstellungen sowie Fehlbildungen im Bereich der Zähne, des Mundes und der Kiefer (siehe auch 3.4).

7.2 Ursachen

Man unterscheidet angeborene, ererbte, und im Laufe des Lebens erworbene Fehlbildungen. **Ererbte** Kieferanomalien sind die echte Progenie (mandibuläre Prognathie), Deckbiss, Prognathie (maxilläre Prognathie) oder Kieferkompression, Lippen- oder Kieferspalte.

Andere ererbte Fehlbildungen sind Zahnunterzahl (Hypodontie), Zahnüberzahl (Hyperdontie), Schmalkiefer, Nichtanlage von Zähnen oder Diastema. Eine Lücke zwischen den Zähnen, besonders zwischen den oberen mittleren Schneidezähnen nennt man **Diastema**.

Zu den **erworbenen** Fehlbildungen zählen Protrusion (unphysiologisches Vorstehen der Frontzähne), Retrusion (Zurückstehen der Frontzähne), Torsion (körperliche Drehung des Zahnes nach mesial oder distal) oder Mordex apertus (offener Biss).

Die Hauptursachen der erworbenen Fehlbildungen, die den größten Anteil der zu behandelnden kieferorthopädischen Krankheitsfälle darstellen, sind auf Habits, Gewohnheiten, wie Daumenlutschen, Parafunktionen wie Knirschen und Pressen oder vorzeitigen Milchzahnverlust zurückzuführen. **Dysgnathien** sind Fehlstellungen des Kiefers wie Distalbiss, Kreuzbiss, offener Biss oder tiefer Biss.

Zur Diagnose der kieferorthopädischen Behandlung gehört das Auffinden von **Erb- und Umweltfaktoren**, die zum Krankheitsbefund geführt haben (Anamnese). Allgemeine Befunde wie Körpergröße, Gewicht, Krankheiten, Allergien, Atemtechnik, Fehlfunktionen spielen eine große Rolle. Die extra- und intraoralen Befunde umfassen das Abtasten der Kiefergelenke und der Muskeln, den Zahnstatus, die Mundhygiene und das Feststellen von Abweichungen des Gebisses und des Bisses von der Norm. Zur Beurteilung ist auch ein **Röntgenstatus** mit Einzelaufnahmen oder Übersichtsaufnahmen (z. B. Orthopantomogramm = OPG) notwendig. Die **Fernröntgenaufnahme** dient der Beurteilung der Lage des Gebisses und der einzelnen Zahngruppen in Beziehung zum knöchernen Schädel. Die **Handaufnahme** gibt Aufschluss über das Knochenwachstum speziell auf das Wachstum des Kopfes und des Gebisses. Bei der **Modellanalyse** werden die Modelle der beiden Kiefer mit speziellen Methoden (z. B. Vermessungsbesteck) vermessen. Mit Hilfe von bestimmten, festgelegten Messpunkten werden Rückschlüsse auf das Größenverhältnis zwischen den Zähnen und den Kiefern gewonnen. Weitere diagnostische Hilfsmittel sind die **Fotografien** des Gesichtes in Vorder- und Seitenansicht. Hierbei wird nach Durchschnitts-, Vor- oder Rückgesicht eingeteilt.

7.3 Therapie

Die Apparaturen zur Behandlung kann man in zwei Hauptgruppen einteilen, die herausnehmbaren und die festsitzenden Apparaturen.

7.4 Herausnehmbare Apparaturen

Diese kieferorthopädischen Behandlungsgeräte kann der Patient selbst aus der Mundhöhle nehmen um sie zu säubern oder zu aktivieren. Ein weiterer Vorteil ist die einfachere Wiederherstellung der Funktion dieser Geräte nach einem Bruch oder

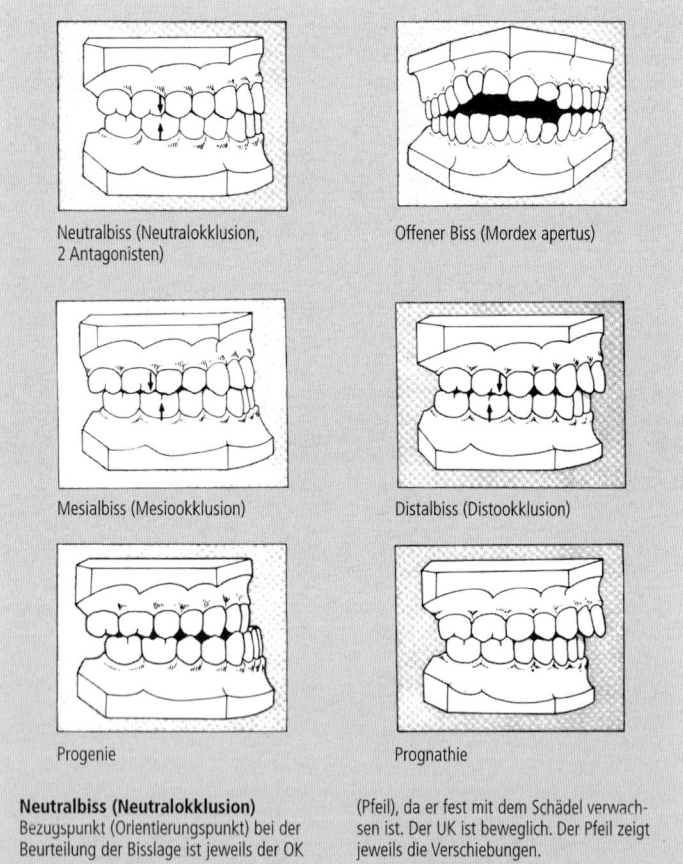

Neutralbiss (Neutralokklusion, 2 Antagonisten)

Offener Biss (Mordex apertus)

Mesialbiss (Mesiookklusion)

Distalbiss (Distookklusion)

Progenie

Prognathie

Neutralbiss (Neutralokklusion)
Bezugspunkt (Orientierungspunkt) bei der Beurteilung der Bisslage ist jeweils der OK

(Pfeil), da er fest mit dem Schädel verwachsen ist. Der UK ist beweglich. Der Pfeil zeigt jeweils die Verschiebungen.

Bissarten (Genauere Ausführungen zu den Bissarten finden Sie in Kapitel 3.4.1)

dergleichen. Nachteilig ist, dass der Patient die Apparatur schlecht oder nicht trägt und sich die Behandlung dadurch sehr verzögern oder erfolglos sein kann.

7.4.1 Plattenapparatur

Durch entsprechende Halte- und Bewegungselemente aus Klammerdraht und verschiedenen Schrauben kann der Kiefer mit der aktiven Platte z. B. gedehnt und einzelne Zähne oder ganze Zahngruppen können bewegt werden.

7.4.2 Funktionskieferorthopädische Apparaturen

Im Gegensatz zur aktiven Platte werden die Muskeln aktiviert, die Apparatur selbst nimmt keine Veränderungen vor (passiv). Der Aktivator ist ein Gerät, das in unterschiedlichen Formen entsprechend der Dysgnathie eingesetzt wird. Durch einschleifen der Apparatur werden die Bewegungsabläufe gesteuert.

7.4.3 Schiefe Ebene

Beißen die oberen Frontzähne hinter die unteren Frontzähne, also in falscher Okklusion, so kann man diese Fehlverzahnung mit der schiefen Ebene beheben.

7.4.4 Lückenhalter

Lückenhalter dienen dem Offenhalten einer Lücke, wenn der Milchzahn vorzeitig verlorengegangen ist und der bleibende Zahn längere Zeit noch nicht durchbrechen wird.

7.5 Festsitzende Apparaturen

Festsitzend, weil Teile an den Zähnen befestigt werden. Die festsitzenden Apparaturen werden mit **Bänder**, mit **Brackets** an den Zähnen befestigt. Der Patient kann die Apparaturen nicht herausnehmen. Mit Hilfe von starren oder elastischen **Bögen** (Drähten), die an den Brackets laufen, werden die Zähne bewegt. Bei diesen Apparaturen ist eine extreme Zahnpflege notwendig, da sich Schmutznischen mit erhöhter Gefahr der Plaqueanlagerung bilden können.

7.6 Extraorale Apparaturen

Mit einem **Headgear** oder einer **Kopf-Kinn-Kappe** kann die Richtung einzelner Zähne, Zahngruppe oder das Kieferwachstum gesteuert werden.

7.7 Retentionsphase

Nach erfolgreichem Abschluss der aktiven Phase der kieferorthopädischen Behandlung wird die neue Situation mit einer neuen Apparatur in der Retentionsphase festgehalten. Stellt sich das stomatognathe System wieder in den alten Zustand vor der Behandlung zurück, spricht man auch hier von einem Rezidiv.

7.8 Extraktionstherapie

Neben diesen Behandlungsmöglichkeiten mit kieferorthopädischen Apparaturen ist es oft nötig, dass Milchzähne, aber auch permanente Zähne entfernt werden müssen. Dies ist dann der Fall, wenn das Größenverhältnis Zähne zu Kiefer so ist, dass zur Ausformung des Zahnbogens nicht für alle Zähne genügend Platz vorhanden ist. Der Kiefer ist zu klein für alle Zähne. Zur Extraktion kommen oft die ersten Prämolaren oder die ersten Molaren, je nach Art des Behandlungsfalls. Während der kieferorthopädischen Behandlung ist es auch nötig Zahnkeime zu entfernen (siehe auch 5.10.6).

7.9 Chirurgische Korrekturen

Auch in der kieferorthopädischen Therapie können chirurgische Maßnahmen am Kiefer notwendig werden. Bei der mandibulären Prognathie (Progenie) z. B. wird der Unterkiefer vor dem aufsteigenden Ast durchtrennt und nach distal verlagert. Der Kiefer kann so verkleinert werden. Solche Korrekturen sind sehr aufwendig.

8 Röntgenkunde

In diesem Kapitel finden Sie Inhalte aus:

▶ Lernfeld 10: Aufbau und Funktion der Röntgenröhre, Bildträgerarten, Konstanzprüfung, Röntgenkontrollbuch, Röntgenpass

8.1 Begriff

Die Röntgenstrahlen wurden am 8. November 1895 vom Würzburger Physiker Prof. Dr. Wilhelm Conrad Röntgen entdeckt. Röntgenstrahlen sind dem sichtbaren Licht gleich und zählen zu den elektromagnetischen Wellen. Röntgenstrahlen unterscheiden sich nur in der Wellenlänge vom Licht. Sie haben mit dem Licht gemeinsam, dass sie sich gradlinig ausbreiten, reflektiert werden können, im Vakuum dieselbe Ausbreitungsgeschwindigkeit haben, fotografische Filme belichten und fluoreszieren, d. h. sie lassen bestimmte Stoffe aufleuchten. Im Unterschied zum Licht sind Röntgenstrahlen nicht sichtbar, können Körper durchdringen, sind reicher an Energie, haben eine kürzere Wellenlänge und können Gase ionisieren. Das bedeutet, dass sie neutrale Atome oder Moleküle in elektrisch geladene Teilchen überführen können. Röntgenstrahlen schädigen lebendes Gewebe und verändern Erbanlagen. Das Gewebe des menschlichen Körpers ist unterschiedlich empfindlich gegenüber Röntgenstrahlen. Besonders empfindlich sind im Wachstum befindliche Knochen, Gonaden und Eierstöcke, lymphatisches Gewebe, Drüsengewebe und embryonales Gewebe. Die Leber, die Muskeln, der ausgewachsene Knochen und Knorpel sind weniger empfindlich. Die Arten der Strahlenschädigungen des Gewebes kann man auch einteilen nach **somatischen**, den Körper betreffende, auf den Körper bezogene Schäden, **teratogene**, das heißt in diesem Fall durch Röntgenstrahlen erzeugte Fehlbildungen und **genetische**, also erblich bedingte, während der Entstehung des Körpers auftretende Schäden.

Die markanteste Eigenschaft der Röntgenstrahlen ist das Durchdringen von Gegenständen. Das Durchdringungsvermögen hängt ab von der Wellenlänge, der Dichte und der Dicke der Gewebe. So kann man mit Röntgenstrahlen z. B. Zähne und Knochen sichtbar machen. In der Medizin macht man es sich zunutze, dass die Röntgenstrahlen wie beim Fotografieren einen Film belichten. Eine andere Möglichkeit, das Röntgenbild zu betrachten, ist der Leuchtschirm, der beim Durchleuchten zur Kontrolle auf Tuberkulose (Tbc) angewandt wird. Das gleiche Verfahren wenden die Röntgenologen bei der Durchleuchtung z. B. des Magen-Darm-Traktes an. Von großer Bedeutung ist die gewebezerstörende Wirkung der Röntgenstrahlen. Diese zerstörerische Eigenschaft, vor der wir uns beim Röntgen schützen müssen, macht man sich bei der Röntgentherapie zur Bekämpfung von bösartigen Geschwülsten oder anderer Erkrankungen zunutze. Man darf aber nie vergessen, dass sich jede Belastung mit Röntgenstrahlen auf den Körper im Laufe der Jahre summiert, die

Röntgenstrahlen **kummulieren** im Körper, das heißt, dass sich die Strahlenbelastung für den Körper erhöht. Deshalb die verschärften Röntgenschutzbestimmungen. Die Stärke der Röntgenstrahlen nimmt beim Durchgang durch Körper oder Gegenstände ab. Je dichter der Gegenstand ist, der durchstrahlt werden soll, desto größer ist die Abnahme der Röntgenintensität. Knochen und Zähne schwächen die Röntgenstrahlen mehr ab als Weichteile. Deshalb sind Zähne und Knochen auf dem Röntgenbild so gut zu erkennen, während man das Zahnfleisch nicht so deutlich sehen kann. Eine sehr große Schwächung der Röntgenstrahlen erfolgt beim Auftreffen auf Blei, so dass schon eine verhältnismäßig dünne Bleischicht für Röntgenstrahlen undurchlässig ist und das Gewebe dahinter von den Röntgenstrahlen nicht geschädigt wird.

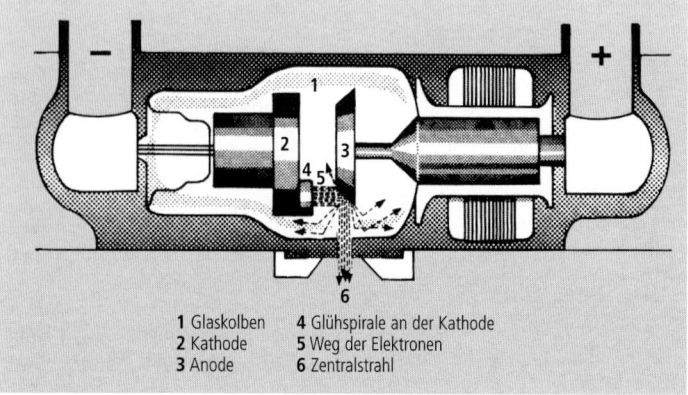

1 Glaskolben 4 Glühspirale an der Kathode
2 Kathode 5 Weg der Elektronen
3 Anode 6 Zentralstrahl

Röntgenröhre (höherer Leistung, z. B. für Schädelaufnahmen)

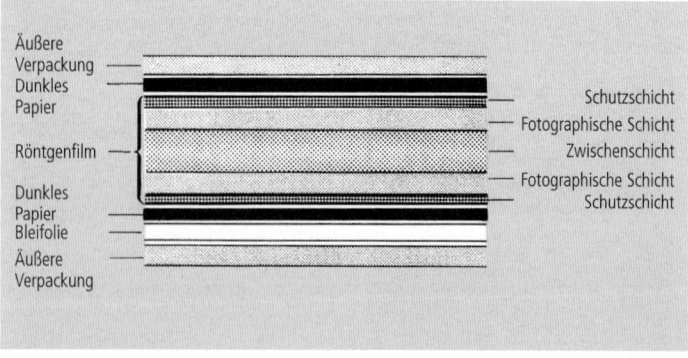

Äußere Verpackung
Dunkles Papier
Röntgenfilm
Dunkles Papier
Bleifolie
Äußere Verpackung

Schutzschicht
Fotographische Schicht
Zwischenschicht
Fotographische Schicht
Schutzschicht

Aufbau des Röntgenfilms

8.2 Röntgenstrahlen, Röntgenröhre

Die Röntgenstrahlen entstehen in der Röntgenröhre. Dies ist ein Glaskolben, der luftleer ist (Vakuum). An den beiden Enden dieses Glaskolbens sind Metallelektroden, Kathode und Anode, eingeschmolzen. Die **Anode** besteht wegen der guten Wärmeleitung aus Kupfer. Die Vorderseite der Anode ist mit einer Wolfram-Scheibe (Brennfleck) versehen. Eine Drahtspirale aus Wolfram wird an der Kathode zum Glühen (Glühspirale) gebracht. An die **Kathode** ist nur eine schwache Heizspannung angelegt. Diese Niedrigspannung beträgt etwa 10 Volt. Die Anodenspannung dagegen beträgt 60 kV (= 60.000 Volt). Durch diese Hochspannung zwischen Anode (+) und Kathode (–) wird der Elektronenfluss in Richtung Anode beschleunigt. Da in der luftleeren Röhre für diese Elektronen keine Hindernisse vorhanden sind, werden die Elektronen von der einen zu der anderen Elektrode geschleudert. Auf der Anode treffen die Elektronen mit sehr hoher Geschwindigkeit auf. Hierbei geht die **Bewegungsenergie** in Wärme (99 %) und zu einem kleinen Bruchteil in eine neue Energieform (1 %) über. Diese neue Energieform bezeichnet man als **Röntgenstrahlen**. Von der elektrischen Energie, die man dem Röntgengerät zuführen muss, wird also nur ein Prozent zu Röntgenstrahlen umgewandelt. Der größte Teil dieser Energie geht ungenutzt als Wärme verloren. In der Röntgenröhre breiten sich die Röntgenstrahlen nun nach allen Seiten aus. Durch einen Bleimantel um die Röntgenröhre wird dafür gesorgt, dass die Röntgenstrahlen nur aus einem kleinen Austrittfenster entweichen können. Durch dieses Fenster und durch eine im **Tubus** sitzende Blende werden die austretenden Strahlen noch enger gebündelt. Der genau in der Mitte dieses Bündels liegende (gedachte) Röntgenstrahl wird als **Zentralstrahl** bezeichnet. Durch Veränderung der Einschaltdauer des Röntgengerätes kann man Aufnahmeobjekte unterschiedlicher Dicke auf dem Röntgenbild darstellen. Diese Belichtungszeiten werden bei den heutigen elektronischen Zeitschaltern nur noch vorgewählt, und das Röntgengerät stellt sich dann automatisch ab

8.3 Röntgenfilm

8.3.1 Filmaufbau

Die **Verpackung** des Films ist aus Kunststoff, die Vorderseite nicht beschriftet. In der Verpackung ist der Röntgenfilm auf der Vorder- und Rückseite durch ein dunkles, lichtdichtes **Papier** vor Außenlicht geschützt. Auf der Rückseite, der zur Mundhöhle gerichteten Seite, der Verpackung, auf die die Röntgenstrahlen nicht auftreffen, liegt innen eine Bleifolie. Diese **Metallfolie** verhindert ein weiteres Durchdringen der Röntgenstrahlen in den Körper des Patienten und schützt so das Gewebe, das hinter dem Film liegt, vor unnötiger Strahlenbelastung. Außerdem werden Streustrahlen aufgefangen, die eine Doppelbelichtung des Films von der Rückseite und damit Verzerrungen oder Verschleierungen hervorrufen würden. Der **Zahnfilm** ist an einer der abgerundeten Ecken mit einer Delle versehen. Die Hohlseite dieser Delle zeigt immer nach hinten. So lassen sich Vorder- und Rückseite des Röntgenfilms gut bestimmen. Bei festgelegter Anordnung der Delle während der Aufnahme (z. B. Delle immer nach mesial, oder immer okklusal) ist es später leicht, die Aufnahme richtig in die Röntgenkartei einzuordnen. Die Delle zeigt immer zur Mundhöhle.

8.3.2 Fotografische Schicht

Die Schwärzung des Röntgenfilms ist umso größer, je mehr Strahlung auf sie einwirkt. Je dicker die fotografische Schicht ist, desto mehr Röntgenstrahlen werden wirksam. Da aber die Schichtstärke nicht beliebig dick sein kann, hat der Zahnfilm auf jeder Seite fotografische Schichten. Diese Schichten sind die **Haftschicht**, die **Fotoschicht** mit eingelagertem Silberbromid und die **Schutzschicht**. Durch diese fotografischen Schichten auf den beiden Seiten erreicht der Film dieselbe Empfindlichkeit, als hätte er nur auf einer Seite eine, jedoch dickere Schicht. Außerdem kann der Entwickler die beiden Seiten gleichzeitig angreifen, und der Entwicklungsvorgang ist kürzer als bei einer dicken fotografischen Schicht.

Das **Röntgenbild**, das wir in der Praxis benutzen und beurteilen, ist streng genommen nur das **Negativ**, eben der **Zahnfilm**. Man beschreibt den Film aber, als wäre er ein Bild. Deshalb nennt man dunkle Stellen des Negativs **Aufhellungen** (z. B. apikale Aufhellung, siehe 3.10.3) und helle Stellen **Verschattungen** (Metallkronenschatten, Füllungsschatten).

8.3.3 Filmformate

Es gibt Filme in verschiedenen Formaten. Für die intraorale Aufnahmetechnik werden Zahnfilme verwendet. Der Standardfilm hat das Format 3×4 cm. Es gibt auch Filme in den Formaten 2×3 cm (oft für Kinder) und 4×5 cm. Weiterhin gibt es Filme für normale und kurze Belichtungszeiten und Filme mit verschiedener Kornstärke.

Bei der **intraoralen Aufnahmetechnik** wird der Zahnfilm im Mund des Patienten plaziert. Werden Filme in **Kassetten** außen an den Kopf gelegt, nennt man das **extraorale** Röntgenaufnahme. Diese Röntgenfilme werden beim Entwickeln in eine Aluminiumkassette gelegt, die auf den Innenseiten jeweils eine Verstärkerfolie enthält. Diese Folien sind mit einer Spezialschicht versehen, die durch Strahlung aufleuchtet. So wird der Film zu einem großen Teil durch dieses Licht und nur zu einem kleinen Teil durch Röntgenstrahlen belichtet. Damit verringert sich die Röntgenstrahlendosis erheblich.

Zu den **extraoralen Aufnahmen** zählen Orthopantomogramm, Panoramaaufnahme, Fernröntgenaufnahme, Kiefergelenksaufnahme, Teilaufnahmen des Schädels oder Aufnahme der Hand.

8.3.4 Aufbewahrung und Entsorgung

Einen Röntgenfilm, der schon belichtet ist, aber noch nicht entwickelt wurde, nennt man latenten Röntgenfilm (Röntgenbild). Die nicht belichteten Röntgenfilme sollen dunkel, trocken und strahlensicher bei Temperaturen zwischen 18° bis 20 °C aufbewahrt werden. Meist geschieht dies in einem speziell dafür vorgesehenen Zahnfilmbehälter, der eine Bleieinlage enthält und dadurch die Filme vor Röntgenstreustrahlen schützt.

Die Entsorgung erfolgt meist über speziell darauf eingestellte Firmen. Die Röntgenchemikalien werden getrennt in Kanistern gesammelt. Auch die Metallfolien werden weiter gegeben. Beim **digitalen** Röntgen entfällt die Entsorgung von Chemikalien.

8.4 Aufnahmetechnik

Vor Einlegen des Filmes in den Mund ist es zweckmäßig, den Patientennamen und die zu röntgenden Zähne auf den Röntgenfilm zu schreiben, da dies nach der Aufnahme durch den Speichelfilm Schwierigkeiten bereitet. Der Röntgenfilm wird mit der nicht bedruckten Seite gegen den Zahn und den Kiefer gelegt, das heißt also, dass die bedruckte Seite zur Mundhöhle zeigt. Dann wird der Tubus und damit der Zentralstrahl eingestellt. Je geringer der Abstand Zahn und Film ist, desto originalgetreuer wird das Röntgenbild.

8.4.1 Paralleltechnik, Rechtwinkeltechnik

Bei der Paralleltechnik wird versucht, den Zahnfilm parallel zur Zahnachse zu legen. Spezielle Filmhalter helfen bei der richtigen Einstellung. Um im Oberkiefer die störende Abbildung des Jochbeins (V-Schatten) zu vermeiden wird eine Watterolle zwischen Zahnkrone und Film gelegt. Man spricht dann von der Einstelltechnik nach **Le Master**. Ein Röntgengerät mit extra langem Tubus ist notwendig.

8.4.2 Halbwinkeltechnik

Bei der Halbwinkeltechnik fällt der Zentralstrahl auf die Winkelhalbierende des Winkels, den die Zahnachse und der Röntgenfilm bilden. Hat man diese Art der Einstellung gewählt, röntgt man nach der **Isometrieregel**.

8.4.3 Exzentrische Einstellungen

Meistens wird die **orthoradiale** Einstellung angewendet. Der Zentralstrahl fällt von bukkal genau auf den Zahn. Weicht man von dieser Einstellung mit dem Tubus nach mesial ab und röntgt den Zahn von mesiobukkal, hat man die **mesio-exzentrische** Einstellung gewählt. Zeigt der Tubus von distal auf die Zahnachse, ist es eine **disto-exzentrische** Aufnahme. Mit Hilfe dieser Verzerrungen kann man **Verlagerungen** von Zähnen, Wurzeln oder Fremdkörpern röntgenologisch klären.

8.4.4 Bissflügelaufnahme

Bei der Bissflügelaufnahme werden 2 bis 3 Seitenzähne des Oberkiefers und des Unterkiefers gleichzeitig aufgenommen, wobei oftmals die Wurzelspitzen nicht zu befunden sind. Die Flügelbissaufnahme dient der Darstellung von Defekten der klinischen Krone, der **Kariesdiagnostik**, der Füllungsränder, der Kronenränder, des Knochenabbaus und dergleichen.

8.4.5 Aufbissaufnahme

Die Zähne beißen auf den zwischen den Zahnreihen liegenden Zahnfilm. Will man im Unterkiefer röntgen, zeigt die Filmvorderseite zum Unterkiefer. Der Tubus zeigt vom Unter-

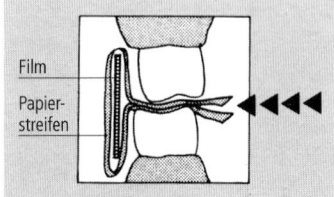

Bissflügelaufnahme

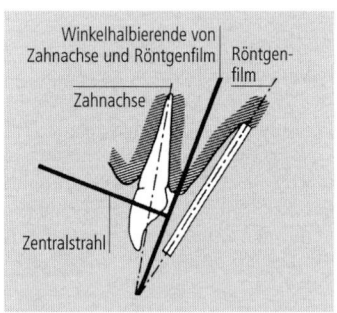

Isometrieregel

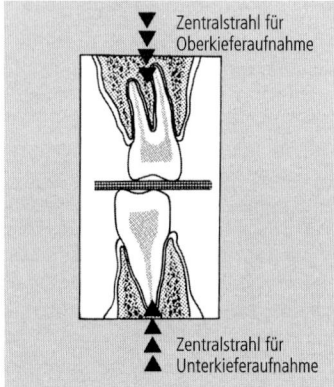

Aufbissaufnahme

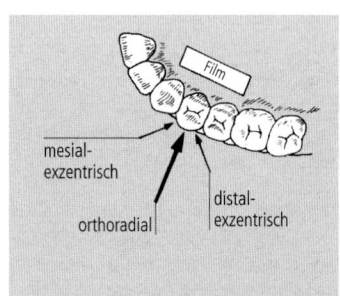

Einstellungen des Zentralstrahls

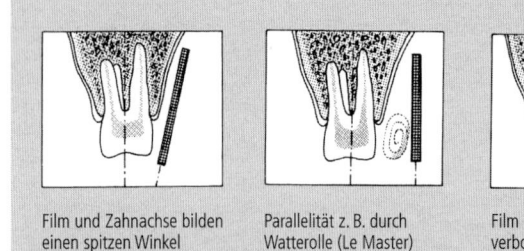

Film und Zahnachse bilden einen spitzen Winkel

Parallelität z. B. durch Watterolle (Le Master)

Film durch festes Andrücken verbogen

Paralleltechnik, Le Master

kieferrand in Richtung Zahnfilm. Sollen Bereiche des Oberkiefers aufgenommen werden, liegt der Film mit der Vorderseite zum Oberkiefer hin. Der Röntgenstrahl kommt aus Richtung der Augenhöhle und Wange. Mit Aufbissaufnahmen kann man abklären, ob z. B. ein verlagerter Zahn vestibulär oder oral liegt.

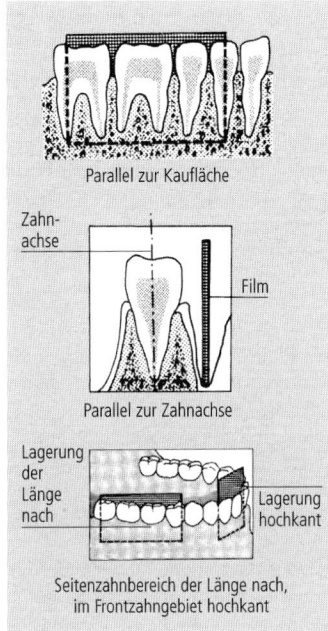

Lagerung des Zahnfilms

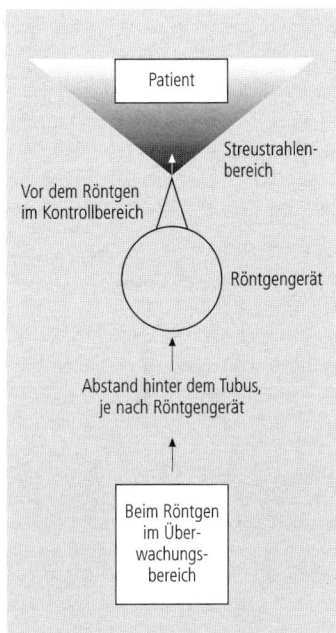

Kontrollbereich und Überwachungsbereich

8.5 Digitales Röntgen

Beim digitalen Röntgen ist eine geringere Menge und Stärke der Röntgenstrahlen erforderlich, die Strahlenbelastung für den Patienten ist sehr gering. Die Daten werden auf einer speziellen Folie (Speicherfolie), **indirektes** System, oder mit einem Sensor (**direktes** System) festgehalten. Mit der Technik der Computer wird das digitale Bild auf dem Monitor sichtbar gemacht. Der Röntgenfilm liegt schnell vor. Bei der Bearbeitung am Computer können Kontraste verändert, Bildausschnitte vergrößert oder Fehlbelichtungen ausgeglichen werden. Der Film kann ausgedruckt werden. Die elektronische Aufbewah-

rung ist einfach. Chemikalien werden nicht benötigt, somit auch keine Entsorgung nötig.

8.6 Filmverarbeitung

8.6.1 Filmentwicklung

Nach Entnahme des Röntgenfilms aus dem Mund des Patienten sollte der Film **desinfiziert** werden. Zur **Entwicklung** des Röntgenfilms wird der Film in der Dunkelkammer, einem verdunkelten Raum oder einem Entwicklungsgerät, aus der Verpackung herausgenommen. Der Dorn der Entwicklungsklammer wird je nach Praxisgewohnheit entweder an der Delle des Zahnfilmes angesetzt oder aber es bleibt die Delle unbeschädigt, und der Dorn wird an einer Stelle angesetzt, wo sein Eindruck bei der Befundung des Röntgenfilms nicht stört. Meist sind an diesen Entwicklungsklammern kleine Schilder angebracht, auf denen die Filme gekennzeichnet werden können. Ist dieses nicht der Fall, muss der Zahnfilm anders gekennzeichnet werden. Bei einem größeren Tank kann man auch Klammern verwenden, an denen gleich mehrere Zahnfilme befestigt werden können. Es ist darauf zu achten, dass man nicht mit den Fingern in den Entwickler kommt, da eine Braunfärbung der Finger eintreten kann, oder sogar eine Ekzembildung. Dieses Problem entfällt, wenn man Handschuhe trägt. Der Zahnfilm bleibt bei vorschriftsmäßig angesetztem Entwickler und einer Temperatur von 20 °C (= 293 K) fünf Minuten in diesem Entwickler. Ist der Entwickler frisch und die Temperatur höher als 20 °C, ist die Entwicklungszeit niedriger. Ist der Entwickler älter oder die Temperatur unter 20 °C, so verlängert sich die Entwicklungszeit. Bei kaltem Entwickler werden die Filme auch nicht so kontrastreich wie beim Entwickler von 20 °C.

Das belichtete **Silberbromid**, das in die Fotoschicht eingelagert ist, wird beim Entwickeln in **metallisches Silber** umgewandelt.

Neben dieser Methode gibt es auch noch die **visuelle Methode**. Hierbei wird der Röntgenfilm in den Entwickler eingetaucht und von Hand leicht bewegt, nach einiger Zeit herausgenommen, gegen das rote Licht im Entwicklungsraum oder im Automaten gehalten, nach Kontrasten beurteilt und wieder in den Entwickler gegeben. Nach angemessener Zeit wird wieder kontrolliert. Auf diese Weise wird der Film in seiner Entwicklung beobachtet und dann, wenn der Entwickler genug eingewirkt hat, in das Wässerungsbad getaucht. Bei dieser visuellen Methode ist größere Erfahrung notwendig, da man die endgültige Qualität der Filme erst nach dem Fixieren erkennen kann.

Die fertig entwickelten Filme kommen in die **Zwischenwässerung**, wobei sie ein bis zwei Minuten kräftig hin und her bewegt werden sollen. Anschließend bringt man die Aufnahme in das Fixierbad.

Im frischen **Fixierbad** beträgt die Fixierzeit etwa 10 Minuten. Da die Haltbarkeit der Röntgenbilder von der Güte des Fixierbades abhängt, ist es ratsam, das Fixierbad nicht alt werden zu lassen. Wenn man einen Röntgenfilm schnell, wie es während einer Operation nötig sein kann, braucht, so darf der Röntgenfilm, z. B. nach der visuellen Methode, frühestens an das Tageslicht, wenn der Film mindestens 1 Minute im Fixierbad war. Nach der Befundung wird der Film dann zu Ende fixiert.

Der Entwicklungsvorgang wird mit der anschließenden **Schlusswässerung** unter fließendem Wasser abgeschlossen. Man muss darauf achten, dass auch die Filmklammern gründlich gewässert werden, damit bei der nächsten Benutzung nicht Reste des Fixierers in den Entwickler geraten. Schon eine sehr geringe Menge Fixierer macht das Entwicklerbad unbrauchbar.

Nach der Wässerung wird das Bild in einem staubfreien Raum lose, d. h. ohne Berührung mit irgendeinem anderen Gegenstand oder Film, zum **Trocknen** aufbewahrt. Hierbei empfiehlt sich evtl. größere Wassertropfen vorher von dem Röntgenfilm leicht abzuschwenken.

Anschließend wird der Röntgenfilm in die Röntgenkartei eingeordnet. Zur **Aufbewahrungsfrist** siehe 8.8.7.

8.6.2 Zahnfilmentwicklungsgeräte

In die in sich abgeschlossenen Geräte fällt kein Tageslicht. Man kann im normal beleuchteten Raum durch einen Rotfilter in den Entwicklungsapparat hinein sehen und die nötigen Handgriffe verrichten. In diesen Entwicklungsgeräten sind verschiedene Tanks angebracht, in denen der Entwickler, der Fixierer und das Wasser für die Zwischenwässerung sowie für die Endwässerung enthalten ist. Die Zahnfilme werden mit Hilfe einer Klammer an eine bewegliche Welle eingehängt. Die Welle transportiert den oder die Filme automatisch in die einzelnen Tanks. Eine ausreichend lange Endwässerung ist manchmal nicht möglich, deshalb kann eine Schlusswässerung nötig sein. Es ist darauf zu achten, dass bei den Entwicklungsgeräten die Chemikalien, d. h. Entwickler und Fixierbad, regelmäßig, erneuert werden. Bei Flüssigkeitsverlust durch Verdunstung ist nicht nur das Wasser, sondern auch neues Entwickler- oder Fixierbad nachzugießen. Die Tanks für Zwischenwässerung und Endwässerung müssen täglich neu gefüllt werden.

Die Entwicklung von Hand in einer Dunkelkammer läuft in der gleichen Reihenfolge, wie in den Entwicklungsgeräten ab.

8.6.3 Entwicklerbad

Zahnfilmentwickler wird vom Handel in flüssiger oder fester Form geliefert. Die Gebrauchsanweisungen sind zu beachten um die notwendige Konzentration zu erhalten. Entwicklerbad kann man in Vorratsflaschen aus braunem undurchsichtigem Glas begrenzt aufbewahren, da der Entwickler vom Licht zersetzt und damit unbrauchbar wird. Der Entwickler sollte wöchentlich erneuert werden.

8.6.4 Zwischenwässerung

Die Zwischenwässerung erfolgt nach dem Entwickeln des Röntgenfilmes. Restliche Entwicklerflüssigkeit wird vom Röntgenfilm abgespült, da der Entwickler das Fixierbad verderben würde. Die Zwischenwässerung sollte 1 bis $1^1/2$ Minuten dauern.

8.6.5 Fixierbad

Das Fixierbad wird durch Auflösen des Fixiersalzes angesetzt und kann in einer Vorratsflasche aufgehoben werden.

8.6.6 Endwässerung

Nachdem der Film im Fixierbad war kommt er in die Endwässerung. Die Endwässerung sollte etwa 30 Minuten dauern. Der Film wird möglichst unter fließendem Wasser abgespült.

8.7 Fehlerhaftes Röntgenbild

Wegen der zusätzlichen Strahlenbelastung muss jede vermeidbare Aufnahme entfallen. Fehler beim Röntgen, die die Qualität der Röntgenfilme beeinflussen können, müssen abgestellt werden. Nachfolgend einige immer wieder auftretende Fehler:

- Streifen oder Halbkreise auf dem Film können durch unsaubere Filmklammern, Lichteinfall in die Filmpackung oder Knicke im Film entstehen.
- Grauschleier bilden sich bei zu lange und unsachgemäß gelagerten Filmen.
- Gelb-, grün- oder mehrfarbige Schleier lassen darauf schließen, dass Entwickler und Fixierer verbraucht sind, dass zu kurz fixiert wurde oder die Lösungen verschmutzt sind.
- Ist ein Röntgenfilm länger als acht Minuten in einem frischen Entwickler gewesen, so kann ein Schleier entstehen.
- Bringt man den Film direkt aus dem Entwickler in das Fixierbad, ohne eine Zwischenwässerung vorzunehmen, so erscheint hier ein Schleier auf dem Film.
- Schleier können auch auftreten, wenn der Entwickler verbraucht ist und sich auf der Oberfläche eine feine Haut gebildet hat. Sieht man solch eine Haut auf einem Entwicklertank, so kann man sie durch Filterpapier leicht entfernen und den Fehler vermeiden.
- Kleben Filme zusammen oder haben sie sich am Rand eines Entwicklertanks oder auf dem Boden im Fixierbad längere Zeit festgesetzt, so tritt ein Schleier an den Haftstellen auf.
- Ist die Dunkelkammerbeleuchtung nicht zweckmäßig, d. h., ist die Lampe nicht mindestens 75 cm vom Arbeitstisch entfernt oder ist die Glühbirne stärker als 15 Watt, oder ist der Schutzfilter der Dunkelkammerlampe defekt, so treten hierdurch Schleier auf.

- Schleier können sich ergeben, wenn der noch nicht belichtete oder schon belichtete Film in den Streustrahlenbereich eines Röntgengeräts kommt; z. B. wenn ein Röntgenfilm in einer Kitteltasche aufbewahrt wird und die Zahnmedizinische Fachangestellte dann im Strahlenkegel oder Streustrahlenbereich gewesen ist.
- Staub auf dem feuchten Film oder verschmutzte Lösungen können zu kleinen Punkten und rauer Oberfläche des Filmes führen.
- Tubusschatten, eine Viertelkreislinie mit scharfem Rand, entsteht, wenn der Zentralstrahl nicht genau auf die Mitte des Filmes gerichtet war.
- Gelangen Entwicklerspritzer auf den trockenen Film, bevor er in den Entwickler kommt, so beginnt an diesen Stellen vorzeitig eine Entwicklung und die Folge davon sind dunkle Punkte auf dem Film.
- Haben sich, nachdem das Röntgenbild im Entwickler war, Luftblasen an den Film gelegt, so wird, wenn der Film jetzt in den Fixierer kommt, der Fixierprozess an diesen Stellen behindert und diese Luftblasen machen sich als dunkle Punkte bemerkbar.
- Fixierbadspritzer auf den unentwickelten Film ergeben helle Flecken oder Bläschen.
- Kratzer entstehen durch feste Gegenstände, die mit dem Film in Berührung kommen, z. B. Filmklammern, Pinzetten, Ränder anderer Filme.
- Dunkle Fingerabdrücke ergeben sich, wenn der trockene Film mit den Fingern angefasst worden ist, an denen noch Reste von Entwickler waren.

- Wird der trockene Film mit den Fingern angefasst und an den Fingern sind noch Spuren von Fixierbad, so sehen die Fingerabdrücke hell aus.
- Helle Fingerabdrücke oder helle Flecken entstehen auch durch Fett, Talkum oder Gesichtspuder, das an den Zahnfilm gelangt.
- Sind die Lösungen sehr warm oder ist die Temperatur beim Trocknen der Filme zu hoch, löst sich die Haftschicht, so dass Folie und Film sich trennen und verschieben.

Gründe für einen **zu dunklen** Röntgenfilm:
- Temperatur des Entwicklers zu hoch,
- Bild zu lang im Entwickler,
- Belichtungszeit zu lang,
- Konzentration des Entwicklers zu hoch,
- Lichteinfall auf den Röntgenfilm, das Röntgenbild,
- Vorzeitige Belichtung z. B. durch Streustrahlung,
- KV-Zahl bei OPG zu hoch.

Ein **zu heller** Film kann folgende Gründe haben:
- Belichtzeit zu kurz,
- Falsche Filmgröße,
- Falsches Symbol bei der intraoralen Aufnahme eingestellt,
- Zu niedrige KV-Zahl bei einer extraoralen Aufnahme,
- Entwickler verbraucht, zu alt,
- Entwickler zu kalt,
- Zeit des Entwickelns zu kurz,
- Film überaltert, überlagert,
- Konzentration des Entwicklers zu schwach.

8.8 Röntgenverordnung

In der Röntgenverordnung sind die für das Röntgen maßgeblichen Bestimmungen festgehalten. Der Text der Röntgenverordnung muss in der Praxis zur Einsicht auszulegen oder jedem Praxismitarbeiter ausgehändigt werden.

Die kleinste Strahlenmenge (Dosis, Röntgenstrahlendosis), die im Laufe der Zeit auf den menschlichen Körper auftrifft, addiert sich zu immer größeren Dosen. Dies nennt man auch **Kumulation** der Röntgenstrahlen. Da sich dadurch Schäden im Körper ergeben können, ist es unbedingt notwendig, die Strahlenschutzbestimmungen einzuhalten. Die am empfindlichsten auf die Einwirkung von Röntgenstrahlen reagierenden Organe sind die Geschlechtsorgane und das rote Knochenmark. Die Stärke der schädigenden Strahlung kann gemessen werden, um die Strahlenbelastung des Arztes und der Mitarbeiter festzustellen. Die Messeinheit ist das Sievert (Sv).

Der oberste Grundsatz des Strahlenschutzes verpflichtet jede Person, die mit Röntgenstrahlen arbeitet, in der Zahnarztpraxis röntgt, jede unnötige Strahlenexposition von Mensch und Umwelt zu vermeiden oder die Grenzwerte so gering wie möglich zu halten.

8.8.1 Mitarbeiterunterweisung

Die gesetzlich vorgegebene Unterweisung und Belehrung im Hinblick auf die Röntgenverordnung und deren Inhalte, besonders auf die möglichen Gefahren und den Strahlenschutz, muss jährlich durchgeführt und von den Praxismitarbeitern unterschrieben werden. Das Formblatt muss mindestens 5 Jahre aufbewahrt werden.

8.8.2 Kontrollbereich

Der Bereich direkt um die Röntgenröhre heißt Kontrollbereich. In diesem Bereich werden **vor dem eigentlichen Röntgen** die Lage des Filmes und die Position des Tubus und des Kopfes des Patienten bestimmt und **kontrolliert**. Die Größe des Kontrollbereiches richtet sich nach der Menge der Röntgenstrahlen, nach der Stärke des Röntgengerätes und beträgt bei unseren zahnärztlichen Röntgengeräten für normale Zahnfilme ca. 1,50 m. Kontrollbereiche sind abzugrenzen und während der Einschaltzeit zu kennzeichnen. Die Kennzeichnung muss deutlich sichtbar mindestens die Worte »Kein Zutritt – Röntgen« enthalten. Sie muss auch während der Betriebsbereitschaft vorhanden sein. Der Kontrollbereich darf während des Röntgens von keiner in der Praxis tätigen Person betreten werden. Der **Zutritt zum Kontrollbereich** ist nur erlaubt, wenn bei Auszubildenden oder Studierenden dies zur Erreichung ihres Ausbildungszieles erforderlich ist. Schwangeren Frauen muss Strahlenschutzverantwortliche oder der Strahlenschutzbeauftragte dies ausdrücklich gestattet und durch geeignete Überwachungsmaßnahmen sicherstellt, dass der besondere Dosisgrenzwert eingehalten und dies dokumentiert wird.

Schwangeren Frauen darf der Zutritt zu Kontrollbereichen als helfende Person nur gestattet werden, wenn zwingende Gründe dies erfordern.

8.8.3 Überwachungsbereich

Dem Kontrollbereich schließt sich der Überwachungsbereich an. Überwachungsbereiche sind nicht zum Kontrollbereich gehörende betriebliche Bereiche. Vom Überwachungsbereich aus wird der Patient während des Röntgens beobachtet. Es wird **überwacht**, ob die bei der Vorbereitung für die Aufnahme erfolgten Einstellungen, die Platzierung des Films im Mund, die Stellung des Tubus oder die Kopfhaltung des Patienten, sich nicht verändert haben. Hat sich etwas geändert, darf nicht geröntgt (ausgelöst) werden. Im Kontrollbereich werden dann die Einstellungen korrigiert. § 22 bestimmt, dass Personen der **Zutritt zum Überwachungsbereichen** nur erlaubt werden darf, wenn bei Auszubildenden oder Studierenden dies zur Erreichung ihres Ausbildungszieles erforderlich ist.

Kontroll- und Überwachungsbereich sind streng genommen nur durch Strahlenstärkemessung in ihrer Größe zu bestimmen.

8.8.4 Qualitätssicherung

In § 16 der Röntgenverordnung wird die Qualitätssicherung bei Röntgeneinrichtungen zur Untersuchung von Menschen festgelegt. Es ist dafür zu sorgen, dass bei Röntgeneinrichtungen festgestellt wird, dass die erforderliche Bildqualität mit möglichst geringer Strahlenexposition erreicht wird. Nach jeder Änderung der Einrichtung oder ihres Betriebes, welche die Filmqualität oder die Höhe der Strahlenexposition nachteilig beeinflussen kann, ist dafür zu sorgen, dass eine **Abnahmeprüfung** durch den Hersteller oder Lieferanten durchgeführt wird. Eine Röntgeneinrichtung muss in **Zeitabständen von längstens fünf Jahren** durch einen Sachverständigen nach dem Stand der Technik insbesondere auf sicherheitstechnische Funktion, Sicherheit und Strahlenschutz überprüft werden. Die durch eine vom Staat bestimmte und ermächtigte Institution (z. B. der TÜV) dient der Qualitätssicherung. Bei der Abnahmeprüfung werden die Bezugswerte für die Konstanzprüfung mit demselben Prüfkörper bestimmt, der später bei der regelmäßigen Konstanzprüfung verwendet wird. Das Ergebnis der Abnahmeprüfung ist unverzüglich aufzuzeichnen. Zu den Aufzeichnungen gehören auch die Röntgenaufnahmen der Prüfkörper.

8.8.5 Konstanzprüfung

Durch die Konstanzprüfung wird überprüft, ob die Vorgaben für ein gutes Bild **konstant**, gleichbleibend, sind. Sehr selten auftretende Fehler des Röntgengerätes, falsche Einstellung beim Röntgen, unzureichender Entwickler, schlechte Filmlagerung, überalterte Filme oder falsche Filmgröße werden erkannt und damit Zweitaufnahmen, die den Patienten unnötig belasten, vermieden. Das Ergebnis der Konstanzprüfung ist unverzüglich aufzuzeichnen. Die Konstanzprüfungen müssen immer unter den gleichen Bedingungen durchgeführt werden, die bei der Erstaufnahme vorgelegen haben und im Prüfbericht festgehalten sind. Ist die erforderliche Bildqualität nicht mehr gegeben, ist unverzüglich die Ursache zu ermitteln und zu beseitigen. Die Aufzeichnungen sind für die Dauer des Betriebs, mindestens jedoch bis zwei Jahre nach dem Abschluss der nächsten vollständigen Abnahmeprüfung aufzubewahren. Die Röntgen-

prüfstelle ist meistens bei der Landeszahnärztekammer angesiedelt.

Bei der **Filmverarbeitung** in der Zahnheilkunde (Entwickler, Fixierer) ist die Konstanzprüfung mindestens **arbeitswöchentlich** durchzuführen und dient der Kontrolle, ob der Entwickler noch ausreichend den Röntgenfilm schwärzt. Ein neues Röntgenbild mit dem Prüfkörper wird erstellt. Dieses Bild wird mit dem vorhandenen Röntgenbild der Sachverständigenprüfung (Kontrollaufnahme, Referenzaufnahme) verglichen. Der Röntgenfilm darf in der optischen Dichte eine Graustufe gegenüber dem Ursprungsfilm (Referenzbild) abweichen.

Ist nur ein **Röntgengerät** in der Praxis, ist die **monatliche** Konstanzprüfung des Geräts nicht erforderlich, da die wöchentliche Prüfung die geforderten Ergebnisse zeigt. **Panoramaschichtgeräte** müssen, auch bei Fernröntgenbildern, **monatlich** überprüft werden. Die Konstanzprüfung der **Dunkelkammer** muss mindestens einmal **jährlich** erfolgen. Bei **digitalen** Röntgeneinrichtungen in der Zahnarztpraxis werden die Grauwertwiedergabe (täglich), die Geometrie, das Bildwiedergabegerät mit Testbild und die farbbezogenen Gesichtspunkte monatlich geprüft.

8.8.6 Indikation

Die Röntgenverordnung sagt, dass Röntgenstrahlung unmittelbar am Menschen in Ausübung der Zahnheilkunde nur angewendet werden darf, wenn eine durch Gesetz befugte Person (Zahnarzt) hierfür die Indikation stellt. Es muss gewährleistet sein, dass der gesundheitliche Nutzen der Anwendung am Menschen gegenüber dem Strahlenrisiko überwiegt. Andere Verfahren mit vergleichbarem gesundheitlichem Nutzen, die mit keiner oder einer geringeren Strahlenexposition verbunden sind, sind bei der Abwägung zu berücksichtigen. Bei bestehender oder nicht auszuschließender Schwangerschaft ist die Dringlichkeit der Anwendung besonders zu prüfen. Deshalb werden weibliche Personen im gebärfähigen Alter vor jeder Röntgenaufnahme nach einer eventuellen Schwangerschaft befragt werden. Ist bei Frauen trotz bestehender oder nicht auszuschließender Schwangerschaft die Anwendung von Röntgenstrahlung geboten, sind alle Möglichkeiten zur Herabsetzung der Strahlenexposition der Schwangeren und insbesondere des ungeborenen Kindes auszuschöpfen. Körperbereiche, die bei der vorgesehenen Anwendung von Röntgenstrahlung nicht von der Nutzstrahlung getroffen werden müssen, sind vor einer Strahlenexposition so weit wie möglich zu schützen.

8.8.7 Aufzeichnungspflichten, Röntgenpass

Bei Röntgenuntersuchungen sind in der Praxis Röntgenpässe bereitzuhalten und der untersuchten Person anzubieten. Legt der Patient einen **Röntgenpass** vor, so müssen die entsprechenden Eintragungen vorgenommen werden. Der Röntgenpass ist ein von der untersuchten Person freiwillig geführtes Dokument. Durch einen gut geführten Röntgenpass hat man Einblick in die vorausgegangenen Röntgenuntersuchungen.

Die Aufzeichnungen müssen enthalten:

- Ergebnis der Befragung des Patienten nach früherer Anwendung ionisierender Strahlung,
- Zeitpunkt und Art der Anwendung,
- Untersuchte Körperregion,
- Indikation,
- Erhobenen Befund,
- Strahlenexposition des Patienten oder die zu deren Ermittlung erforderlichen Daten und Angaben,
- Namen des untersuchenden Arztes.

Die **Aufzeichnungspflicht** bestimmt, dass Röntgenbilder und die Aufzeichnungen über Röntgenuntersuchungen, die im **Röntgenbuch (Röntgenkontrollbuch)** eingetragen werden müssen, **zehn Jahre lang nach der letzten Untersuchung** aufzubewahren sind. Die Aufzeichnungen von Röntgenuntersuchungen einer Person, die **das 18.** Lebensjahr noch **nicht vollendet hat, sind bis zur Vollendung des 28 Lebensjahres** dieser Person aufzubewahren.

8.9 Strahlenschutz

8.9.1 Schutz der Praxismitarbeiter

Die Mitarbeiter in der Praxis sind vor Röntgenstrahlen zu schützen, indem
- sich keine Person aus der Praxis während der Aufnahme im direkten Strahlenkegel befinden darf,
- der Mindestabstand hinter dem Tubus eingehalten wird,
- der Röntgenfilm stets von dem Patienten oder einer Begleitperson, niemals von der Zahnmedizinischen Fachangestellten oder anderem Praxispersonal, gehalten wird.

8.9.2 Schutz des Patienten

Zum Schutz der Patienten vor Röntgenstrahlen wird dafür gesorgt,

- dass jeder Patient nach früherer Anwendung von Röntgenstrahlen befragt wird,
- dass unnötige Aufnahmen vermieden werden,
- dass der Rumpf des Patienten bei jeder Aufnahme mit einer Bleischürze und/oder einem Schutzkleid oder Schutzschild unter dem Kinn von mindestens 0,4 mm Blei abgeschirmt wird,
- das der richtige Röntgenfilm gewählt wird,
- das die richtige Belichtungszeit eingestellt ist.

8.10 Messgrößen

In der Strahlenschutzverordnung gibt es unterschiedliche Begriffe für die einzelnen Strahlenbelastungen.

8.10.1 Strahlenexposition

Die Einwirkung ionisierender Strahlung auf den menschlichen Körper nennt man Strahlenexposition. Ganzkörperexposition ist die Einwirkung ionisierender Strahlung auf den ganzen Körper, Teilkörperexposition ist die Einwirkung ionisierender Strahlung auf einzelne Organe, Gewebe oder Körperteile.

Die medizinische Körperbelastung, die ein Patient im Rahmen seiner Untersuchung mit Röntgenstrahlung in der Zahnheilkunde erhält, ist seine medizinische Strahlenexposition.

8.10.2 Äquivalentdosis

Nimmt man die Energiedosis (absorbierte Dosis) im Weichteilgewebe mal einem wissenschaftlich festgelegten Faktor, so erhält man die Äquivalentdosis. Die Messeinheit ist das Sievert (Sv).

8.10.3 Effektive Dosis

Die Summe der Organdosen durch äußere Strahlenexposition. Die Werte für Geweben oder Organen des Körpers sind in einer Anlage zur Röntgenverordnung angegebenen. Die Einheit der effektiven Dosis ist das Sievert (Sv).

8.10.4 Körperdosis

Sammelbegriff für Organdosis und effektive Dosis.

8.10.5 Organdosis

Produkt aus der mittleren Energiedosis in einem Organ, Gewebe oder Körperteil (in einer Tabelle abzulesen) und dem Strahlungs-Wichtungsfaktor, der bei der Röntgenstrahlung 1 ist. Die Einheit der Organdosis ist das Sievert (Sv).

8.10.6 Ortsdosis

Die an einem bestimmten Ort gemessene Äquivalentdosis. Die Einheit der Ortsdosis ist das Sievert (Sv).

8.10.7 Ortsdosisleistung

In einem bestimmten Zeitintervall erzeugte Ortsdosis, dividiert durch die Länge des Zeitintervalls.

8.10.8 Personendosis

Wird die Äquivalentdosis an der für die Strahlenexposition repräsentativen Stelle der Körperoberfläche gemessen, erhält man die Personendosis. Die Einheit der Personendosis ist das Sievert (Sv).

Der gerundete Mittelwert bei Zahnaufnahmen beträgt 0,01 Milli-sievert. Zum Vergleich: Bei einer Mammographie (Röntgen der Brust) liegt der Wert bei 0,5 Millisievert.

9 Mikrobiologie

In diesem Kapitel finden Sie Inhalte aus:

▶ Lernfeld 3: Mikroorganismen, berufsrelevante Infektionskrankheiten

9.1 Begriff

Die **Mikrobiologie** befasst sich mit den Kleinstlebewesen.

9.2 Mikroorganismen

In einer Praxis muss dafür gesorgt werden, dass die Ansteckungsgefahr so klein wie möglich gehalten wird. Dies geschieht durch die Desinfektion und die Sterilisation. Beides dient der Bekämpfung von Mikroorganismen, Kleinstlebewesen. Mikroorganismen sind mit dem Auge nicht sichtbar, jedoch sehr lebensfähig. Mikroorganismen können Erkrankungen und Seuchen hervorrufen. Die Wissenschaft versucht, die Krankheitserreger zu erkennen, ihre Wirkungsweise zu erforschen und Gegenmittel zu finden. So fand der Franzose Pasteur 1880, dass Gärung und Fäulnis durch Mikroorganismen hervorgerufen werden. Der Deutsche Robert Koch entwickelte ein Schema, mit dem man Bakterien nachweisen kann (Färbung, Züchtung, Impfung von Versuchstieren).

Pathogene Mikroorganismen machen den Körper krank. Mikroorganismen, durch die der Körper nicht erkrankt, bezeichnet man als **apathogen**.

Die Mikroorganismen unterteilt man in vier Gruppen:

- Protozoen,
- Bakterien,
- Pilze,
- Viren.

9.2.1 Protozoen

Protozoen sind tierische Einzeller, auch Urtierchen genannt. Sie kommen meist in den Tropen und Subtropen vor und haben eine Größe von ungefähr 1μ (sprich Mü = 1/1000 Millimeter) Durchmesser.

Beispiele:
Erkrankungen durch Protozoen: Amöbenruhr, Bandwürmer, Malaria, Toxoplasmose.

9.2.2 Bakterien

Diese Einzeller kommen überall vor, im Boden, im Wasser oder in der Luft. Ihre Größe liegt zwischen 0,3μ und 2,0μ Durchmesser. Bakterien kann man im Gegensatz zu Viren auf Nährböden züchten. Man kann Bakterien nach der Form, nach ihrer Anfärbbarkeit sowie nach ihrem Sauerstoffverbrauch einteilen.

Einteilung der Bakterien nach der **Form**:
- Kugeln (Kokken); weitere Unterteilung nach der Form, in der sich die Kokken aneinanderlegen, z. B. Kettenkokken, Haufenkokken,
- Stäbchen (Bazillen); merke: Bazillen sind stäbchenförmige Bakterien, die Dauerformen, so genannte **Sporen**, bilden können; dadurch ergibt sich eine erhöhte Lebens- und Ansteckungsdauer der Bazillen.

- Schrauben (Spirochäten oder Spirillen),
- Pilze (z. B. Flechten).

Beispiele:
Bakterien rufen folgende Krankheiten hervor: Tetanus, Tbc durch stäbchenförmige Bakterien, Lungenentzündung, Keuchhusten, Tonsillitis, Scharlach (Streptokokken), Typhus, Syphilis durch Spirochäten.

Für die Entstehung der **Karies** sind besonders die Mikroorganismen Streptococcus mutans und Laktobazillen verantwortlich.

Die Einteilung der Bakterien nach ihrer **Anfärbbarkeit** beruht auf speziellen Verfahren, bei denen die Bakterien eine bestimmte, für sie charakteristische Farbe annehmen.

Bei der Einteilung der Bakterien nach ihrem **Sauerstoffverbrauch** ergeben sich zwei Gruppen:
- Bakterien, die beim Wachstum Sauerstoff verbrauchen (**Aerobier**),
- Bakterien, die ohne Sauerstoff wachsen (**Anaerobier**).

Bilden Bakterien, z. B. mit den Menschen, eine Lebensgemeinschaft, d. h. dass jeder von dem Partner Vorteile hat, so spricht man von einer **Symbiose**. Beispiel für eine Symbiose: Die Bakterien der Darmflora. Sie nützen dem Menschen und erhalten sich selbst durch die Nährstoffe im Darm des Menschen.

Lebewesen, die von der Substanz oder den Nährstoffen des befallenen Organismus leben ohne dem Lebewesen eine Hilfe zu sein, nennt man **Parasiten**. Sie werden auch als Schmarotzer bezeichnet.

9.2.3 Pilze

Pilze sind wesentlich größer als Bakterien. Sie treten beim Menschen oft an der Haut oder Schleimhaut auf.

Beispiele:
Erkrankungen durch Pilze: Fußpilze, Nagelpilze, Soor (Candidose), Aktinomikose.

9.2.4 Virus

Um die Sonderstellung der Viren zu erkennen, muss man wissen, dass Lebewesen allgemein durch zwei Tatsachen charakterisiert sind, durch Stoffwechsel und Fortpflanzung.

Viren haben einen Durchmesser von 0,01 µ bis 0,03 µ. Sie sind auf künstlichem Nährboden nicht zu züchten. Viren haben **keinen eigenen** Stoffwechsel. Sie verharren in ihrem Zustand, bis sie eine für sie spezifische Zelle gefunden haben. Ist diese Zelle gefunden, so wird sie von den Viren zerstört. Die Stoffwechselprodukte der Zelle, der **Wirtszelle**, werden von dem Virus übernommen, und das Virus kann sich vermehren. Manche Viren haben die Fähigkeit Bakterien zu fressen, man nennt sie deshalb **Bakteriophagen** oder auch einfach Phagen.

Beispiele:
Erkrankungen durch Viren: Grippe, Angina, Herpes simplex, Masern, Mumps, Röteln, Windpocken, Kinderlähmung (Poliomyelitis), HIV, alle Formen der Hepatitis.

9.3 Immunisierung

Immun sein heißt gefeit sein, zum Beispiel gegen eine Ansteckung. Man unterscheidet natürliche und künstliche Immunisierung.

9.3.1 Natürliche Immunisierung

Die natürliche Immunisierung tritt nach einer überstandenen Krankheit ein. Der Körper hat durch die Erkrankung Abwehrstoffe gebildet, die ihn das ganze Leben lang über schützen (z. B. Kinderkrankheiten, an denen man nur einmal erkrankt, Masern, Röteln, Scharlach).

9.3.2 Künstliche Immunisierung

Die künstliche Immunisierung, die auch Schutzimpfung genannt wird, unterteilt man in aktive und passive Immunisierung.

9.3.3 Aktive Immunisierung

Bei der aktiven Immunisierung werden lebende abgeschwächte oder abgetötete Krankheitserreger oder entgiftete Toxine (Toxoide) der Bakterien dem Menschen eingeimpft. Hierdurch erreicht man keinen sofortigen Schutz gegen eine Krankheit, sondern bewirkt, dass durch die abgeschwächten Krankheitserreger die Bildung von Abwehrkräften im menschlichen Körper angeregt wird. Der Körper bildet **aktiv** (selbst) die **Antikörper** (Abwehrstoffe). Dadurch ist der Körper geschützt. Es besteht eine **Grundimmunisierung**. Der Schutz tritt erst nach Wochen auf (Hepatitis B, Grippe). Nach der Grundimmunisierung ist es oft nötig eine **Auffrischungsimpfung** durchzuführen. Danach besteht dann ein lang anhaltender Schutz (z. B. Polio, Tetanus, Diphtherie, Masern, Mumps, Röteln, Hepatitis B).

9.3.4 Passive Immunisierung

Bei der passiven Immunisierung wird bei Verdacht auf eine Erkrankung oder bei der Erkrankung Serum von einem Menschen oder Tier eingeimpft. Dieses Serum enthält die für die Krankheit spezifischen Abwehrstoffe. Der Körper bildet selbst keine ausreichenden Antikörper, sondern sie werden ihm zugeführt (eingeimpft). Deshalb **passive** Immunisierung. Von Vorteil ist, dass die Schutzwirkung sofort eintritt, sie hält aber nur wenige Wochen an, da die Antikörper nur eine gewisse Zeit wirksam sind (z. B. bei Verdacht auf Hepatitis A oder B).

Ein **Impfkalender** (Impfplan) legt die Zeitpunkte für die Schutzimpfungen gegen die Infektionskrankheiten fest.

9.4 Infektionskrankheiten

Die meisten Infektionskrankheiten werden durch Bakterien und Viren verursacht. Auch manche Pilzerkrankungen und Infektionen mit bestimmten Protozoen sind zu den Infektionskrankheiten zu zählen. Jedoch führt nicht jede Infektion zum Ausbruch einer Infektionskrankheit. **Infektion** nennt man das Eindringen von Mikroorganismen in einen menschlichen, tierischen oder pflanzlichen Körper, in dem sich die Mikroorganismen vermehren. Viele Infektionen werden von den Abwehrkräften des Körpers abgefangen, ohne dass der Körper erkrankt.

Ist die **Virulenz**, die krankheitserregende Eigenschaft, der Mikroorganismen größer als die Abwehrkräfte, so erkrankt der Körper. Die Zeit zwischen dem Eindringen der Mikroorganismen in den Körper bis zum Auftreten erster, meist nur allgemeiner Krankheitszeichen nennt man **Inkubationszeit**. In dem sich anschließenden **Prodromalstadium** verstärken sich die allgemeinen Symptome. Das Auftreten der für die Erkrankung typischen Krankheitszeichen zeigt den **Ausbruch** der Krankheit. **Rekonvaleszenz** ist die Zeit nach dem Überstehen der Krankheit bis zur Heilung.

9.4.1 Infektionsquellen

Die Übertragung einer Infektion von Mensch zu Mensch oder auf den Patienten durch Geräte, Instrumente, Räume, Blut, Eiter, nicht verbrauchte Materialien oder Abfälle wird in der Praxis durch die Desinfektion und Sterilisation entgegen gewirkt.

9.4.2 Übertragungswege

Für den Eintritt der Mikroorganismen in den Körper gibt es unterschiedliche Hauptinfektionswege.

Kleinste Tröpfchen eines Kranken können beim Niesen oder Husten aber auch durch starkes Ausatmen (Anhauchen) über die **Tröpfcheninfektion** übertragen werden.

Bei der **Schmierinfektion** überträgt das Verschmieren, z. B. von infektiösem Blut oder Eiter, die Erreger. Eine weitere Übertragungsmöglichkeit ist die **Wasser- und Nahrungsmittelinfektion**. Wird die Infektion, z. B. durch einen Stich oder Biss durch die Haut übertragen, spricht man von **perkutaner Infektion**.

Neben den üblichen Schutzmaßnahmen ist für das Praxispersonal das Tragen von Schutzkleidung, zweckmäßigen Handschuhen für die unterschiedlichen Tätigkeiten, Brillen,

Mundschutz, Gesichtsschutz und dergleichen als Abwehrmaßnahme wichtig.

9.5 Krankheitsbilder

In den nachfolgenden Beispielen sind die ersten **praxisrelevant**. Das bedeutet, dass die Gefahr einer Infektion bei der Tätigkeit in der Praxis erfolgen kann. Sie sind deshalb besonders zu beachten.

9.5.1 Grippe

Verursacher sind **Viren**.
Inkubationszeit ein bis drei Tage.
Übertragung durch Tröpfcheninfektion.

Die echte Influenza läuft bei hohem Fieber mit starkem Unwohlsein ab. Sie tritt meist als Epidemie auf. Die Behandlung ist abhängig von den Krankheitszeichen.

9.5.2 Virushepatitis

Entzündung der Leber, meistens eine **Virusinfektion**.

Die charakteristische Gelbsucht entsteht durch Verfärbung der Haut, nachdem die Leber geschädigt wurde.

Eine **chronische** Hepatitis (B, C und D) bleibt oft unbemerkt im Körper, kann aber auch in eine **Leberzirrhose** übergehen.

Zusätzlich zu den üblichen Hygienemaßnahmen in der Praxis kann man durch eine Schutzimpfung der Hepatitis A, B und D vorbeugen.

9.5.3 Hepatitis A (HAV)

Wird auch als Hepatitis epidemica bezeichnet. Verursacher ist das Hepatitis-A-Virus.

Übertragung durch verunreinigte Nahrung oder Trinkwasser. Inkubationszeit zwei bis sechs Wochen.

Anfänglich Appetitlosigkeit, Übelkeit, Brechreiz. Später Gelbfärbung der Haut. Daher die Bezeichnung Gelbsucht.

Klingt nach fünf bis sechs Wochen ab, lebenslange Immunität.

9.5.4 Hepatitis B (HBV)

Wird auch als Serumhepatitis bezeichnet. Verursacher ist das Hepatitis-B-Virus.

Übertragung meist durch Blutkontakt mit einem infizierten Gegenstand (Spritzen, Instrumente), Geschlechtsverkehr, aber wohl auch durch Speichel oder Schweiß. Inkubationszeit zwei bis sechs Monate.

Verlauf der Krankheit wie bei der Hepatitis A. Hepatitis B hinterlässt lebenslange Immunität. Übergang in eine chronische Form möglich (Zirrhose, Karzinom). Das Personal einer Arzt- Zahnarztpraxis sollte gegen Hepatitis B aktiv immunisiert sein (Schutzimpfung).

9.5.5 Hepatitis C (HCV)

Früher als Non-A-Non-B-Hepatitis bezeichnet. Haupterreger ist das Hepatitis-D-Virus. Inkubationszeit ist sechs bis neun Wochen.

Schwere Erkrankung, manchmal jahrelange Behandlung nötig. Übergang in eine chronische Form möglich (Zirrhose, Karzinom).

9.5.6 Hepatitis D (HDV) und E (HEV)

Seltene Erkrankungen, die durch spezielle Viren hervorgerufen werden.

9.5.7 AIDS, HIV

Verursacher sind zwei Viren (HIV-1 und HIV-2) (Human Immunodeficiency Virus), die die Blutzellen schädigen.

Übertragung durch Kontakt mit infizierten Körperflüssigkeiten, hauptsächlich Blut, aber auch durch Sperma und Scheidensekret.

Inkubationszeit von zwei bis sechs Wochen bis zu sechs Jahren.

Fieber, Muskel-, Gelenk- und Kopfschmerzen, danach meist fünf Jahre ohne Symptome. Im weiteren Verlauf Lymphknotenschwellung, Fieber, Nachtschweiß und Durchfälle.

Jahre später dann die schwere Schwächung des Immunsystems (AIDS), ein ausgeprägtes Krankheitsbild mit Infektionen und Beeinflussung des Zentralnervensystems. Noch keine letztlich hilfreiche Therapie möglich.

9.5.8 Tuberkulose (TB, Tbc)

Inkubationszeit vier bis sechs Wochen; Erreger sind die Tuberkelbakterien.
Tröpfcheninfektion.

Entweder ohne Symptome oder sehr schwere Erkrankung.

Verschleppung der Keime auf dem Blut- und Lymphweg in andere Organe.

Die Lunge ist am häufigsten befallen. Bei starkem Husten mit Auswurf von ansteckungsfähigen Erregern spricht man von offener Tuberkulose.

Behandlung mit Chemotherapeutika und Antibiotika.

9.5.9 Toxoplasmose

Erreger sind die Protozoen. Diese Infektionskrankheit kann, wenn sie in der Schwangerschaft auftritt, zu schweren körperlichen Schäden, sogar zum Tod des (ungeborenen) Kindes führen.

9.5.10 Diphtherie

Inkubationszeit zwei bis sieben Tage.

Die Bakterien dringen über den Nasen-Rachen-Raum ein.

Übertragung durch Tröpfcheninfektion.

Schluckbeschwerden, Fieber, Kopfschmerz.

Durch die Impfung als Säugling besteht Immunität. Auffrischung nach Impfkalender.

9.5.11 Röteln

Verursacher ist ein Virus.

Übertragung durch Tröpfcheninfektion oder verseuchte Gegenstände. Inkubationszeit 12 bis 21 Tage.

Feinfleckiger, nicht zusammenhängender Hautausschlag im Gesicht, am Hals und danach am ganzen Körper. Kein hohes Fieber. Typisch sind Lymphknotenschwellungen hinter dem Ohr und am Nacken.

Klingt ohne weitergehende Behandlung ab.

Erkrankt eine Schwangere, kann der Embryo infiziert werden und es kann zu Fehlbildungen kommen.

Die Masern-Mumps-Röteln-Impfung kann in jedem Lebensalter erfolgen.

9.5.12 Mumps

Krankheitserreger ist ein Virus.

Übertragung von Mensch zu Mensch.

Inkubationszeit 14 bis 21 Tage.

Die Parotis epidemica (Entzündung der Ohrspeicheldrüse) tritt meist in der kalten Jahreszeit auf. Schwellung einer oder beider Ohrspeicheldrüsen mit meist typischem Abstehen des Ohrläppchens.

Kauen und Sprechen sind schmerzhaft, dazu leichtes Fieber und allgemeine Mattigkeit. Komplikationen sind hinzukommende Entzündungen von Bauchspeicheldrüse, Hoden, Eierstöcken, Brustdrüse, Schilddrüse, Vorsteherdrüse, Herzmuskel, Leber, Innenohr, Gelenken oder Hirnhaut.

Die Erkrankung hinterlässt dauerhafte Immunität.

Die Masern-Mumps-Röteln-Impfung kann in jedem Lebensalter erfolgen.

Behandlung durch Bettruhe und lokale Wärmeanwendungen. Zur Verhinderung von Sekundärinfektionen sind Antibiotika angezeigt.

9.5.13 Masern

Verursacher ist ein Virus.

Übertragung durch Tröpfcheninfektion.

Inkubationszeit zehn bis 14 Tage.

Schnupfen, Bronchitis, Bindehautentzündung und Fieber. Typisch sind feine weiße Flecken auf der Mundschleimhaut. Nach einigen Tagen Rückgang des Fiebers. Danach wieder Ansteigen des Fiebers und grobfleckiger, zackiger, aber auch zusammenhängender Ausschlag, vom Gesicht auf den ganzen Körper übergehend.

Komplikationen sind Lungenentzündung, Mittelohrentzündung, Entzündungen im ZNS.

Lebenslange Immunität. Die Masern-Mumps-Röteln-Impfung kann in jedem Lebensalter erfolgen.

Behandlung in Isolierung, Bettruhe, symptomatisch, nicht spezifisch.

9.5.14 Scharlach

Streptokokken sind die Verursacher des Scharlachs.
Inkubationszeit zwei bis fünf Tage.

Scharlach beginnt mit einer Angina, einer fiebrigen Mandelentzündung.

Typisch sind der feinfleckige Hautausschlag und die »Himbeerzunge«. Anschließend Schuppung der Haut. Komplikationen sind rheumatische Gelenk-, Herzmuskel- und Nierenentzündungen.

Die Erkrankung ist meldepflichtig, der Arzt muss dem Gesundheitsamt Meldung machen.

Die Erkrankung hinterlässt Immunität gegen die Keime.

Behandlung durch Bettruhe und Antibiotika bei guter Prognose.

9.5.15 Spezifische Entzündungen

Bei den spezifischen Entzündungen mit Beteiligung der Mundschleimhaut seien die Haut- und Nagelpilze, die Pilzerkrankung Soor, die Syphilis (eine Geschlechtskrankheit) und die Aktinomykose (Strahlenpilz) erwähnt. Gerade auch Hautpilze sind praxisrelevant, da die Übertragung aus der Mundhöhle des Patienten auf das Praxispersonal erfolgen kann. Die Therapie dieser spezifischen Entzündungen ist die Chemotherapie, d. h. die Therapie mit Medikamenten.

9.6 Meldepflichtige Krankheiten

Um die Verbreitung bestimmter Erkrankungen so schnell wie möglich zu verhindern, ist im **Bundesseuchengesetz** aufgeführt, welche übertragbaren Erkrankungen dem für den Aufenthalt des Erkrankten zuständigen Gesundheitsamt unverzüglich zu melden sind. Bei einigen Erkrankungen ist schon der Verdacht der Erkrankung, aber auch die Erkrankung und der Tod durch diese Erkrankungen zu melden (z. B. Cholera, einige Lebensmittelvergiftungen, Pocken, Poliomyelitis, Tollwut). Bei einer anderen Gruppe muss die Erkrankung und der Tod gemeldet werden (z. B. bei angeborener Lues, Toxoplasmose oder Hirnhautentzündung, Virushepatitis, Tetanus). Bei einer weiteren Gruppe ist jeder Todesfall zu melden (z. B. Virusgrippe, Keuchhusten, Scharlach).

10 Hygiene

In diesem Kapitel finden Sie Inhalte aus:

▶ Lernfeld 3: Persönliche Hygiene, Immunisierungen, Hygienekette, Hygieneplan

10.1 Begriff

Die **Hygiene** ist die Gesundheitslehre. Sie dient der Erhaltung der Gesundheit und der Förderung besserer gesundheitlicher Verhältnisse. Sind alle Lebensvorgänge im Körper ungestört und ist die funktionelle Einheit des Organismus unbeeinflusst, ist körperliches, seelisches und soziales Wohlbefinden vorhanden, dann spricht man von Gesundheit.

Liegen Störungen (Veränderungen) vor und ist das Gleichgewicht des Zusammenspiels der Körperfunktionen gestört, so ist der Körper erkrankt. Unsere Gesundheit ist nicht nur abhängig von dem physiologischen Zusammenspiel im Körper, sondern heute vermehrt auch durch Umwelteinflüsse gefährdet.

Die Möglichkeiten zur Erhaltung und Wiedererlangung der Gesundheit kann man einteilen in präventive (vorbeugende) und kurative (pflegende, heilende) Maßnahmen sowie die Rehabilitationen. Zu den **Präventivmaßnahmen** zählen alle Maßnahmen, die den Körper vor einer Erkrankung schützen. Aber auch Vorsorgeuntersuchungen, Früherkennungsuntersuchungen und Schutzimpfungen in den ärztlichen (zahnärztlichen) Praxen und Vorsorgeuntersuchungen im arbeitsmedizinischen Bereich.

Erhaltung und Pflege unserer Gesundheit hängen auch stark von der Gestaltung unserer Arbeit und Freizeit sowie von unserer Ernährung ab. Hier sei besonders auf die Gefahren durch Drogen, Alkohol und Nikotin und andere Risikofaktoren (z. B. Zuckerkrankheit, Herz- und Kreislauferkrankungen) hingewiesen. Das Gebiet der Vorsorgemedizin versucht, diesen Erkrankungen vorzubeugen. Die **kurative** Medizin versucht die Krankheiten und Leiden zu lindern oder zu heilen. Im Bereich der **Rehabilitation** wird der Mensch, z. B. nach überstandener Krankheit oder einem Unfall, wieder in die Arbeitswelt eingegliedert.

Für die **persönliche Hygiene** gilt, dass man durch die Reinigung des Körpers (Haut, Haare, Hände, Zähne, Intimhygiene), der Kleidung oder festsitzendem Schmuck versucht, sich vor für uns schädlichen Mikroorganismen zu schützen und dadurch Erkrankungen vorzubeugen. Ein weiterer wesentlicher Grund für die persönliche Hygiene ist, dass man selbst keine Krankheitserreger auf andere Personen überträgt.

Die Gesundheitsämter sind für die **Gesundheitsverwaltung** zuständig. Die Gesundheitsämter haben die folgenden Aufgaben:

- Informationen zur Gesundheitspflege und -erziehung,
- Bekämpfung übertragbarer Krankheiten,
- Schulgesundheitspflege (z. B. Jugendzahnarzt),
- Mutter-und-Kind-Beratung,
- Fürsorge für Tb- (Tbc-) Kranke, chronisch Kranke und Süchtige,
- Öffentliche Hygiene, das heißt Überwachung von Gaststätten,

Fleischereien, Lebensmittelläden, Eisdielen, aber auch von öffentlichen Toiletten, Abflussanlagen und dergleichen,

■ Amtsärztliche, vertrauensärztliche und gerichtsärztliche Tätigkeit.

In der Zahnarztpraxis ist es eine der wichtigsten Aufgaben der Zahnmedizinischen Fachangestellten, Infektionen des Praxispersonals und der Patienten durch entsprechende Hygienemaßnahmen zu vermeiden. Mit der Desinfektion und der Sterilisation werden die Mikroorganismen bekämpft.

10.2 Der Patient mit ansteckender Krankheit

Auch Patienten mit ansteckenden Krankheiten kommen in die zahnärztliche Praxis. Kennen diese Patienten ihre Krankheit, so werden sie dies in den meisten Fällen vor der Behandlung angeben. Dann ist das Problem der Ansteckung schon verringert, da wir uns entsprechend schützen können. Kritisch wird es, wenn der Patient keine Mitteilung über seine Krankheit macht oder wenn er noch nicht weiß, dass er erkrankt ist. Als besonders gefährlich für den Zahnarzt und die Zahnmedizinische Fachangestellte sowie den im Zahnarztlabor tätigen Zahntechniker gelten die Tuberkulose (TB, Tbc), die Hepatitis in den verschiedenen Formen und die Immunschwäche AIDS. Nach der Behandlung erfolgen peinlich genaue Desinfektion und Sterilisation der Instrumente, Materialien und Einrichtungsgegenstände, mit denen der Patient mit der ansteckenden Krankheit in Berührung gekommen ist.

Neben den üblichen Schutzmaßnahmen ist für das Praxispersonal das Tragen von Schutzkleidung, zweckmäßigen Handschuhen für die unterschiedlichen Tätigkeiten, Brillen, Mundschutz, Gesichtsschutz und dergleichen als Abwehrmaßnahme wichtig.

10.3 Unfallverhütungsvorschrift

Die Unfallverhütungsvorschrift, UVV, verpflichtet den Arbeitgeber für die einzelnen Arbeitsbereiche entsprechend der Infektionsgefährdung Maßnahmen zur Desinfektion, Reinigung und Sterilisation sowie zur Entsorgung schriftlich festzulegen und die Durchführung zu überwachen. **Abfälle** aus Untersuchungsräumen, Behandlungsräumen und Wartungsbereichen sind in ausreichend widerstandsfähigen, dichten, ggf. feuchtigkeitsbeständigen Einwegbehältern oder Plastiksäcken zu sammeln und vor dem Transport zu verschließen. **Spitze, scharfe und zerbrechliche Gegenstände**, die als Abfälle entsorgt werden sollen, sind so zu handhaben, zu sammeln und zu beseitigen – z. B. in durchstichsicheren, verschließbaren und gekennzeichneten Behältern – dass sich Beschäftigte nicht an ihnen verletzen können. Weitere Bestimmungen legen die Anforderungen an Fußböden, Wände, Händewaschplätze und Toiletten in der Praxis fest. Auch Angaben zu Instituten, bei denen man geeignete Desinfektionsmittel und -verfahren finden kann, werden gemacht.

10.3.1 Mitarbeiterbelehrung

Durch die jeweilige Unterschrift bestätigen die Mitarbeiterinnen und

Mitarbeiter in der Praxis, dass sie über Infektionsgefahren und Gefährdungen am Arbeitsplatz, Schutzkleidung und Händehygiene, Umgang mit Desinfektionsmitteln und Gefahrstoffen, Maßnahmen zur Desinfektion, Reinigung und Sterilisation von Instrumenten, Desinfektion und Reinigung von Geräten und Arbeitsbereichen, Entsorgung von Praxisabfällen, Verhalten bei Arbeitsunfällen und in Notfallsituationen unterrichtet wurde.

10.4 Übertragungswege

Wie unter 9.2 Mikroorganismen beschrieben, können diese durch **Tröpfcheninfektion, Schmierinfektion, Wasser- und Nahrungsmittelinfektion oder perkutane Infektion** in den Körper eintreten.

10.5 Hygieneplan

Der Hygieneplan erklärt, welche Objekte gewartet werden sollen (**was**), die Art der Wartung (**wie**), die Arbeitsmittel, z. B. die Desinfektionsmittel (**womit**), den Zeitpunkt, den Rhythmus und die Reihenfolge der hygienischen Maßnahmen (**wann**) und nennt die verantwortliche oder betroffene Person, die die Maßnahmen durchführen muss (**wer**). Der Hygieneplan liegt in der Praxis aus.

Um der Überwachungspflicht zu genügen, sind wiederholte Belehrungen über den Hygieneplan zweckmäßig, deren schriftlicher Nachweis empfohlen wird.

10.6 Hygienekette

Als Hygienekette bezeichnet man die zwingend notwendige Reihenfolge bei der Infektionsbekämpfung aller mit dem Patienten in Berührung gekommenen Instrumente, Gegenstände, Geräte oder Flächen nach der Behandlung.
1. Desinfektion
2. Trocknen, Reinigung
3. Sterilisation
4. Hygienische Aufbewahrung.

10.7 Medizinprodukt

Als Medizinprodukt (MP) gelten alle Instrumente, Apparate, Vorrichtungen, Maschinen, Stoffe und Zubereitungen aus Stoffen oder andere Gegenstände, die zur Anwendung für oder an einem Menschen bestimmt sind. Die Hersteller liefern die in der Praxis verwendeten, nach ISO zertifizierten, Medizinprodukte und geben deren Aufbereitung zur Anwendung vor. Deshalb muss die Sterilisation immer nach den Angaben des Herstellers erfolgen. Der Anwender ist jedoch verantwortlich dafür, dass sich der gewählte Zyklus für das zu sterilisierende Ladegut eignet. Je nach Art des Sterilisiergutes müssen verschiedene Sterilisationsverfahren in Frage kommen. In der Zahnarztpraxis ist der Dampfsterilisation der Vorzug zu geben. In der europäischen Norm DIN EN 13060 aus dem Jahr 2004 werden die Dampf-Klein-Sterilisatoren entsprechend ihrer Leistungsfähigkeit in die Typen N, S und B eingeteilt.

Medizinprodukte für invasive Maßnahmen gehören in die Risikostufe Kritisch B (siehe 10.10).

10.8 Gesetzliche Vorgaben

Für die Zahnarztpraxen regeln verschiedene Gesetze, Verordnungen und DIN-Normen die Vorgaben zur Hygiene.

Zum Beispiel:

- die Robert-Koch-Institut — Richtlinie »Anforderung an die Hygiene bei der Aufbereitung von Medizinprodukten«,
- die Robert-Koch-Institut — Richtlinie »Anforderung an die Hygiene in Zahnarztpraxen«,
- die DIN 13060:2004 Dampf-Klein-**Sterilisatoren,**
- die Medizinproduktebetreiberverordnung,
- das Medizinproduktegesetz,
- die Biostoffverordnung.

Auszug aus den Empfehlungen des Robert-Koch-Institutes (RKI) zu den Anforderungen an die Hygiene in der Zahnmedizin, die die Reinigung und Desinfektion betreffen:

»Bei der Instrumentendesinfektion ist zu unterscheiden zwischen Eintauchverfahren und maschineller Aufbereitung, wobei letzterer der Vorzug zu geben ist. Den thermischen Verfahren von Desinfektions- und Reinigungsautomaten ist, soweit nach Art des Objektes anwendbar, der Vorrang vor chemischen Verfahren zu geben. Beim Kauf von Instrumenten sind solche zu bevorzugen, die sich mit thermischen Verfahren reinigen und desinfizieren lassen.« (siehe 10.8 und 10.11.4)

Aussage aus der Medizinproduktebetreiberverordnung:

»Die Aufbereitung von bestimmungsgemäß keimarm oder steril zur Anwendung kommenden Medizinprodukten ist unter Berücksichtigung der Angaben des Herstellers mit geeigneten, validierten Verfahren so durchzuführen, dass der Erfolg dieser Verfahren nachvollziehbar gewährleistet ist und

die Gesundheit des Patienten, Anwenders oder Dritten nicht gefährdet ist.«

Für die Dampfsterilisatoren vom Typ S und B ist darin festgelegt, dass Reinigung, Desinfektion und Sterilisation mit geeigneten validierten Verfahren so durchzuführen sind, dass der Erfolg dieser Verfahren nachvollziehbar gewährleistet wird.

Sterilisatoren müssen sicherstellen, dass eine sichere Aufbereitung der **Innenflächen von Hohlkörpern** gewährleistet, sowie eine automatische Kontrolle bzw. Dokumentation ermöglicht wird. Dabei sind Sterilisatoren des Typs B für verpacktes massives sowie hohles oder poröses Sterilgut vorzuziehen. Bei einfachen Autoklaven vom Typ S muss eine schriftliche Bestätigung des Herstellers über das individuelle Leistungsspektrum vorliegen.

Die Überwachung des Sterilisationsverfahrens erfolgt durch eine Abnahmeprüfung und chargenbezogene Routineprüfungen. Diese dürfen nach DIN 13060 nicht mit normalen Bioindikatoren durchgeführt werden. Als Prüfkörper ist die Helix (Schraube) vorgeschrieben. Die Kontrolle des Sterilisationsvorgangs ist mit der Helix nur bei Sterilisatoren des Typs B möglich. Autoklaven vom Typ S können die Überprüfung nicht wie in der DIN vorgeschrieben erfüllen.

10.9 Ziel der DIN-Norm

Die DIN CEN-Norm DIN EN 13060:2004 für Kleinsterilisatoren schreibt vor, dass die Sterilisation der Medizinprodukte wirksam sein muss. Ziel ist es, eine Zahnarztpraxis im Hinblick auf das Vermeiden von Infektionen, die von einer Behandlung ausgehen können, mit dem ambulanten Operieren gleich zu stellen. Anhand der Dokumentation soll nachvollziehbar sein, ob der Sterilisator einer Praxis bei einer zurückliegenden Behandlung voll funktionstüchtig war. So kann z. B. ein Patient, der an einer ansteckenden Krankheit leidet und nach der Infektionsquelle seiner Erkrankung sucht, seinen Zahnarzt nach der Infektionsmöglichkeit bei einer früheren Behandlung in seiner Praxis befragen. Der Arzt hat nun die Möglichkeit die Dokumentation der Chargen, die zu der Zeit verwendet wurden, zu überprüfen. Er kann die klare Auskunft geben, dass der Sterilisator voll funktionstüchtig war.

Auswirkung haben die Vorschriften für die Zahnarztpraxis, da die Sterilisation von Hohlkörper der Form A mit englumigen Konstruktionsanteilen, wie Turbinen, Hand- und Winkelstücke, Spritzen, Kanülen, Arbeitsteile von Ultraschallgeräten, die für invasive Eingriffe angewendet werden, mit geeigneten Geräten sterilisiert werden müssen. Dies ist nur mit Sterilisatoren der Typen B und S möglich, da diese die Anforderungen der Betreiberverordnung erfüllen.

Heißluftsterilisatoren vom bisher gebrauchten Typ N sind von ihrer Konstruktion her **nicht sicher**, da sie durch ihren Sterilisationsablauf die notwendige Sterilisation nicht leisten können.

10.10 Einteilung und Aufbereitung der Medizinprodukte (Sterilisationsgut)

In den Sterilisator eingebrachte Medizinprodukte (Instrumente, Geräte und dergleichen) bezeichnet man als Sterilisationsgut oder Ladegut. Ladegut kann beispielsweise verpackt, nicht verpackt, hohl, porös, einfach oder doppelt verpackt sein.

Die nachfolgende Einteilung der Medizinprodukte richtet sich nach der Stellungnahme des DAHZ (Deutscher Arbeitskreis für Hygiene in der Zahnarztpraxis).

10.10.1 Unkritische Medizinprodukte

Medizinprodukte, die (lediglich) mit intakter Haut in Berührung kommen. Hierunter fallen Instrumente für Maßnahmen, bei denen es zu keinem Kontakt mit Schleimhaut, krankhaft veränderter Haut oder Blut kommt, sondern die lediglich mit intakter Haut in Berührung kommen.

Aufbereitungsverfahren

Die Reinigung und Desinfektion erfolgt **entweder** mit einem thermischen Reinigungs- und Desinfektionsgerät (RDG) **oder** mit einem chemischen Reinigungs- und Desinfektionsverfahren mit geeigneten Instrumentendesinfektionsmitteln. Die chemischen Verfahren (Chemiklaven) sind heute nicht mehr erste Wahl (siehe 10.8).

10.10.2 Semikritische Medizinprodukte

Dazu gehören Medizinprodukte, die mit Schleimhaut oder krankhaft veränderter Haut, Wunden, inneren Geweben oder Organen in Berührung kommen. Das können Medizinprodukte zur Anwendung von Blut, Blutprodukten oder Arzneimitteln sein. Man unterteilt sie in semikritisch A und semikritisch B.

10.10.2.1 Semikritisch A

An diese Medizinprodukte werden keine besonderen Anforderungen bei der Aufbereitung gestellt, beispielsweise Handinstrumente für allgemeine, präventive, restaurative oder kieferorthopädische (nichtinvasive) Maßnahmen.

Aufbereitungsverfahren
Entweder die Möglichkeit der Reinigung und Desinfektion mit einem thermischen Reinigungs- und Desinfektionsgerät (RDG), wobei eine Sterilisation nicht zwingend vorgeschrieben ist. Der Arbeitskreis für Hygiene in der Zahnarztpraxis empfiehlt, anschließend eine Dampfsterilisation (unverpackt auf Trays, Siebschalen, Tabletts oder verpackt in Sterilisationsgutverpackung) vorzunehmen. **Oder** es besteht eine weitere Möglichkeit darin, die Reinigung und Desinfektion mit einem chemischen Reinigungs- und Desinfektionsverfahren mit geeigneten Instrumentendesinfektionsmitteln durchzuführen und **anschließend** die Dampfsterilisation, wie bei der ersten Möglichkeit durchzuführen. Die chemischen Verfahren (Chemiklaven) sind heute nicht mehr erste Wahl (siehe 10.8).

■ Zusatzgeräte **ohne** Austritt von Flüssigkeit und/oder Luft oder Partikeln.

Aufbereitungsverfahren
Reinigung und Desinfektion im Wischverfahren mit geeigneten alkoholbasierten Flächendesinfektionsmittel, anschließend thermisches Reinigungs- und Desinfektionsgerät (RDG) und, wenn vom Hersteller zugelassen, Dampfsterilisation abnehmbarer unverpackter Geräteteile.

10.10.2.2 Semikritisch B

An diese Medizinprodukte werden erhöhte Anforderungen bei der Aufbereitung gestellt.

■ Rotierende oder oszillierende, d.h. mit dem Prinzip des Ultraschalls in Schwingung gebrachte Instrumente für allgemeine, präventive oder kieferorthopädische (nichtinvasive) Maßnahmen.

Aufbereitungsverfahren
Entweder thermisches Reinigungs- und Desinfektionsgerät (RDG) und **anschließend** Dampfsterilisation (unverpackt in Ständern, Schalen oder verpackt in Sterilisationsgutverpackung). Eine Kennzeichnung erfolgt, falls notwendig. **Oder** chemisches Reinigungs- und Desinfektionsverfahren mit geeigneten Instrumentendesinfektionsmitteln für rotierende oder oszillierende Instrumente (ggf. mit Korrosionsschutz) und **anschließender** Dampfsterilisation (unverpackt in Ständern, Schalen oder verpackt in Sterilisationsgutverpackung). Eine Kennzeichnung erfolgt, falls notwendig. Die chemischen Verfahren (Chemiklaven) sind heute nicht mehr erste Wahl (siehe 10.8).

■ Übertragungsinstrumente (Handstücke, Winkelstücke, Turbinen) für allgemeine, restaurative oder kieferorthopädische Behandlung.

Aufbereitungsverfahren
Reinigung und Desinfektion **mit** Aufbereitungsgerät.

Entweder thermisches Reinigungs- und Desinfektionsverfahren, Pflege (Ölung) der Innenteile **oder** chemisches Reinigungs- und Desinfektionsverfahren, Pflege (Ölung) der Innenteile. Die chemischen Verfahren (Chemiklaven) sind heute nicht mehr erste Wahl (siehe 10.8).

Wird die Reinigung und Desinfektion **ohne** Aufbereitungsgerät durchgeführt, erfolgt eine Außenreinigung und -desinfektion (Wischdesinfektion) mit geeigneten alkoholbasierten Flächendesinfektionsmitteln, **anschließend** eine Innenreinigung und -pflege (Ölung), auch in den Geräten unter Rotation der beweglichen Innenteile.

Abschließend wird das unverpackte Sterilisationsgut im Dampfsterilisator sterilisiert.

- Zusatzgeräte **mit** Austritt von Flüssigkeiten und/oder Luft oder Partikeln

Aufbereitungsverfahren
Reinigung/Desinfektion durch Wischdesinfektion mit geeignetem alkoholbasiertem Flächendesinfektionsmittel, **anschließend** thermisches Reinigungs- und Desinfektionsgerät (RDG) und Dampfsterilisation (unverpackt) abnehmbarer Geräteteile, wenn vom Hersteller zugelassen.

Haben die Medizinprodukte Hohlräume, so ist der Sterilisationszyklus B, mit fraktioniertem Vakuumverfahren, anzuwenden.

10.10.3 Kritische Medizinprodukte

Medizinprodukte zur Anwendung von Blut, Blutprodukten und anderen sterilen Arzneimitteln und Medizinprodukten, die die Haut oder Schleimhaut durchdringen und dabei in Kontakt mit Blut, inneren Geweben oder Organen kommen, einschließlich Wunden. Man unterteilt sie in kritisch A und kritisch B.

10.10.3.1 Kritisch A
Zu dieser Gruppe gehören Medizinprodukte **ohne** besondere Anforderungen an die Aufbereitung.

- Instrumente und Hilfsmittel für chirurgische, parodontologische oder endodontische (invasive) Maßnahmen.

Aufbereitungsverfahren
Reinigung und Desinfektion **entweder** mit einem thermischen Reinigungs- und Desinfektionsgerät (RDG) und **anschließender** Dampfsterilisation (verpackt in Sterilisationsgutverpackung). **Oder** mit einem chemisches Reinigungs- und Desinfektionsverfahren mit geeignetem Instrumentendesinfektionsmittel und **anschließender** Dampfsterilisation (verpackt in Sterilisationsgutverpackung). Die chemischen Verfahren (Chemiklaven) sind heute nicht mehr erste Wahl (siehe 10.8).

10.10.3.2 Kritisch B
Medizinprodukte mit erhöhten Anforderungen an die Aufbereitung.

- Rotierende oder oszillierende Instrumente für chirurgische, parodontologische oder endodontische Maßnahmen.

Aufbereitungsverfahren
Reinigung und Desinfektion **entweder** mit einem thermischen Reini-

gungs- und Desinfektionsgerät (RDG) und **anschließender** Dampfsterilisation (verpackt in Sterilisationsgutverpackung). Eine Kennzeichnung erfolgt, falls notwendig. **Oder** chemisches Reinigungs- und Desinfektionsverfahren mit geeignetem Instrumentendesinfektionsmittel für rotierende oder oszillierende Instrumente (ggf. mit Korrosionsschutz) und **anschließender** Dampfsterilisation (verpackt in Sterilisationsgutverpackung). Eine Kennzeichnung erfolgt, falls notwendig. Die chemischen Verfahren (Chemiklaven) sind heute nicht mehr erste Wahl (siehe 10.8).

■ Übertragungsinstrumente für chirurgische, parodontologische oder endodontische Behandlung.

Aufbereitungsverfahren

Wird die Reinigung und Desinfektion **mit** einem Aufbereitungsgerät durchgeführt, so erfolgt **entweder** erst das thermische Reinigungs- und Desinfektionsverfahren und die Pflege (Ölung) der Innenteile und **anschließend** die Dampfsterilisation in Sterilisationsgutverpackung. **Oder** erst das chemische Reinigungs- und Desinfektionsverfahren, Pflege (Ölung) der Innenteile und **anschließender** Dampfsterilisation in Sterilisationsgutverpackung. Die chemischen Verfahren (Chemiklaven) sind heute nicht mehr erste Wahl (siehe 10.8).

Wird die Reinigung und Desinfektion **ohne** Aufbereitungsgerät durchgeführt, erfolgt erst die Außenreinigung und -desinfektion (Wischdesinfektion mit geeignetem alkoholbasierendem Flächendesinfektionsmittel) und **anschließend** die Innenreinigung und -pflege (Ölung), auch

in den Geräten unter Rotation der beweglichen Innenteile. **Abschließend** eine Dampfsterilisation in Sterilisationsgutverpackung.

10.10.3.3 Kritisch C

Medizinprodukte mit besonderen Anforderungen an die Aufbereitung kommen in der Regel in der Zahnarztpraxis nicht vor.

Die Aufbereitung derartiger Instrumente darf nur in Einrichtungen mit extrem zertifiziertem Qualitätsmanagement nach DIN EN ISO 13 485/13 488 durchgeführt werden, z. B. in der Zentralstation eines Krankenhauses.

Die Aufbereitung endet mit der dokumentierten Freigabe der Medizinprodukte zur Anwendung (Qualitätsmanagement).

10.11 Desinfektion

10.11.1 Infektionsschutzmaßnahmen

Desinfektion und Sterilisation von Instrumenten und anderen Gegenständen sind sehr wichtige Infektionsschutzmaßnahmen. Mit Krankheitserregern kontaminierte (in Berührung gekommene, verschmutzte) Medizinprodukte können die Quelle von Infektionen beim Menschen sein. Deshalb müssen sehr hohe Anforderungen an die Hygiene bei der Aufbereitung von Medizinprodukten gestellt werden. Dabei ist die systematische Reinigung, Desinfektion und gegebenenfalls Sterilisation der Instrumente eine Grundvoraussetzung für die Vermeidung von Risiken für Patient und Praxisteam.

Mit der Desinfektion versuchen wir Keimarmut zu erreichen, d.h. die

Vernichtung **aller** krankheitserregenden Stoffe oder Keime. Es werden bakterienschädigende Mittel angewendet, die einen Gegenstand in den Zustand versetzen, dass er nicht mehr infizieren, d.h. anstecken, kann. Desinfektionsmittel sollen auch eine gute Reinigung erreichen, eine kurze Einwirkzeit haben, hautverträglich, möglichst geruchlos, biologisch abbaubar, also umweltverträglich sein. Bei der Desinfektion von Zahnersatz, Schienen oder kieferorthopädischen Apparaturen sollten sie auch geschmacklos sein.

Unter **Antiseptik** versteht man die Keimverminderung durch chemische Mittel. Die Keimarmut durch Desinfektion (z. B. Händedesinfektion) nennt man **Antisepsis**. Die Desinfektion erfolgt mit chemischen oder physikalischen Methoden.

Die **Händedesinfektion** vermindert die Ansteckungsgefahr beim Behandeln der Patienten und beim Kontakt mit infektiösem Material. Zur **hygienischen Händedesinfektion** werden die Hände mit entsprechenden Lösungen desinfiziert. Das ist der **aktive Desinfektionsschutz**. Bei zusätzlicher Verschmutzung der Hände werden sie **danach** gewaschen. Manche Produkte desinfizieren und reinigen gleichzeitig. Alle Produkte sollten in flüssiger Form aus Spendern entnommen werden, die mit dem Unterarm bedient werden können. Zum Abtrocknen der Hände benutzt man Einmalhandtücher. Zum **passiven Infektionsschutz** dienen Schutzhandschuhe.

Bei der **chirurgischen Händedesinfektion** muss die Reduzierung der Keime noch größer sein. Zuerst werden die Hände, Fingernägel und Unterarme bis zum Ellenbogen mindestens 2 Minuten lang intensiv gereinigt. Nach dem Trocknen mit Einmalhandtüchern werden je Hand 3 ml Desinfektionsmittel 3 Minuten lang in Hände und Unterarme eingerieben. Anschließend werden noch einmal für 2 Minuten die Hände mit dem Desinfektionsmittel eingerieben und gleich die chirurgischen Einmalhandschuhe angezogen.

Zum Reinigen der abwaschbaren **Fußböden** in der Praxis und der abwaschbaren Wänden genügt ein Haushaltsreiniger. Nur bei sichtbarer Kontamination (z. B. Blut, Speichel) ist eine Desinfektion durchzuführen.

Zur **Raumdesinfektion** soll vorwiegend eine Scheuer-Wisch-Desinfektion durchgeführt werden. Nur in Ausnahmen ist eine Sprühdesinfektion angebracht, d.h. mit einem Spray werden Behandlungsstuhl, Praxismöbel, Tischflächen, Tür- und Fenstergriffe, Telefonapparate, Kopfstützen, Stuhllehnen und dergleichen angesprüht und dadurch desinfiziert. Alle Flächen im Bereich der Behandlung werden nach jedem Patienten, die Bereiche außerhalb der Behandlungszone mindestens morgens und abends desinfiziert.

Die **Absauganlagen** werden nach jeder Behandlung durchgespült und mindestens am Behandlungsende (mittags, abends) desinfiziert und gereinigt, indem ein Gemisch aus Luft, Desinfektions- und Reinigungsmittel langsam durchgesaugt wird.

Zur **Schleimhaut- und Wunddesinfektion** benutzt man zweiprozentiges Chlorhexidindigluconat. Weitere Mittel zur Schleimhautdesinfektion sind Chlorhexidin, Hexetidin, Oktenidin oder Polyvinylpyrrolidin-Jod.

Zur Desinfektion von **Prothesen**, kieferorthopädischen Behandlungsapparaturen oder **Abformungen** werden spezielle Mittel angewendet, die diese nicht schädigen oder verändern. Die Prothesen und Kfo-Geräte müssen nach der Desinfektion gut abgespült werden, da es sonst zu geschmacklichen Irritationen bei den Patienten kommen kann.

Röntgenfilme werden nach der Entnahme aus dem Mund desinfiziert.

10.11.2 Aufbereitung

Die Aufbereitung von Medizinprodukten zur erneuten Anwendung am Menschen erfordert Reinigung, Desinfektion und Sterilisation einschließlich der Prüfung und Wiederherstellung der technischen und funktionellen Sicherheit des Medizinproduktes. Da eine sichere Sterilisation nur bei sauberen Medizinprodukten erfolgen kann, müssen alle äußeren und inneren Oberflächen des Medizinproduktes für die Reinigungs-, Desinfektions- und Sterilisationsmittel erreichbar sein. Bewährte Verfahren in gleich bleibender, nachweisbarer Qualität ergeben ein gutes Qualitätsmanagement.

Ganz wichtig ist, dass bei der **Instrumentendesinfektion** die gebrauchten Instrumente erst nach dem Desinfizieren gereinigt werden, um die Gefahr zu vermeiden, sich bei der Reinigung selbst zu infizieren. Auf die vorgeschriebene Konzentration des Desinfektionsmittels und auf die angegebene Einwirkzeit muss geachtet werden.

Die Aufbereitung umfasst folgenden **Ablauf:**

- sachgerechte Vorbereitung (vorbehandeln, sammeln, vorreinigen und gegebenenfalls zerlegen der angewendeten Medizinprodukte),
- Transport in den Bereich der Aufbereitung,
- Reinigung, Desinfektion, Spülung und Trocknung,
- Prüfen von Sauberkeit und Unversehrtheit (Korrosion),
- Pflege und Instandsetzung,
- Funktionsprüfung,
- Kennzeichnung,
- Verpacken,
- Sterilisation.

10.11.3 Manuelle Desinfektion

Vor jeder Sterilisation müssen die Medizinprodukte gereinigt und desinfiziert werden. Bei der **chemischen** Desinfektion mit dem **Tauchbad** wird das vollständig bedeckte Desinfektionsgut mit geeigneten Produkten zuerst für eine Stunde desinfiziert. Liegen die Instrumente zu lange im Desinfektionsbad, können die Materialien angegriffen werden. Erst danach werden die Instrumente gereinigt. Bei starker Verunreinigung kann nach dem Säubern eine weitere Desinfektion nötig sein. Das Desinfektionsmittel muss gründlich abgespült werden. Erst nach der Desinfektion werden die benutzten Instrumente gereinigt, um eine Kontamination mit Mikroorganismen, die an den Instrumenten kleben, zu vermeiden. Nach dem Trocknen müssen manche Instrumente, z. B. die Gelenke der Zahnzangen, gepflegt werden. Dann werden sie zur Sterilisation vorbereitet.

Viele spezielle Instrumente, z. B. enge Hohlkörper lassen sich manuell kaum aufbereiten. Eine **Standardisie-**

rung der Reinigungs- und Desinfektionsvorgänge und eine **Dokumentation** ist bei der manuellen Desinfektion **schwer** zu erreichen. Bei der manuellen Desinfektion fehlt die **Beweismöglichkeit** der ordnungsgemäßen Durchführung und damit der Nachweis, dass hygienisch einwandfreie Instrumente zum Einsatz kommen. Deshalb werden Reinigung und Desinfektion möglichst mit einem Thermodesinfektor, einem Reinigungs- und Desinfektionsgerät (RDG), durchgeführt.

10.11.4 Maschinelle Aufbereitung

Die **Thermodesinfektion** ist ein **physikalisches** Desinfektionsverfahren. Direkt nach der Behandlung werden die benutzten Instrumente und Hilfsmittel auf Trays oder Tabletts in den Desinfektions- und Sterilisationsbereich gebracht. Bei der maschinellen Aufbereitung werden die Instrumente in Siebschalen gelegt, in Einsätze gestellt sowie Trays einsortiert. Kassetten mit Instrumenten für einzelne Behandlungsabläufe begleiten die Medizinprodukte vom Einsatz am Behandlungsstuhl über den Transport in den Aufbereitungsbereich, der Reinigung und thermischen Desinfektion, der Sterilisation bis hin zur Ablage in den Aufbewahrungsschränken. Manche Mundspiegel, aber auch rotierende Instrumente wie z. R. Bohrer, Fräser oder Schleifkörper sind nur dann maschinell aufzubereiten, wenn dies vom Hersteller bestätigt ist. Die maschinelle Aufbereitung kann je nach Verschmutzung des Ladeguts mit unterschiedlichen Programmen durchgeführt werden. Auch hier sind die Vorgaben der Hersteller maßgeblich.

Die maschinelle Aufbereitung kann dokumentiert und validiert werden.

Vorteile der maschinellen Aufbereitung:

- Einfache Bedienung
- Weniger Zeitaufwand für die Aufbereitung
- Keine falschen Dosierungen oder Einwirkungszeiten
- Reinigung, chemische Desinfektion, Klarspülung und Trocknung erfolgen automatisch
- Geringerer Einsatz der Mitarbeiterinnen
- Geringere Verletzungsgefahr
- Geringer Pflegeaufwand
- Gleich bleibende Reinigungsqualität
- Erfüllung der gesetzlichen Vorgaben

Nach der Reinigung und Desinfektion werden die Medizinprodukte zur Sterilisation vorbereitet. Einzelinstrumente, z. B. chirurgische Zangen oder kleine Instrumentensätze werden in Folien eingeschweißt. Komplette Instrumentensätze, z. B. für die Chirurgie, werden in Trays eingeordnet. Endodontische Instrumente werden in entsprechende Kassetten einsortiert.

10.12 Sterilisation

Sterilisation bedeutet das Keimfreimachen von Instrumenten und anderen Gegenständen durch Abtöten von **pathogenen**, krankmachenden, und **apathogenen**, nicht krankmachenden, Keimen. Die Keimfreiheit nennt man **Asepsis**. **Aseptisch** ist etwas, was keimfrei ist. **Aseptik** ist das Verfahren der Wundbehandlung, bei dem alles, was mit der Wunde in Berührung kommt, vorher keimfrei, also aseptisch, gemacht wird. Besondere Schwierigkeiten ergeben sich auch bei der Reinigung von Medizinprodukten mit Hohlräumen oder bei Bohrern und Schrauben nach Anwendung im Knochen. Die DIN 13060 regelt die Sterilisationsverfahren. Alle Sterilisationsgeräte müssen nach DIN 13060 hergestellt werden und sind unterteilt in die Sterilisationsverfahren (Sterilisatortypen) N, S und B. Alle Medizinprodukte müssen nach den Anweisungen der Hersteller behandelt werden, meist ist die Sterilisation dadurch vorgeschrieben.

10.12.1 Heißluftsterilisator

Der Heißluftsterilisator sterilisiert **nur** Medizinprodukte, die nicht verpackt und fest sind, sofort Verwendung finden und nicht transportiert oder einlagert werden. Deshalb ist dieses Verfahren bei den meisten Medizinprodukten nicht mehr durchzuführen. Die Heißluftsterilisation sollte infolgedessen **nicht mehr angewendet werden**. Es ist auch nicht sinnvoll, zwei Geräte in der Praxis zu haben, da in den meisten Praxen ein Gerät nach Typ B alle Sterilisationsmaßnahmen abdecken würde.

10.12.2 Autoklav Typ N

Dieser Typ arbeitet mit dem **Gravitationsverfahren** (siehe 10.13.2). Mit diesen Autoklaven können **keine** Hand- und Winkelstücke, Turbinen sterilisiert werden.

10.12.3 Autoklav Typ S

Die Wirkungsweise der Sterilisatoren des Typs S ist das **Dampfinjektionsverfahren** (siehe 10.13.3)

10.12.4 Autoklav Typ B

Vorteil des Typs B ist das **fraktionierte Vorvakuum** (siehe 10.13.4).

10.13 Dampfsterilisation

Für medizinische Zwecke werden verbreitet **Dampfkleinsterilisatoren** verwendet, z. B. in allgemeinen Arztpraxen, Zahnarztpraxen, Einrichtungen für persönliche Hygiene und Schönheitspflege sowie in Veterinärpraxen. Sie werden **auch** für Materialien und Geräte verwendet, die mit Blut oder Körperflüssigkeiten in Kontakt kommen **können,** z. B. Werkzeuge von Personen, die tätowieren, Piercings durchführen oder Schönheit versprechen.

10.13.1 Sterilisationsablauf

Bei der Dampfsterilisation handelt es sich um das Entkeimen durch hoch gespannten Wasserdampf, den man durch Überdruck erreicht. Es ist demnach eigentlich eine **Dampfdrucksterilisation**. Wasserdampf entsteht z. B. in einem offenen Kochtopf bei normalem Luftdruck auf Meereshöhe und einer Temperatur von 100 °C. Das Gerät, in dem bei der Sterilisation der Wasserdampf erzeugt wird, nennt man **Autoklav,** Selbstschließer. Im Autoklaven wird eine ausreichende Menge demineralisiertes (ohne Salz) und/oder destilliertes Wasser erhitzt, so dass es aus dem flüssigen in den dampfförmigen Zustand übergeht. Dies ist die Anheizzeit. Während der folgenden **Entlüftungszeit** wird alle im Gerät enthaltene Luft entzogen (Vorvakuum). Da der Dampf von 100 °C (kochendes Wasser) nicht heiß genug ist, um alle

Keime abzutöten, wird im Autoklaven der Dampf gefangen gehalten. Bei den Sterilisatoren der Klasse (Typ) B wird durch ein **fraktioniertes** (mehrmaliges) **Vorvakuum** die gesamte Luft durch Eintritt von Dampf herausgepumpt (leer pumpen), so dass die Luft vollständig entfernt ist. Damit werden auch die Innenflächen der Hohlkörper (z. B. Turbine, Hand- und Winkelstück) sicher sterilisiert. Es entsteht Druck, der immer größer wird. Mit dem Druck steigt auch die Temperatur des Dampfs bis zur Betriebstemperatur an (**Steigzeit**). Das Ende der **Ausgleichszeit** ist erreicht, wenn das Sterilisationsgut an allen Stellen die Betriebstemperatur erreicht hat. Der Dampf umspült die Medizinprodukte und vernichtet während der **Sterilisationszeit** (Abtötungszeit) die Mikroorganismen, das Ladegut wird sterilisiert. Danach wird das Sterilisationsgut in der Phase des **Nachvakuums** getrocknet und kühlt ab. Die Zeit bis zur Temperatur von 80° C ist die **Abkühlzeit**. Es muss immer ausreichend Wasser zu Verfügung stehen und es dürfen sich keine Verunreinigungen im Wasser oder am Sterilisationsgut befinden, die die Qualität des Dampfs verringern und zu Schäden führen können. Die neuen Systeme berücksichtigen diese Vorgaben.

Die Sterilisationszeit richtet sich nach der Höhe des Drucks im Sterilisator. Ein Sterilisator braucht mehr Zeit, wenn ein niedriger Druck gewählt wird.

Die unterschiedlichen Sterilisationsabläufe (Programme) richten sich nach dem Typ des Sterilisators und danach, ob das Sterilisationsgut (Medizinprodukt) z. B. unverpackt oder verpackt ist und welche Menge sterilisiert werden muss.

Beispiele für Sterilisationszeiten:

- 134°C in 3 min (die meisten Sterilisatoren arbeiten mit diesen Parametern)
- 121°C in 15 min
- 126°C in 10 min
- 143°C in 1 min
- Prionenprogramm: 135°C in 19 min bei dreimaligem Vorvakuum Prionen sind die Erreger der Erkrankung BSE (Rinderwahnsinn, Bovine Spongiforme Encephalitis)

Überwiegend wird mit 134°C in 3 min sterilisiert. Für diese Kombination gibt es spezielle Chemoindikatoren. Auch bei den Sterilisationsabläufen gilt der Grundsatz, dass die Herstellerangaben zu beachten und bindend sind.

10.13.2 Autoklav Typ N

Typ N arbeitet mir dem **Strömungs- oder Gravitationsverfahren**. Die Luft wird, wie beim Dampfdruckkochtopf, durch Sattdampf verdrängt. Technisch gesehen ist Sattdampf Wasserdampf, also gasförmiges Wasser, das in diesem Zustand genau so unsichtbar wie Luft ist. Mit diesem Sterilisationsverfahren können Turbinen, Hand- und Winkelstücke **nicht** sterilisiert werden.

10.13.3 Autoklav Typ S

Bei dem Typ S wird mit dem **Dampfinjektionsverfahren** gearbeitet. Bei dieser Methode wird die Luft nur einmal evakuiert, während gleichzeitig geringe Mengen Dampf einströmen. Diese Sterilisatoren haben ein **einfa-**

ches Vor- und Nachvakuum. Die Sterilisation mit dem Typ S darf nur für die von den Herstellern dafür vorgesehenen Medizinprodukte durchgeführt werden. Bei diesen Sterilisatoren gibt es nur die Lufttrocknung (Nachvakuum), Tests sind nur mit **Chemoindikatoren** möglich, die auch Bowie und Dick (siehe 10.14.3) genannt werden. Mit Autoklaven vom Typ S kann die Überprüfung (Test), die in der DIN vorgeschrieben ist, nicht durchgeführt werden.

10.13.4 Autoklav Typ B

Da in den zahnärztlichen Praxen und nicht nur in der Chirurgie ebenfalls Hohlkörper, wie Turbine, Hand- und Winkelstück mit Gewebsfasern und Blut in Kontakt kommen, geben die Sterilisatoren des Typs B die geforderte Sicherheit. Typ B sterilisiert auch die Innenflächen der Hohlkörper sicher und ist durch das **fraktionierte Vorvakuum** anderen Sterilisationsverfahren überlegen. Die Luft wird durch den Eintritt von Dampf verdrängt (siehe 10.13.1). Dieser Vorgang läuft mehrmals ab. Mit dem Zyklus der Klasse B ist **jedes Ladegut**, ob fest, porös, hohl, unverpackt, einzeln oder doppelt verpackt zu sterilisieren. Während der Phase des Nachvakuums erfolgt die Trocknung der Medizinprodukte. Der Test der Vakuumsterilisation wird desgleichen bei dem Typ B morgens, ohne Sterilisationsgut (Leercharge), mit einem Chemoindikator durchgeführt. Auch beim Typ B erhält jede Charge eine Chargenkontrolle durch einen Chemoindikator. Mit den Sterilisatoren des Typs B können **alle Medizinprodukte** sterilisiert werden. Nur beim Typ B ist der Test mit einer Helix als wirkungsvollste Validierung möglich. Neben der Sicherheit, keine Keime von einem zum anderen Patienten oder vom Praxispersonal auf den Patienten zu übertragen, sind die Sterilisatoren der Gruppe B auch für die Dokumentation (siehe 10.14) des Sterilisationsvorgangs eingerichtet.

10.14 Nachweis und Dokumentation

10.14.1 Nachweis

Um den geltenden Bestimmungen (siehe 10.8) gerecht zu werden, muss der Erfolg der Desinfektion und Sterilisation nachgewiesen werden. Die Prüfung und Wartung der Sterilisatoren erfolgt nach den Vorgaben des Herstellers, der die Intervalle so vorgeben muss, dass nach dem Stand der Technik ausreichende Sicherheit gewährleistet ist. Die Kette der erforderlichen Maßnahmen muss korrekt eingehalten werden, um Risiken durch Rückstände aus vorhergegangenen Behandlungsabläufen, z. B. Blut, Sekret, Zellen, Fasern, Medikamente, aus Reinigung, Desinfektion oder Veränderungen der Materialbeschaffenheit, wie Verschleiß oder Korrosion, zu begegnen. Der Nachweis der Funktion der Sterilisatoren wird durch Tests erbracht.

10.14.2 Tests in der Praxis

Die internen Testprogramme dienen der Überwachung und Dokumentation von Temperatur, Druck, Einwirkzeit durch automatische Aufzeichnung.

10.14.3 Bowie und Dick

Der Bowie und Dick Test ist ein Dampfdurchdringungstest (Dampf-penetrationstest), der bei der Sterilisation von Klinikwäsche angewendet wurde, um zu sehen, ob auch das in der Mitte gelegene Wäschestück mit dem Dampf erreicht wird (siehe 10.13.1, Ausgleichszeit). Heute besteht der Bowie und Dick Test aus einer Leercharge des Tests mit einem Chemoindikator. Die Bezeichnung Bowie und Dick ist beibehalten worden. Dieser Test wird morgens, vor Arbeitsbeginn, ohne Sterilisationsgut (**Leercharge**) durchgeführt. Das Bowie und Dick Testpaket ist mehrfach verwendbar.

10.14.4 Helix

Eine wirkungsvolle Validierung (siehe 10.14.13) ist nur mit der Helix (Schraube) und nur bei den Sterilisatoren des **Typs B** möglich. Der Sterilisationsvorgang ist erfolgreich und korrekt abgelaufen, wenn die Helix nicht beschädigt wurde. Auch beim Typ B wird jeder Charge eine Chargenkontrolle (Chemoindikator) zugegeben.

10.14.5 Chargenkontrolle, Chemoindikator

Für die Kontrolle der einzelnen Chargen der Sterilisatoren nach DIN 13060 sind Chemoindikatoren Standard. Sie sind auf die Parameter 134°C und 3 min Sterilisationszeit eingestellt. Bei Sterilisationsvorgängen mit andere Temperaturen oder Zeiten müssen andere Chemoindikatoren eingesetzt werden. Ausschlaggebend sind immer die Vorgaben des

Herstellers. Bei **jeder Charge** muss mindestens eine Kontrolle im Sterilisator sein, die an eine ungünstigste Stelle (z. B. hinter der Tür des Sterilisators) gelegt wird.

10.14.6 Etiketten

Die Etiketten werden auf die Sterilisierverpackung geklebt und enthalten Angaben über das Sterilisierdatum, das Verfalldatum, die Bedienperson und die Chargennummer des Sterilisationszyklus.

10.14.7 Tests außerhalb der Praxis

Die DIN 13060 schreibt für Kleinsterilisatoren externe Kontrollen zur Überwachung der Funktion der Sterilisatoren vor. Auch wenn diese Tests teilweise in der Praxis durchgeführt werden, zählen sie zu den externen Kontrollen, weil sie nicht durch das Praxisteam vorgenommen werden.

10.14.8 Inbetriebnahme

Nach den Tests beim Hersteller wird vor der Inbetriebnahme in der Praxis ein weiterer Test durchgeführt, den z. B. ein Dental-Depot vornehmen kann. Je nach Typ des Sterilisators wird mit Bioindikator und/oder Helix getestet und eine thermoelektrische Messung durchgeführt. Diese Überprüfungen finden auch statt, wenn größere Reparaturen ausgeführt wurden oder Unsicherheit besteht, ob der Sterilisator (noch) funktioniert.

10.14.9 Periodische Überprüfung

Das Verfahren mit den jetzigen Indikatoren zur Überprüfung der Leistungsfähigkeit der Sterilisatoren ist nicht mehr ausreichend.

Die periodische Überprüfung der Sterilisationsgeräte mit **biologischen Indikatoren** (Sporenpäckchen) erfolgt jährlich mindestens einmal oder nach 400 Chargen (Sterilisationsabläufen). Die Untersuchung und Auswertung erfolgt nur durch lizenzierte Laboratorien.

10.14.10 Messtechnische Überwachung

Die für den einzelnen Sterilisator festgelegten Parameter (Eigenschaften, Steuergrößen), wie Druck, Temperatur und Zeit werden z. B. durch ein Dental-Depot geprüft. Die Überprüfung erfolgt nach den Vorschriften des Herstellers, meist einmal jährlich.

10.14.11 Wartung

Die Wartung des Sterilisators muss mindestens einmal im Jahr erfolgen. Die Angaben der Hersteller sind maßgeblich.

10.14.12 Dokumentation

Die Aufzeichnungen über die Kontrollmaßnahmen (z. B. Gerätebuch, Messprotokolle, Chargenprotokolle, Ergebnisse biologischer Prüfungen) müssen zehn Jahre lang aufbewahrt werden. Sie umfassen Aufzeichnungen darüber **wer**, **ob**, **wie oft** und **mit welchen Verfahren** die Medizinprodukte aufbereitet wurden. Dadurch ist der ordnungsgemäße Programmablauf der einzelnen Chargen dokumentiert und nachweisbar (siehe 10.14.12).

Sterilisatoren des Typs B haben den Vorteil, dass alle Arten von Ladegut einwandfrei sterilisiert werden. Alle Zyklen haben den gleichen Ablauf, der gewählte Zyklus für das zu sterilisierende Ladegut ist immer richtig und garantiert ein sicheres und perfektes Ergebnis. Die physikalischen Parameter, wie die Einschaltzeitpunkte der Impulse für das Vorvakuum, die Drucküberwachung, die Temperatur sowie die Trocknungsphase werden stets überwacht.

Bei den meisten Sterilisatoren kann die Dokumentation entweder mit einem eigenen Drucker oder mit dem Computer der Praxis erfolgen. Die Dokumentation muss mit einer weltweit anerkannten Standard-Messmethode erfasst werden (Validierung).

10.14.13 Validierung

Der Sterilisator und die dazugehörende Ausrüstung dürfen nur für die dafür bestimmten Medizinprodukte eingesetzt werden. Deshalb muss die Eignung eines Sterilisationsprozesses für ein bestimmtes Produkt durch eine Validierung überprüft werden. Vor der Validierung muss sichergestellt werden, dass die verwendeten Sterilisatoren vorher qualifiziert wurden, damit sichere Ergebnisse garantiert sind.

Validierung **ist** einer weltweit anerkannten Standard-Messmethode, die die Zuverlässigkeit einer Studie und den Grad der Genauigkeit angibt, mit dem ein Verfahren misst und/oder untersucht, was es messen soll. **Bei** einer Validierung wird am Endprodukt (z. B. Sterilisator) getestet, ob der Prozess immer unter denselben Bedingungen (z. B. Temperatur, Druck) das beabsichtigte Ergebnis erzielt. Für die nach diesem Plan durchgeführte Validierung wird nach jedem Sterilisationsvorgang ein Bericht erstellt, der die Ergebnisse und Abweichungen dokumentiert und bewertet. Dieser Bericht sieht im Prinzip wie der Prüfbericht bei der Autoinspektion aus, ist nur umfangreicher. Die Validierung muss für jeden Sterilisator einzeln vom Hersteller durchgeführt werden. Sie garantiert dem Anwender, dass alle Zyklen für die vorgesehenen Ladegutarten geeignet sind. Durch die Anwendung validierter Verfahren kann der Erfolg der Sterilisation stets nachvollzogen werden.

10.14.14 Qualitätssicherung und Qualitätsmanagement

Qualitätssicherung

Der Arzt kann zwar keine Erfolgsgarantie, wie im Werkvertrag geben. Zwischen dem Patienten und dem Arzt besteht ein Dienstvertrag. Demnach kann aber der Zahnarzt z. B. den Bestand eine Füllung für einen gewissen Zeitraum gewährleisten.

Qualitätsmanagement

Das Qualitätsmanagementsystem soll in der Medizin helfen, das Vertrauen des Patienten in die Fähigkeiten seines Arztes zu fördern. In allen Bereichen einer Praxis, von der Anmeldung bis zu den einzelnen Gebieten der Zahnheilkunde, wird die Qualität der Arbeitsabläufe regelmäßig überprüft.

Die gleich bleibende Qualität der Desinfektions- und Sterilisationsgänge wird durch die Kontrollen und die Dokumentation in der Praxis gewährleistet. So wird sichergestellt, dass ausschließlich keimfreie Medizinprodukte bei der Behandlung angewendet werden.

Qualitätssicherung und Qualitätsmanagement richten sich nach dem Stand von Wissenschaft und Technik. Die betriebsinternen Maßnahmen und externe Kontrolluntersuchungen sind in den europäischen Normen geregelt.

Zur Qualitätssicherung muss sich die für die Sterilisationsverfahren zuständige Person schulen und weiterbilden (z. B. zur Sterilisationsassistentin).

10.15 Transport, Lagerung

10.15.1 Transport

Die Aufbereitung von Medizinprodukten zur erneuten Anwendung am Menschen erfordert Reinigung, Desinfektion und Sterilisation einschließlich der Prüfung und Wiederherstellung der technischen und funktionellen Sicherheit des Medizinprodukts.

Direkt nach der Behandlung werden die benutzten Instrumente und Hilfsmittel auf Trays oder Tabletts umgehend in den Desinfektions- und Sterilisationsbereich gebracht. Bei der maschinellen Aufbereitung werden die Instrumente in Siebschalen gelegt oder in Einsätze gestellt. Auch Trays können einsortiert werden. Kassetten mit Instrumenten für einzelne Behandlungsabläufe begleiten die Medizinprodukte vom Einsatz am Behandlungsstuhl über den Transport in den Aufbereitungsbereich, der Reinigung und thermischen Desinfektion, der Sterilisation bis hin zur Ablage in den Aufbewahrungsschränken.

10.15.2 Lagerung

Um die größtmögliche Sicherheit in der Hygienekette zu bewahren, werden die sterilen Instrumente und Materialien hygienisch aufbewahrt. Zur hygienischen, **sterilen** Lagerung wird das Sterilisationsgut vorher in **Plastikfolie** eingeschweißt. Die Zeitspanne, nach der das eingeschweißte Sterilisationsgut erneut sterilisiert werden muss, weil die Wirksamkeit nachlässt, hängt von der Sterilisationsart ab.

Beim Einräumen von Instrumenten, die nur **desinfiziert** wurden, müssen die Hände desinfiziert sein oder entsprechende Handschuhe getragen werden. Die Instrumente und Materialien sollen so gelagert sein, dass beim Einordnen und Herausnehmen kein Kontakt zu den anderen Instrumenten möglich ist, um eine Übertragung von Mikroorganismen möglichst auszuschließen.

Transport und Lagerung dürfen die Eigenschaften des aufbereiteten Medizinprodukts nicht nachteilig beeinflussen, deshalb sollen sie möglichst vor Staub geschützt, trocken, dunkel, kühl und sicher vor Ungeziefer aufbewahrt werden.

10.16 Entsorgung

Neben der Entsorgung über den Hausmüll, dem gelben Sack und den Sammelstellen (Tonnen) für Altpapier und Glas muss man den Vorschriften der Entsorgung von Praxismüll, infektiösem Müll, Medikamenten und Materialabfällen gerecht werden. Spitze, scharfe und zerbrechliche Gegenstände, die als Abfälle entsorgt werden, sind in durchstichsicheren, verschließbaren Behälter zu sichern, damit sich niemand verletzen kann. Dabei sind die örtlichen sowie die Landes- und Bundesvorschriften

zu beachten. Es kann von Gemeinde zu Gemeinde und von Bundesland zu Bundesland unterschiedliche Verordnungen geben. Hilfreich können die von vielen Landeszahnärztekammern mit Entsorgungsunternehmen abgeschlossenen Rahmenverträge sein, denen sich jede Zahnärztin, jeder Zahnarzt mit einem Einzelvertrag anschließen kann.

Neben der richtigen Entsorgung ist auch besonders darauf zu achten, dass unnötige **Abfälle vermieden** werden. Einwegartikel, Nachfüllpackungen oder aufwendige Verpackungen sind einige Beispiele dafür.

10.17 Desinsektion

Unter Desinsektion oder **Entwesung** versteht man die Vernichtung von Ungeziefer (Läusen, Wanzen usw.) und Schädlingen (Mäusen, Ratten usw.), da diese Lebewesen Träger von Krankheitserregern sein können.

10.18 Infektionsschutz

Folgende **Kernpunkte** erfassen den Infektionsschutz in der Praxis:

1. Hygieneplan aufstellen, Mitarbeiter jährlich unterweisen
2. Verschmutzte Hände waschen, vorher desinfizieren, nur Einmalhandtücher benutzen
3. Verwendung von Händedesinfektionslösungen, Präparaten, Seifen nur aus Direktspendern
4. Hautschutz, Hände eincremen, vor Pausen und am Arbeitsende
5. Desinfektionsmittel nur für ihren speziellen Anwendungsbereich in der richtigen Konzentration und der vorgegebenen Zeit anwenden
6. Hände und Augen vor Desinfektionslösungen schützen

7. Keinen Schmuck tragen
8. Schutzkleidung, geeignete Handschuhe, Schutzbrille, Sprayschutz tragen,
9. Instrumente immer erst desinfizieren
10. Sterilisatoren regelmäßig prüfen
11. Korrekte Abfallentsorgung durchführen (z.B. Kanülen)
12. Schutzimpfungen

10.19 Postexpositions-prophylaxe

Als **Exposition** in der Medizin bezeichnet der Brockhaus die Gesamtheit der Umwelteinflüsse, denen der Körper ausgesetzt ist. Eine **Postexpo**sitionsprophylaxe (PEP) ist nach allen Ereignissen angezeigt, bei denen pathologische Keime, die zu einer Krankheit führen können, in den Körper eingetreten sind. Beispiel ist die mögliche Kontaminierung mit **HIV Viren**. Sie kann durch sehr tiefe Stichverletzungen, z. B. durch eine Kanüle, die zuvor in einer Vene oder Arterie platziert war, aber auch durch Blutspuren eines Virusträgers auf dem Instrument ausgelöst werden. Deshalb sind alle Maßnahmen zur Verhütung einer Infektion nach einer Exposition äußerst wichtig.

Die HIV-PEP muss innerhalb von zwei bis längstens 24 Stunden nach der möglichen Kontamination begonnen werden.

11 Arzneimittellehre

In diesem Kapitel finden Sie Inhalte aus:

▶ Lernfeld 8: Arzneimittelgruppen, -formen, -missbrauch

11.1 Begriff

Die **Arzneimittellehre** befasst sich mit der Lehre von den Heilmitteln (Pharmakologie) und Giften (Toxikologie).

11.2 Arzneimittel

Arzneimittel sind Stoffe, die die Beschaffenheit, den Zustand oder die Funktion des Körpers beeinflussen, körpereigene Stoffe ersetzen oder Krankheitserreger bekämpfen.

Arzneimittel benötigt man zur Heilung, Vorbeugung und Betäubung. Bei zu hoher Dosis, Menge, oder langer Einnahme können manche Arzneimittel zur Abhängigkeit führen und auch als Gift wirken.

Man unterscheidet **frei verkäufliche** Arzneimittel (z. B. Pflaster, Brandbinden, Mund- und Rachenspülmittel), die man überall erwerben kann, apothekenpflichtige Mittel (**Apothekenhandverkaufsmittel**), die ohne Rezept vom Apotheker abgegeben werden können. Dies betrifft z. B. leichte Schmerz- oder Schlafmittel. Die Verordnung von **rezeptpflichtigen** Arzneimitteln erfolgt durch den Arzt. Die Apotheke darf das Arzneimittel (Medikament) nur bei vorliegendem Privat- oder Kassenrezept, Verordnungsblatt, aushändigen.

Die Arzneien werden aus Metallen, Mineralien, Pflanzen, Tierorganen oder chemischen Substanzen bereitet. Die Arznei kann der Apotheker selbst herstellen oder er gibt die von der Industrie hergestellten und abgepackten Arzneimittel, Spezialitäten, weiter. **Betäubungsmittel** werden auf einem speziellen Rezept verordnet und unterliegen strengen Richtlinien bei der Verschreibung und Aufbewahrung.

11.2.1 Arzneimittelformen

Dem Körper werden die Arzneimittel in unterschiedlichsten Formen zugeführt. Meist wird dadurch auch der Ort der Anwendung bestimmt, z. B. Tees, Tabletten, Kapseln über die Mundhöhle (oral), Injektionen durch die Haut oder Schleimhaut (subkutan), oder Suppositorien (Zäpfchen) über den Enddarm (rektal, anal). Applikationsform und -ort bestimmen auch die Wirkungsweise. Der Eintritt der Wirkung kann gesteuert werden. Schnell aufgenommen werden Arzneien in flüssiger Form, die oral eingenommen und über die Schleimhäute in den Körper gelangen. Dagegen werden Kapseln durch die äußere Schicht nicht im Magen, sondern erst im Darm aufgenommen und damit wirksam.

11.2.2 Applikation

Die Arzneien können dem Körper durch unterschiedliche Anwendungsmöglichkeiten appliziert, zugeführt, werden. Dazu zählen:

- **Lokale** Applikation, z. B. das Auftragen einer Salbe auf die Haut,
- **Systemische** Applikation, die aufgenommene Arznei wird über die Blutbahn im Körper verteilt,

Mögliche Arzneimittelformen sind:	
Creme:	Cremig, sahnig, verstreichbar
Dragee:	Tablette, Pille mit glattem Überzug
Emulsion:	Milchartig, Fett und Wasser
Gelee:	Fettfrei, Wasser und Zusatzstoff, verstreichbar
Granulat:	Pulverisierte Körnchen, Kugeln
Injektions-lösung:	In Ampullen oder Flaschen
Kapsel:	Hülle aus Gelatine, löst sich in Magen oder Dünndarm auf
Kristall:	Kristallförmig
Lösung:	In Flüssigkeit gelöst
Mixtur:	Mischung verschiedener Komponenten
Ovula:	Eiförmig
Paste:	Zäh, aber verstreichbar, hoher Anteil an Puder
Perle:	Kleine Kapseln
Pille:	Kugelförmig, zum Schlucken
Puder:	Zum äußeren Gebrauch
Pulver:	Zerkleinert, zum inneren Gebrauch
Salbe:	Verstreichbar
Sirup:	Zähfließend
Spray:	Aerosol, Inhalation auch Spray
Tablette:	Tablette, gepresstes Pulver
Tinktur:	Auszug auch Lösung aus Stoffen
Tropfen:	Wässrig
Zäpfchen:	Schmilzt im Enddarm bei Körpertemperatur

Folgende Begriffe sind wichtig:	
Einnehmen:	Per os (durch den Mund)
Einreiben:	In die Haut oder die Schleimhaut
Einträufeln:	Tropfen (z. B. Augentropfen)
Infusion:	Einbringen von Flüssigkeit unter die Haut, in Venen oder in Körperhöhlen
Inhalatorisch:	Durch Einatmen
Intraarteriell:	In die Arterie
Intraglutäal:	In den Gesäßmuskel
Intrakardial:	Ins Herz
Intrakutan:	In die Haut
Intramus-kulär:	In den Muskel
Intranerval:	In die Nerven
Intravenös:	In die Vene
Per injec-tionem:	Mit Spritzen oder Kanülen
Perkutan:	Durch die Haut hindurch
Rektal:	Über das Rektum, z. B. Suppositorien
Subkutan:	Unter die Haut
Submukös:	Unter die Schleimhaut

- **Enterale** Applikation, Aufnahme über den Verdauungstrakt (per os, lingual, rektal),
- **Parenterale** Applikation, der Verdauungstrakt wird umgangen (perkutan, Injektion, Inhalation).

11.2.3 Dosis

Die Dosis ist die Menge, die der Patient vom Arzt verordnet einnehmen soll. Man unterscheidet Einzeldosis, Tagesdosis und Maximaldosis. Die **Einzeldosis** ist die Menge, die auf einmal eingenommen oder verabreicht wird. Unter **Tagesdosis** versteht man die Menge, die pro Tag genommen wird. Die **Maximaldosis** ist die Menge, die nicht überschritten werden darf. Eine Dosierung über das Höchstmaß hinaus würde für den Menschen Vergiftungs- oder Todesgefahr (**letale Dosis**) bedeuten. Manche Medikamente führen bei langer Einnahme zu Suchterscheinungen. Neben der Dosis beeinflussen auch weitere, andere Arzneimittel, die der Patient zusätzlich nimmt (einnehmen muss), die Wirkung positiv oder negativ. Auf solche Wechselwirkungen muss der Arzt den Patienten aufmerksam machen. Andererseits muss der Patient dem Arzt ehrlich mitteilen, welche Arzneien er einnimmt, damit der Arzt seine Therapie darauf abstellen kann.

11.2.4 Packungsgrößen

Arzneimittel sind oft in fester Form (Tabletten, Dragees) oder in einer festen Verpackung (z. B. Tropfen, Salben) im Handel.

Es gibt unterschiedliche Packungsgrößen für Fertigarzneimittel (Spezialitäten).

- Kleinste Packung: N1 früher 1 OP (Originalpackung)
- Mittlere Packung: N2
- Größere Packung: N3 (für Dauertherapie oder als Anstaltspackung z. B. für Kliniken)

11.3 Arzneimittelgruppen

Nach der Wirkung der Arzneimittel unterscheidet man verschiedene Gruppen.

Es gibt viele dieser Wirkgruppen. Nur die wichtigsten Wirkgruppen und einige Nebenwirkungen werden erwähnt.

Arzneimittelgruppen	
Adstringentia:	Zusammenziehende, auf Schleimhäute gerbend wirkende Mittel
Anästhetika:	Betäubungsmittel (lokal, zentral), Komplikationen: Kreislaufbeschwerden
Analeptika:	Wirkung auf Zentralnervensystem, Komplikationen: Fehlsteuerungen im ZNS
Analgetika:	Schmerzlindernde Mittel, Wirken je nach Zusammensetzung auch antineuralgisch, antipyretisch und antirheumatisch, Komplikationen: in hohen Dosen Magenschleimhautschädigung, Nierenschäden, Suchtgefahr, Lebensgefahr
Antiallergika:	Mittel gegen Allergien
Antibiotika:	Mittel zur Bekämpfung meist bakterieller Infektionen, z. B. eitrige Schwellung, Endokarditisprophylaxe, Entzündung nach OP, Kieferhöhleneröffnung. Komplikationen: erhöhte Aktivität des Darms
Antidepressiva:	Lindern Depressionen, Komplikationen: Kreislaufstörungen, Sehstörungen, Verstopfung
Antidiabetika:	Den Blutzucker senkende Mittel
Antidiarrhoeika:	Hemmen der Darmmotorik, zur Therapie von Durchfallerkrankungen, Komplikationen: Trockenheit des Mundes, Verstopfung bei zu hohen Dosen
Antiemetika:	Mittel gegen Erbrechen
Antielptika:	Mittel gegen Krämpfe
Antihypertonika:	Gegen erhöhten Blutdruck, Komplikationen: Kreislaufbeschwerden
Antihypotonika:	Gegen zu niedrigen Blutdruck, Komplikationen: Kreislaufbeschwerden
Antikoagulantia:	Blutgerinnungshemmende Mittel, Marcumar z. B. verhindert die Thrombosebildung in den Gefäßen; Komplikationen: Gefahr einer Nachblutung
Antimykotika:	Pilzerkrankung hemmende Mittel
Antiphlogistika:	Abschwellende Mittel

Antipyretika:	Fiebersenkende Mittel, Komplikationen: siehe Analgetika
Antirheumatika:	Rheumatische Erkrankungen lindernd, Analgetika mit stark entzündungs-hemmender Komponente, Komplikationen: Schäden an Magen-Darm-Trakt, Leber, Knochenmark, Sehnerv
Antiseptika:	Desinfektionsmittel, Komplikationen: allergische Reaktionen
Antitussiva:	Hustenstillende Mittel, Komplikationen: Verstopfung, Abhängigkeit
Chemothera-peutika:	Sammelbegriff für die Antibiotika, Sulfonamide, Zytostatika
Desinfizientia:	Keimhemmende Mittel
Dermatika:	Mittel gegen Erkrankungen der Haut
Diuretika:	Steigerung der Harnausscheidung, Komplikationen: Blutdruckabfall, »Ein-dicken« des Blutes, Thrombosegefahr
Hämostyptika:	Blutstillende Mittel
Hypnotika:	Einschlaf- und Durchschlafmittel, Komplikationen: in hohen Dosen betäu-bend wirkend
Kardiaka:	Verbesserung der Durchblutung der Herzmuskulatur, Komplikationen: Schwindel, Kopfschmerzen, Blutdrucksenkung
Koronarmittel:	Mittel zur Erweiterung der Herzkranzgefäße
Laxantia:	Abführmittel, Komplikationen: bei Dauereinnahme Funktionsstörungen des Darms. Missbrauch von Laxantien oft nach falscher Ernährung
Narkotika:	Betäubend wirkende Mittel, Narkosemittel können inhaliert (eingeatmet) oder infiziert (eingespritzt) werden. Nach Wirkdauer unterscheidet man kurz-, mittel- und langwirkende Narkotika. Komplikationen: bei Über-dosierung Lebensgefahr
Neuroleptika:	Dämpfen akute Erregungszustände, Komplikationen: siehe Antidepressiva sowie Leberstörungen
Opiate:	Betäubungsmittel, Komplikationen: Suchtgefahr
Penicillin:	Wurde von Fleming 1928 entdeckt, Stoffwechselprodukte von Mikroor-ganismen, bakteriostatisch (Bakterienwachstum hemmend) oder bakte-rizid (Bakterien vernichtend), Komplikationen: allergische Reaktionen, Magen-Darm-Störungen
Psychopharmaka:	Die Psyche beeinflussende Mittel; hierzu zählen Tranquillantien (Tranqui-lizer, Beruhigungsmittel, muskelentspannend, angstlösend), Komplikatio-nen: Gefahr der Abhängigkeit
Rhinologika:	Mittel gegen Schnupfen
Sedativa:	Beruhigungsmittel, Komplikationen: in hohen Dosen Lebensgefahr
Spasmolytika:	Mittel gegen Krämpfe der Muskulatur
Sulfonamide:	Entzündungshemmende Mittel, von Domagk entdeckt, bakteriostatisch und bakterizid; Komplikationen: allergische Reaktionen, Nierenschädi-gung
Tetrazykline:	Breitspektrumantibiotika (wirken gegen mehrere Mikroorganismen), Komplikationen: Zahnverfärbungen bei Kindern (Wachstumsstörungen), Magenschleimhautreizungen, Leberschädigungen
Virostatika:	Vireninfektionen bekämpfende Mittel
Vasokonstrin-gentia:	Gefäßverengende Mittel, Komplikationen: Kreislaufstörungen
Zytostatika:	Zellteilung hemmende Mittel

11.4 Nebenwirkungen

Um unerwünschte Nebenwirkungen zu vermeiden ist es wichtig, die Beipackzettel der Arzneien zu lesen und den Anweisungen des Arztes zur Applikation der Medikamente streng zu folgen und in der Praxis Arzneimittel oder Injektionsflüssigkeiten nur nach strengen Vorgabe des Arztes anreichen.(siehe auch 12.7).

11.5 Heil- und Hilfsmittel

Heilmittel dienen der Behandlung und Linderung eines krankhaften Zustands. Dazu zählen:

- Physikalische Mittel (Massagen, Bewegungstherapie, Krankengymnastik, Wärme- und Kältetherapie),
- Sprachtherapie zur Stimm-, Sprech- und Sprachbehandlung,
- Beschäftigungstherapie zur Aktivierung und Wiederherstellung krankheitsbedingt eingeschränkter, verlorengegangener oder verzögerter Funktionen.

Hilfsmittel sind:

- Körperersatzstücke, z. B. orthopädische Hilfsmittel,
- Brillen und Sehhilfen.

11.6 Aufbewahrung, Entsorgung

Die Arzneimittel sollen in der Praxis in einem Medikamentenschrank aufbewahrt werden. Sie dürfen weder starker Hitze noch Kälte ausgesetzt sein. Getrennt und unter Doppelverschluss zu halten sind alle Betäubungsmittel, auch die dazu gehörenden Rezeptformulare, Beruhigungsmittel, Schlafmittel und Schmerzmittel. Es ist regelmäßig zu kontrollieren, ob Nachbestellungen vorgenommen werden sollen und ob Medikamente, die längere Zeit nicht benutzt wurden, durch andere ersetzt werden sollen.

Hat sich ein Etikett gelöst oder sind Tabletten, Pulver, Dragees oder dergleichen aus einer Verpackung herausgefallen, so werden diese Arzneimittel sofort ausgesondert, da Verwechslungs- und Vergiftungsgefahr droht. Solche Arzneimittel und auch diejenigen, die nicht mehr gebraucht werden oder bei denen das Verfalldatum überschritten ist, bringt man zur Entsorgung in die Apotheke oder gibt sie bei einer kommunalen Entsorgungsstelle ab.

12 Rezept

12.1 Begriff

Das Rezept oder **Verordnungsblatt** dient der Arzneimittelverschreibung und ist die schriftliche Anweisung des Arztes oder Zahnarztes an den Apotheker, dem Patienten das verordnete Medikament, die Arznei, in der angegebenen Menge und Konzentration auszuhändigen. Das Rezept ist ein Dokument, wer es fälscht, macht sich der Urkundenfälschung schuldig. Die Eintragungen müssen säuberlich, gut lesbar, die Angaben präzise sein. Auf dem vom Arzt oder Zahnarzt unterschriebenem Rezept darf nichts verändert werden.

Ist sich die Zahnmedizinische Fachangestellte bei der Schreibweise des Medikaments, der Arznei, nicht sicher, so kann sie in der »Roten Liste«, einem Verzeichnis der pharmazeutischen Präparate, nachsehen. »Informationen über zahnärztliche Arzneimittel« werden auch regelmäßig von der BZÄK (Bundeszahnärztekammer) herausgegeben.

12.2 Privatrezept

Dieses Formular wird in den Fällen benutzt, in denen der Patient die Arznei selbst, also privat (deshalb Privatrezept), bezahlt. Das Privatrezept muss die rechtlich festgelegte Form haben. **Name, Berufsbezeichnung und Anschrift des (Zahn-)Arztes** bil-

den den Kopf des Rezepts. Diese Eintragungen können gedruckt oder gestempelt eingebracht werden.

Darunter folgt das **Ausstellungsdatum**, evtl. der Ort der Ausstellung.

Darunter gibt der Arzt der Apotheke die Anweisung zu der Arznei. Das Feld beginnt mit den Buchstaben »**Rp.**«. Die Buchstaben »Rp« bedeuten »nimm«. Dies ist die eigentliche Anweisung an den Apotheker. In diesem Feld trägt der Arzt oder die Zahnmedizinische Fachangestellte den **Namen des Medikaments** oder die **Zusammensetzung** (siehe auch 11.2.1) und die **Menge**, die die Apotheke abgeben soll, ein. Die Anordnung »nimm«, weil der Apotheker früher das Medikament aus den einzelnen Bestandteilen zusammengestellt hat und dann z. B. zu einer Salbe, einer Paste, einer Tablette oder einem Saft zubereitet und an den Rezeptüberbringer abgegeben hat. Heute geschieht das seltener, die Apotheke gibt meisten ein fertiges Arzneimittel, auch Spezialität genannt, ab. Die Angabe der Menge (siehe auch 11.2.4) erfolgte früher in römischen, heute meist in arabischen Zahlen. Soll die Apotheke die kleinste Menge des Medikamentes abgeben, so genügt die Kennzeichnung N1. Der Buchstabe N bedeutet Menge, in diesem Fall N1 = Menge 1, die kleinste Menge, die die Industrie liefert. Fehlen die Angaben über die abzugebende Menge, so händigt die Apotheke immer nur die kleinste Packungsgröße (N1) aus. Zusätzlich kann die Dosierung (siehe auch 11.2.3) der Arznei angegeben werden. Ist dies geschehen, so werden in der Apotheke diese Angaben auf die Packung der Arznei übertragen. Damit ist sichergestellt dass der Patient auch sicher weiß, in welcher Dosis (Menge) und wie oft am Tag er das Medikament einnehmen soll.

Nach dem Medikament und der Menge folgt der **Name und die Anschrift des Patienten.**

Bei Angabe der Uhrzeit oder der Begriffe »noctu« (nachts) oder »cito« (schnell) entfällt die sonst an die Apotheke während der Nachtzeit zu zahlende Nachttaxe.

Durch die **Unterschrift des Arztes** (Zahnarztes) im unteren Teil wird das Rezept rechtsgültig. Oft wird hier auch noch der Stempel des Arztes eingefügt, ist aber nicht vorgeschrieben. Um Fälschungen durch Zusätze zu vermeiden und um Missbrauch vorzubeugen, dürfen **keine Leerräume** bei der Erstellung des Rezepts entstehen. Hat der Arzt keinen Rezeptvordruck zur Hand, kann er das Privatrezept auch handschriftlich in der rechtlich vorgesehenen Form auf einem Stück Papier erstellen.

Auf einem Privatrezept kann der Zahnarzt auch Arzneien verordnen, die über den Anwendungsbereich der Zahn-Mund- und Kieferheilkunde hinausgehen.

Das Privatrezept hat eine Gültigkeit von 6 Monaten.

12.3 Kassenrezept

Das Formular ist beidseitig bedruckt und wird den **Vertragszahnärzten** zur Verfügung gestellt. Die für das Rezept notwendigen Daten können auch mit der Chipkarte eingelesen werden. Im oberen Teil (Rezeptkopf) trägt man den **Kostenträger (gesetzliche Kasse)** und die **Personalien** des Patienten ein. Die viereckigen Markierungsfelder regeln die Kostenverteilung und müssen

deshalb unbedingt angekreuzt werden. Das **Datum** der Ausstellung ist wichtig. Es zeigt in Sonn- und Feiertagen dem Apotheker, dass keine zusätzliche Taxe (Gebühr) durch den Patienten zu zahlen ist. Dasselbe gilt, wenn das Rezept während der Nachtzeit der Apotheke (20.00 bis 7.00 Uhr) ausgestellt ist. Auch hier entfällt bei Angabe der Uhrzeit oder der Begriffe »noctu« (nachts) oder »cito« (schnell) die Nachttaxe. Die Verordnung beginnt mit den beiden vorgedruckten Buchstaben **Rp.:**, der Anweisung an den Apotheker. In dem Feld trägt der Arzt oder die Zahnmedizinische Fachangestellte den **Namen** oder die **Zusammensetzung des Arzneimittels und die Menge**, die die Apotheke abgeben soll, ein. Die Angabe der Menge erfolgte früher in römischen, heute meist in arabischen Zahlen. Fehlen die Angaben über die abzugebende Menge, so händigt die Apotheke immer nur die kleinste Packungsgröße (N1) aus. Mit dem Feld »**aut idem**« (oder Gleiches) gibt der Arzt der Apotheke die Anweisung, ob sie eine Arznei der gleichen Substanz und Zusammensetzung, die einen anderen Namen trägt und/oder von einem anderen Hersteller ist, abgeben darf oder nicht. Zusätzlich kann auch beim Kassenrezept die Dosierung des Medikaments angegeben werden. Leerräume dürfen nicht entstehen. Über die rechte und linke Begrenzungslinie darf nicht geschrieben oder gestempelt werden. Ist der **Vertragsarzt- oder Zahnarztstempel** (Nummernstempel) eingesetzt, folgt als Letztes die **Unterschrift** des Arztes.

Arzneimittel, die laut Vertrag mit den Krankenkassen durch das Honorar des Vertragszahnarztes mit abgegolten sind, dürfen nicht zu Lasten der Krankenkasse verordnet werden. Das Rezept für die gesetzlichen Krankenkassen hat eine Gültigkeit von einem Monat.

12.4 Grünes Rezept

In den meisten Fällen werden Arzneimittel, die nicht rezeptpflichtig sind von den **gesetzlichen** Krankenkassen nicht mehr bezahlt, obwohl sie sich in der Therapie bewährt haben. Solche Arzneimittel verordnet der Arzt oder Zahnarzt auf einem besonderen Rezept. Die Form dieses Rezepts ähnelt dem normalen Kassenrezept, es ist jedoch zur Unterscheidung grün. Durch die grüne Farbe erkennt der Patient, dass das verordnete Medikament für die Behandlung wichtig und erfolgversprechend ist, seine Krankenkasse die Kosten aber nicht übernimmt.

12.5 Rezept für Betäubungsmittel

Für die Verordnung von Betäubungsmitteln gibt es spezielle Formulare. Diese Vordrucke sind beim Bundesgesundheitsamt anzufordern und gelten für alle Krankenkassen, für die GKV (Gesetzliche Krankenversicherung) wie auch die PKV (Private Krankenversicherungsgesellschaften).

Die Rezepte sind **dreiteilig** und werden im Durchschreibverfahren ausgefüllt. Teil 1, das Original, bleibt in der Apotheke. Mit Teil 2, der ersten Durchschrift, rechnet der Apotheker mit der Krankenkasse ab, die den Teil 2 dann aufhebt. Teil 3, die zweite Durchschrift, bleibt in der Praxis und muss drei Jahre lang, wie die Leerformulare auch, **diebstahlsicher** aufbewahrt werden. Neben den allgemeinen Eintragungen muss auch der Betäubungsmittelgehalt und die Einnahmevorschrift eingetragen werden, wobei die angegebene Höchstmenge nicht überschritten werden darf. Die Unterschrift des Arztes oder Zahnarztes muss ungekürzt sein. Diese Regelungen sollen den Missbrauch der Betäubungsmittel verhindern. In der zahnärztlichen Praxis finden diese Medikamente nur sehr selten Anwendung. Das Rezept für Betäubungsmittel hat nur sieben Tage Gültigkeit.

12.6 Verordnung von Sprechstundenbedarf

Bestimmte Arzneimittel und Materialien können als Sprechstundenbedarf über ein Verordnungsblatt der gesetzlichen Krankenkassen bei der Apotheke bezogen werden. Die Verordnung von Sprechstundenbedarf sollte den Bedarf für ein Quartal decken.

Der Bedarf kann zu Lasten der Primärkassen und des VdAK/AEV verordnet werden. Bei der Verordnung des Sprechstundenbedarfes wird in den Verträgen besonders auf das Gebot der Wirtschaftlichkeit für die gesetzlichen Krankenkassen hingewiesen.

12.7 Aufzeichnungspflicht

Die Arzneimittelverordnungen des Zahnarztes müssen unter Angabe des Namens des Präparats, der verordneten Menge, gegebenenfalls der einzunehmenden Dosis und weiterer Anweisungen an den Patienten in der Karteikarte festgehalten werden. Auch die Aufzeichnung des Inhalts des Rezepts für Sprechstundenbedarf ist empfehlenswert.

12.8 Bericht zu Nebenwirkungen

Die Bundeszahnärztekammer und die Kassenzahnärztliche Bundesvereinigung haben ein Formular erarbeitet, das bei unerwünschten Nebenwirkungen von Arzneimitteln und Werkstoffen (siehe auch 11.4) von der zahnärztlichen Praxis ausgefüllt und an die BZÄK oder die KZBV geschickt werden soll.

12.9 Abkürzungen

Gebräuchliche Abkürzungen auf einem Rezept und ihre Bedeutung:

Rp.	nimm!
N1	kleinste Packung des Medikaments
ad us. propr.	zum eigenen Gebrauch
ad man. med.	zum Gebrauch des Arztes
Drag.	Dragée
Tbl.	Tabletten
pilula, pil.	Pille
pulvis, pul.	Pulver
unguentum, ugt.	Salbe
liquid.	flüssig
Solution, sol.	Lösung
tinctura, T., tit.	Tinktur
gutta, gtt.	Tropfen
supp.	Suppositorium, Zäpfchen
Emulsion	feinste Verteilung einer Flüssigkeit in einer anderen, mit ihr nicht mischbar

12.10 Römische Ziffern

I	eins	X	zehn	CC	zweihundert
II	zwei	XI	elf	D	fünfhundert
III	drei	XX	zwanzig	CD	vierhundert
IV	vier	L	fünfzig	DC	sechshundert
V	fünf	XL	vierzig	M	eintausend
VI	sechs	LX	sechzig	MM	zweitausend
VII	sieben	C	hundert	CM	neunhundert
VII	acht	XC	neunzig	MC	eintausendeinhundert
IX	neun	CX	einhundert und zehn		

Das Jahr 2006 wird in römische Ziffern so geschrieben: **MMVI**.

12.11 Maßeinheiten

Folgende ungefähre Maßeinheiten gelten:

1 Gramm	entspricht etwa 15 bis 20 Tropfen
1 Teelöffel voll	entspricht etwa 5 g, 5 ccm, 5 ml
1 Esslöffel voll	entspricht etwa 15 g, 15 ccm, 15 ml
1 Tasse voll	entspricht etwa 150 g, 150 ccm, 150 ml

13 Verhalten bei Zwischenfällen in der Praxis

In diesem Kapitel finden Sie Inhalte aus:

▶ Lernfeld 7: Präventivmaßnahmen, Ohnmacht, Schock, Atem- und Kreislaufstillstand, Blutungen, allergische Reaktionen, Notfallmeldung

13.1 Begriff

Verschlechtert sich der Gesundheitszustand (Allgemeinzustand, AZ) des Patienten durch eine akute Veränderung der invasiven Behandlungsmaßnahmen, so ist ein **Zwischenfall** oder **Notfall** eingetreten. Ist eine lebensbedrohliche Situation durch Störung der Vitalfunktionen Kreislauf oder Atmung eingetreten ist schnelles und sicheres Handeln gefordert.

Bei der Beurteilung des Notfalles wird der Patient auf sein Befinden geprüft.
- Ist er äußeren Gefahren ausgesetzt ist (z. B. Strom, Feuer)?
- Ist er bei Bewusstsein?
- Atmet er?
- Ist sein Kreislauf stabil?

13.2 ABC-Regel

Die wichtigsten Lebensfunktionen werden durch die ABC-Maßnahmen aufrechterhalten.

13.2.1 A: Freihalten der Atemwege

Wenn der Patient bewusstlos ist: Kopf nach hinten beugen, um die Atemwege zu öffnen.

13.2.2 B: Beatmung

Wenn der Patient nicht atmet:
1. Schnell zweimal hintereinander beatmen,
2. Karotispuls rechts und links fühlen,
3. Bei vorhandenem Puls die Beatmung 12- bis 20-mal pro Minute fortsetzen.

Bei der Mund-zu-Mund-Beatmung wird die Nase zu gehalten, bei der Mund-zu-Nase-Beatmung wird der Mund verschlossen, evtl. Tubus einsetzen.

13.2.3 C: Circulation

Versuchen, den Kreislauf durch Herzmassage und Beatmung wiederherzustellen.

13.3 Reanimation

Mit der Reanimation versucht man den Patienten wieder zu beleben. Wenn kein Puls vorhanden ist: Sofort mit Herz-Lungen-Wiederbelebung beginnen.

13.3.1 Herz-Lungen-Wiederbelebung alleine

Faustregel bei der Ein-Helfer-Methode: 15-mal Herzmassage folgt 2-mal Beatmung (15:2)

Den Rhythmus so einteilen, dass beim Erwachsenen 80 Herzmassagen pro Minute durchgeführt werden, bei einem Kind ca. 100 Massagen.

13.3.2 Herz-Lungen-Wiederbelebung zu zweit

Faustregel bei der Zwei-Helfer-Methode: 5-mal Herzmassage folgt 1-mal Beatmung (5:1)
Massagerhythmus: 60 pro Minute

13.4 Zwischenfälle

Zwischenfälle können in jeder Praxis auftreten. Hier werden nur einige Beispiele aufgeführt. Neben den ersten Hilfeleistungen durch das Praxisteam muss sichergestellt sein, das die weitere Behandlung von einem Arzt durchgeführt wird.

13.4.1 Ohnmacht

Bei der Ohnmacht besteht eine kurzzeitige Bewusstlosigkeit. Das Gehirn wird nicht genügend mit Blut versorgt. Die Ohnmacht wird durch Kreislaufversagen (Kreislaufkollaps) hervorgerufen und beginnt oft mit Schwindelempfindungen und Blässe der Nasenspitze und der Stirn.

Der Puls ist regelmäßig, vielleicht etwas erhöhte Schlagzahl.

Der Patient wird flach gelagert, die Beine werden zusätzlich erhöht, die Stirn gekühlt. Puls fühlen und beobachten.

13.4.2 Schlaganfall

Ist das Gehirn nicht ausreichend mit Sauerstoff versorgt, kann es wie beim Herzinfarkt zum teilweisen Ausfall von Bezirken des Gehirns (Hirninfarkt) kommen. Wie beim Herzinfarkt den Patienten nicht flach lagern.

13.4.3 Schock

Der Schock ist ein lebensbedrohender Kreislaufzusammenbruch. Er kann einer Ohnmacht folgen, kann aber auch plötzlich auftreten, z. B. bei einer Unverträglichkeit gegenüber dem Lokalanästhetikum. Die Pulsfrequenz steigt an und der Blutdruck sinkt ab. Bei Pulsschlag unter 60 besteht Lebensgefahr. Die Beine hoch lagern und eventuell Sauerstoffgabe. Intravenösen Zugang legen, Kreislaufmedikament und Auffüllen des Blutkreislaufes durch eine Infusion.

13.4.4 Anaphylaktischer Schock

Plötzliche Schwäche, Erbrechen, Stuhldrang und Stuhlabgang (Patient möchte unvermittelt zur Toilette!!). Verlust des Bewusstseins, eventuell Krämpfe, daneben heftiger Juckreiz mit Quaddel- und Ödembildung. Höchste Lebensgefahr, sofort einen Arzt rufen.

Atemwege freihalten, bei Kreislaufstillstand Beatmung und Herzmassage, medikamentöse Therapie.

13.4.5 Tetanischer Anfall

Nach anfänglichem Kribbeln in den Händen und Füßen verkrampfen die Hände zur Pfötchenstellung. Schüttelkrämpfe, wie nach Lokalanästhesiezwischenfällen, fehlen. Ursache ist zu hohe Ausschüttung von CO_2 oder Calciummangel.

Patienten beruhigen, Calcium i. v., in einen Plastikbeutel ein- und ausatmen lassen.
Nie Sauerstoff geben.

13.4.6 Verschlucken oder Aspiration von Fremdkörpern

Seltener Zwischenfall. Größere Fremdkörper (z. B. Prothese) zu entfernen versuchen. Bei kleineren Fremdkörpern Patienten auf den

Tisch legen, Bauch nach unten, Beine festhalten und Oberkörper baumeln lassen, evtl. auf den Rücken klopfen (Abhusten bei Aspiration in die Atemwege). Bei Erstickungsgefahr Trachea zwischen Schild- und Ringknorpel mit einigen Kanülen »spicken«, liegend transportieren.

13.4.7 Emphysem der Haut

Plötzliches Anschwellen der Gesichtshaut bis zum Augenlid. Durch Luftbläser bei der Chirurgie, aber auch bei der Wurzelkanalbehandlung. Beim Abtasten der Haut: Knistern.

Keine spezielle Therapie, die Luft wird in 24 Stunden bis zu einigen Tagen resorbiert.

13.4.8 Blutungen

Zum Beispiel nach Verletzung von Gefäßen bei der Chirurgie. Arterielles Blut entweicht pulsierend und ist hellrot. Nicht spülen lassen, Arterie mit Fingerdruck abdrücken, danach fest auf einen Tupfer beißen lassen, evtl. Drucktamponade. Bei bekannter Blutgerinnungsstörung Behandlung in der Klinik durchführen lassen.

13.4.9 Herzinfarkt

Schmerzen im linken Brustraum bis in den Arm, flache Atmung, oft Erbrechen, Todesangst. Bei Verdacht auf Herzinfarkt und Atemnot den Patienten nie legen, nur bei niedrigem Blutdruck flacher lagern.

13.5 Notfallbesteck, Notfallmedikamente

Die Notfallausrüstung für die zahnärztliche Praxis muss regelmäßig auf Brauchbarkeit und Verfalldatum kontrolliert werden.

13.6 Übungen

Zum richtigen Verhalten bei Zwischenfällen oder Notfällen sollte in der Praxis oder in speziellen Fortbildungen das Wissen immer wieder aufgefrischt werden.

13.7 Weg zur Praxis

Eine sehr genaue und klare Wegbeschreibung muss immer am Telefon bereitgehalten werden, damit auch in der Aufregung der Notarzt oder Rettungswagen schnell die Praxis findet.

Keine Angst vor Prüfungsfragen!
Hier finden Sie Themen, die im schriftlichen Teil der Prüfung oder in der mündlichen Ergänzungsprüfung immer wieder gestellt werden. Auf diese Fragen sollten Sie vorbereitet sein!
Mit diesen Fragen machen Sie sich fit für die Prüfung!

1 Die ersten 30 Themen

- Vier Grundgewebearten und deren Aufgaben.
- Paarige und unpaarige Schädelknochen.
- Temporäre Füllungsmaterialien und deren Anwendungsbereiche.
- Eigenschaften der Röntgenstrahlen.
- Anatomische Strukturen des Zahnhalteapparats.
- Entstehung und Stadien der Karies.
- Winkel von Zahnachse und Röntgenfilm bei der Halbwinkeltechnik, der Paralleltechnik oder einer distoexzentrischen Aufnahme. Was lässt sich mit diesen Techniken gut darstellen?
- Aufbau und Aufgaben des Kiefergelenks.
- Nervenäste des N. trigeminus, die einzelnen Versorgungsgebiete und die Aufgaben der Nervenäste.
- Vorteile der digitalen Röntgentechnik.
- Schluckakt.
- Möglichkeiten der Händedesinfektion.
- Speicheldrüsen und Speichel, Aufbau, Zusammensetzung und Aufgaben.
- Zwei Einsatzmöglichkeiten der Röntgenstrahlen in der Medizin.
- Aktive und passive Immunisierung.
- Was geschieht alles in der Mundhöhle?
- Desinfektion von Röntgenfilmen nach der Entnahme aus dem Mund.
- Möglichkeiten der Versorgung eines Zahnes mit einem kleinen oder einem ausgedehnten Defekt der klinischen Krone.
- Aufbau und Aufgaben des Parodontiums.
- Um wie viele Stufen darf die mittlere Stufe der Dichte der Prüfkörperaufnahme vom Ausgangszustand abweichen?
- Möglichkeiten und Zweck der Separation.
- Zahnaufbau, histologisch und anatomisch.
- Welche Zellen und Gewebe des menschlichen Körpers reagieren besonders empfindlich auf Röntgenstrahlen?
- Indikation und Ablauf einer Leitungsanästhesie.
- Kleinsterilisatoren nach DIN 13060.
- Vor- und Nachteile der Heißluft- und Dampfdrucksterilisation.

- Überkappung der Zahnpulpa.
- Nerven im Mund-, Kiefer- und Gesichtsbereich.
- Histologischer und anatomischer Aufbau des Herzens, Funktion des Herzens.
- Welche Aufnahmetechnik eignet sich besonders zum Erkennen einer Approximalkaries?
- Hygienekette am Beispiel von benutzten prothetischen oder chirurgischen Instrumenten.

2 Die zweiten 30 Themen

- Aufgaben der Zunge.
- Was verstehen Sie unter persönlicher Hygiene und weshalb ist die persönliche Hygiene in der Praxis und im Alltag so wichtig?
- Welche Personen dürfen das Anfertigen von Röntgenbildern anordnen?
- Gruppen von Abformmaterialien.
- Nennen Sie Beispiele von Mikroorganismen, die beim Menschen Erkrankungen hervorrufen.
- Anatomische Merkmale, die eindeutig einen ersten Prämolaren im Oberkiefer kennzeichnen.
- Filmformate für intraorale und extraorale Röntgenaufnahmen.
- Isometrieregel.
- Weg der Luft beim Ein- und Ausatmen.
- Prädilektionsstellen der Karies.
- Gliederung der Schädelknochen.
- Relative und absolute Trockenlegung.
- Was wird im Kontrollbereich kontrolliert und was im Überwachungsbereich überwacht?
- Aufbewahrungszeiten für Arbeitsunfähigkeitsbescheinigungen und Rezepte.

- Bestandteile, in die die Grundnahrungsstoffe während der Verdauung aufgespalten werden und dem Körper Energie zuführen.
- Abdichtung der Luftröhre beim Schlucken.
- Ablauf beim Legen einer Kompositfüllung im Schichtverfahren mit Säure-Ätz-Technik unter absoluter Trockenlegung.
- Gebissarten und jeweils dazu geeignete Maßnahmen zur Kariesprophylaxe.
- Fehler bei einem belichteten Röntgenfilm und die entsprechenden Ursachen.
- Desinfektion von Abformungen und Arbeiten, die aus dem zahntechnischen Labor kommen.
- Patient mit Herzschrittmacher.
- Anatomie der Zahnwurzeln.
- Zahnstein und Konkremente, Entstehung und Behandlung.
- Möglichkeiten zur Diagnose der Karies, der Parodontopathien und von Mundschleimhauterkrankungen.
- Zunge, Aufbau und Aufgaben.
- Aufzeichnungspflichten, die die Röntgenverordnung vorschreibt.
- Interne und externe Tests der Sterilisatoren.
- Mund-Antrum-Verbindung nach Extraktion eines Molaren im Oberkiefer.
- Kaumuskeln für Kieferöffnung und Kieferschluss.
- Definitive Füllungsmaterialien und deren Vor- und Nachteile.

3 Die dritten 30 Themen

- Behandlungsablauf bei der Versorgung eines marktoten Zahns mit einer Wurzelkanalbehandlung.

- Ziel der Behandlung von Parodontopathien und der Behandlungsablauf.
- Schutz des Patienten und des Praxispersonals vor unnötiger Strahlenbelastung.
- Arbeitsschritte bei der Entwicklung eines Röntgenfilms.
- Pneumatisierte Knochen, Vorteile und Nachteile.
- Arbeitsabläufe verschiedener prothetischer Versorgungsmöglichkeiten, von der Vorbereitung zur ersten Abformung bis zur Eingliederung des Zahnersatzes.
- Behandlungsablauf bei einer Gingivitis.
- Instrumentarium für die konservierende, die chirurgische und die prothetische Zahnheilkunde.
- Wirkung der Fluoride auf den Zahnschmelz.
- Aufgaben des Speichels.
- Einstelltechnik, um die beiden Wurzeln eines oberen zweiten Prämolaren sichtbar zu machen.
- Verschiedene Möglichkeiten einer Abformung und die dafür geeigneten Materialien.
- Unterschied von Gingivitis und Parodontitis.
- Beispiele für Arzneimittelgruppen, die in der zahnärztlichen Behandlung eingesetzt werden.
- Maßnahmen zur Vitalerhaltung der Pulpa.
- Kriterien, die beim Kauf einer Zahnbürste beachtet werden sollten.
- Anordnung der Verdauungsorgane in der richtigen Reihenfolge und deren Funktion bei der Nahrungsaufbereitung.
- Orofaziales System.

- Fachbezeichnung und Ursache eines dunklen Bereichs um die Wurzelspitze auf dem Röntgenfilm.
- Gefahr der Komplikation bei der Lokalanästhesie.
- Was bedeutet es, dass ein Arzneimittel freiverkäuflich, apothekenpflichtig oder rezeptpflichtig ist?
- Lungenkreislauf.
- Patientenaufklärung aus Sicht der ZFA z. B. bei Kariesprophylaxe, Ernährung, Zahnhygiene, Füllungsmaterialien, Parodontopathien, Chirurgie oder Zahnersatz.
- Anatomische Strukturen und Aufgaben des Oberkiefers und Unterkiefers.
- Diamantierte Instrumente.
- Qualitätsmaßnahmen in der Röntgenkunde.
- Umgang mit und Pflege bei den verschiedenen Möglichkeiten des Zahnersatzes.
- Nennen Sie Möglichkeiten, durch die ein Organismus immunisiert werden kann.
- Aufbau eines Rezepts für einen Privatzahler.
- Vor- und Nachteile der gefäßverengenden Zusätze in Injektionsflüssigkeiten.

4 Die vierten 30 Themen

- Verbindungen von Schädelknochen.
- Aufgaben der ZFA vor und während verschiedener Behandlungsmaßnahmen. Benennen Sie die Geräte, Instrumente und Materialien, die Sie benötigen, und beschreiben Sie Ihre Aufgaben bei der Assistenz.
- Metallfolie, Lage im Röntgenfilm und Aufgabe.

- Entsorgung von verbrauchtem Entwickler, Fixierer und von Bleifolien.
- Erkrankung, die durch Unterfunktion der Langerhans´schen Inseln entstehen kann.
- Putztechniken und Pflegemaßnahmen für die Zahn- und Mundhygiene.
- Patient mit ansteckender Krankheit.
- Welche Bestandteile gehören zu einer ausgewogenen Ernährung?
- Möglichkeiten, dem Körper Medikamente zuzuführen.
- Sicherstellung der Qualität von Röntgenbildern.
- Beispiele, bei denen aus medizinischen Gründen kein Amalgam angewendet werden sollte und hierzu alternative Versorgungsmöglichkeiten benennen.
- Anästhesietechniken und -arten in der zahnärztlichen Praxis.
- Intraorale Röntgentechniken und Gründe für deren Anwendung.
- Feste und flüssige Bestandteile des Blutes und deren Aufgaben.
- Eine Behandlung soll mit einer Vitalexstirpation oder Trepanation eines avitalen Zahnes beginnen und mit einer Deckfüllung beendet werden. Arbeitsabläufe und Aufgaben der ZFA.
- Wodurch sind Abszess, Fistel, Zyste, Pulpitis und Granulom gekennzeichnet?
- Mögliche Wege der Infektion in der Praxis und im Alltag, wie schützen Sie sich vor einer Infektion?
- Äußerer und innerer Gasaustausch.
- Aufbau und Arbeitsweise des Herzens.

- Einteilung und Aufbereitung von Medizinprodukten.
- Gründe für die Überkronung von Zähnen.
- Kieferfehlstellungen und Bissanomalien.
- Blutungshemmende Medikamente.
- Zusammensetzung der Atemluft beim Ein- und Ausatmen.
- Anamnese, Angaben die für das zahnärztliche Team wichtig sind.
- Behandlungsablauf einer Extraktion eines einwurzeligen Zahnes, einer atypischen Extraktion, einer Osteotomie, einer Wurzelspitzenresektion oder einer Implantation.
- Aufgaben der ZFA vor, während und nach dem Auftreten eines Zwischenfalls oder Notfalls in der Praxis.
- Wundversorgung, auch bei Wundheilungsstörungen.
- Fünf typischen Zeichen einer Entzündung.
- Möglichkeiten, Zähne zu ersetzen.

5 Die letzten 10 Themen

- Aufnahmetechnik beim Röntgen, bei der einer Watterolle eingesetzt wird.
- Ernährungshinweise für einen 12-jährigen Patienten.
- Aufbau und Aufgaben der Drüsen innerer und äußerer Sekretion.
- Plaque, Entstehung und mögliche Folgeerkrankungen.
- Materialien zur Versorgung eines Zahndefekts mit einer definitiven Füllung.
- Faktoren, die bei der Kariesentstehung zusammentreffen.
- Weg eines roten Blutkörperchens im großen Kreislauf, beginnend am Herz.

- Erklärung der größeren Schmerzen bei einer Pulpitis gegenüber den Schmerzen bei einer Prellung, z. B. am Arm.

- Möglichkeiten einer Lokalanästhesie in der Mundhöhle.
- Erkrankungen der Patienten, von denen das Praxisteam wissen sollte.

Die **mündliche Präsentation** ist ein wichtiger Teil der Abschlussprüfung. Das folgende Kapitel gibt Ihnen wichtige **Tipps**, wie Sie sich optimal darauf vorbereiten können.

▶ Stellen Sie Ihr Konzept für eine Präsentation einschließlich der Antworten zusammen.

▶ Vergleichen Sie es mit Ihren Aufzeichnungen aus dem Schulunterricht, Ihren Lehrbüchern und Ihren Erfahrungen aus dem Praxisablauf.

▶ Schreiben Sie alles in Ihren eigenen Worten nieder! Nur so erkennen Sie, ob Sie die Frage, den Sachverhalt, die Problematik, verstanden haben und erkennen Wissenslücken.

Die Erfahrung aus vielen Prüfungen zeigt, dass Sie so gut vorbereitet sind und ruhig die Aufgaben meistern werden.

1 Vorschlag zum Vorgehen

1.1 Frage

■ genau durchlesen
■ verstehen

1.2 Vorbereitung zur Präsentation

■ Beschreiben Sie Ihre **Aufgaben und Tätigkeiten**, die Sie auf Grund der Fragestellung erbringen müssen.
■ Halten Sie sich an den vorgegebenen Text.

■ Lassen Sie keine **Behandlungsschritte** aus, die die Frage erfordert, fügen Sie keine Schritte dazu, die nicht gefragt sind.

■ Bewährt hat sich, den Behandlungsablauf in Gedanken durchzugehen und sich Stichworte oder ganze Sätze aufzuschreiben.

■ **Beginnen** Sie mit dem Empfang des Patienten und **enden** Sie mit seiner Entlassung aus der Praxis.

■ Vergessen Sie nicht die **Nacharbeiten** im Behandlungszimmer (Hygienekette), die erforderlich sind, um den nächsten Patienten zu behandeln.

■ Benötigen Sie im Behandlungsablauf ein **Formular** (z. B. den Anamnesebogen, ein Rezept, ein Liquidationsformular, einen Bestellzettel), dann suchen Sie dies aus den Ihnen zur Verfügung gestellten Unterlagen heraus, um es auszufüllen und an der richtigen Stelle während der Präsentation zu zeigen und zu beschreiben.

■ Das gleiche machen Sie, wenn ein Gerät, ein **Instrument oder Material** in den einzelnen Behandlungsschritten benötigt wird oder benötigt werden könnte.

■ Wenn möglich, ordnen Sie die Instrumente auf einem **Tray**.

■ Die zur **Dokumentation** des Behandlungsablaufs wichtigen Vorgaben müssen Sie in die entsprechenden Formulare eintragen.

■ Bei der **Abrechnung** auf die Unterschiede PKV und GKV achten.

Zusätzliche Anmerkungen in der Fragestellung

Unter diesem Punkt finden Sie weitere Angaben, die Sie beachten müssen. Beispiele: Versicherungsverhältnis des Patienten, liegt eine Nierenerkrankung oder eine Allergie vor, Herzschrittmacher, für das Praxispersonal wichtige Erkrankungen, Vorlage eines Allergie- oder Röntgenpasses, Besonderheiten im Behandlungsablauf, vorgegebene Kosten für Materialien oder Laborarbeiten?

1.3 Präsentation

- Halten Sie sich an Ihre in der Vorbereitung erstellten Aufzeichnungen. Sprechen Sie möglichst in ganzen Sätzen.
- Zeigen Sie dem Prüfungsausschuss **an der richtigen Stelle im Behandlungsablauf** die Formulare, Geräte, Instrumente oder Materialien und legen Sie diese danach zur Seite. Dadurch behalten Sie Übersicht und haben dann am Ende der Präsentation keine Formulare, Geräte, Instrumente oder Materialien mehr vor sich.
- Wenn Sie alles in der Vorbereitung richtig erkannt haben, haben Sie am Ende Ihrer Präsentation auch alles erklärt und nichts vergessen.

1.4 Fachgespräch

- Der Prüfungsausschuss wird Sie während Ihrer Präsentation nicht unterbrechen. Teilen Sie mit, wenn Sie die Präsentation Ihrer Meinung nach beendet haben. Erst jetzt wird Ihnen der Ausschuss, wenn nötig, zusätzliche Fragen stellen.
- Antworten Sie immer nur auf das, was gefragt ist.
- Sprechen Sie nie bei der Antwort

ein weiteres Thema an, bei Nachfragen könnten Sie sich selbst in Verlegenheit gebracht haben.

2 Stoffsammlung für eine Präsentation

Hier finden Sie Anregungen, Beispiele und Tipps zu einer Stoffsammlung.
Planen Sie die Stoffsammlung nach dem **Behandlungsablauf.** Mit Ihren **eigenen Erfahrungen** aus Unterricht und Praxis sollen Sie diese Stoffsammlung vervollständigen.
So sind Sie gut vorbereitet, Ihr Vortrag läuft dann wie von alleine.

2.1 Rezeption

Die Rezeption ist das Bindeglied zwischen Empfang, Wartebereich und Behandlungszimmer. Bauen Sie Ihre Stichworte für diesen Bereich so ein, wie Sie ihn im Ablauf Ihrer Praxis gewohnt sind.

2.2 Tätigkeiten vor und während der Behandlung

2.3 Patienten empfangen und begrüßen

- Ist der Patient bestellt, nicht bestellt
- Schmerzfall
- Kind
- Kranker oder gebrechlicher Patient
- Patient mit ansteckender Krankheit

2.4 Formulare

Beispiele zu Formularen, die vor Beginn der Behandlung benötigt werden, kontrollieren oder neu anlegen:
- Versicherungsnachweis GKV, PKV
- Karteikarte

- Anamnesebogen, neu oder aktualisieren
- Kopie Allergiepass
- Kopie Nachweis Nierenerkrankung oder dergleichen

2.5 Anschauungsmaterial
- Bildmaterial, z. B. zu Karies, Parodontopathie, Kieferorthopädie, Zahnersatz
- Demonstrationsmodelle, Anschauungsmaterial
- Demogebiss
- Handspiegel

2.6 Behandlungszimmer überprüfen
- Ist die Einrichtung ordnungsgemäß vorbereitet
- Wurde die Hygienekette beachtet

2.7 Patienten auf den Behandlungsstuhl bitten
Patienten je nach Art der Behandlung setzen oder lagern, zur
- Untersuchung
- allgemeine Beratung
- Mundhygiene
- Konservierenden Zahnheilkunde
- Kieferorthopädie
- Chirurgischen Zahnheilkunde
- Prothetischen Zahnheilkunde

2.8 Patienten auf die Behandlung vorbereiten
- Vertrauen aufbauen
- Angst abbauen
- Behandlungsablauf erklären
- Besonders bei Kindern, Kranken oder sehr alten Menschen die Geräte, Instrumente und Materialien erklären
- Motivation zur Behandlung
- Eigene Aufgaben bei der Assistenz erklären

2.9 Assistenz vorbereiten
- Karteikarte
- Röntgenbilder
- Demonstrationsmodelle, Anschauungsmaterial (z. B. Mundhygiene, Entstehung von Parodontopathien, Zahnersatz)
- Formulare zur Befundaufnahme bereithalten (z. B. Indizes, Parodontologie, Kiefergelenksbehandlung)
- Spezielle Untersuchungen (z. B. Beläge sichtbar machen, Mundschleimhautdiagnostik, Speicheldiagnostik, Kariesdiagnostik, Kiefergelenksdiagnostik, Probeexzision)
- Patienten z. B. mit Serviette schützen
- Mundspülglas
- Sauger
- Handschuhe
- Mundschutz
- Schutzbrille
- Grundbesteck
- Geräte
- Instrumente
- Materialien
- Medikamente

2.10 Assistenz bei der Behandlung
Allgemein
- Patientenbetreuung
- Arbeitsfeld des Zahnarztes freihalten
- Geräte, Instrumente, Materialien, Medikamente zu den unterschiedlichen Behandlungsmaßnahmen anreichen
- Aufzeichnungen zum Behandlungsablauf

Speziell
Am **Beispiel** einer **Vitalexstirpation** werden mögliche Assistenz und Tätigkeiten bei den einzelnen Behandlungsschritten in Stichworten beschrieben.

Sensibilitätsprüfung, Vitalitätsprüfung
- Art
- Ergebnis

Assistenz beim Röntgen
- Frühere Röntgenuntersuchung, wann, Körperregion
- Röntgenpass
- Schwangerschaft
- Film auswählen
- Im Kontrollbereich
- Röntgenschutz, Praxismitarbeiter, Patient
- Film positionieren, evtl. mit Filmhalter
- Tubus einstellen
- Dosis
- Belichtungszeit
- Röntgen aus dem Überwachungsbereich
- Strahlenschutz entfernen
- Fehler beim Röntgen und Entwickeln ausschließen
- Qualitätssichernde Maßnahmen für einen guten Röntgenfilm

Anästhesie
- Medikament
- Art
- Einstichstellen
- Anzahl

Trockenlegung
- relativ
- absolut

Absaugen

Karies entfernen
- Rotierende Instrumente
- Handinstrumente

Eröffnung der Pulpa
- Instrumente

Exstirpation
- Instrumente

Wurzelkanalaufbereitung
- Instrumente, Reihenfolge

Röntgenmessaufnahme

Wurzelkanalfüllung
- Instrumente
- Materialien

Röntgenkontrolle der Wurzelkanalfüllung

Deckfüllung
- Anzahl und Lage der Flächen
- Matrizen, Keile
- Papillenblutung
- Füllungsmaterial vorbereiten
- Instrumente
- Materialien
- Ausarbeiten
- Instrumente

Überprüfen der Okklusion

Politur
- Instrumente
- Materialien

> **Merke**
>
> Sammeln Sie rechtzeitig zu unterschiedlichen Behandlungsmaßnahmen Stichworte für Ihre Stoffsammlung!

2.11 Weitere Informationen für den Patienten

Aufklärung des Patienten über weitere Maßnahmen, auch auf Anweisung des Arztes, z. B.
- Erheben der Indizes
- Ernährungsberatung
- Mundhygieneberatung
- Empfehlung geeigneter Fluoridierungsmaßnahmen
- Zahnputzübungen mit dem Kind
- Verhalten z. B. nach Anästhesie, chirurgischem Eingriff
- Hinweise zur Medikamenteneinnahme
- Beispiele zum Zahnersatz demonstrieren
- Hinweise zum Zahnersatz und dessen Pflege

- Kostenzusammensetzung, wer trägt die Kosten
- Bonusregelung
- Weg eines Heil- und Kostenplans (PKV und GKV), Praxis – Patienten – Krankenkasse – Praxis
- Möglichkeiten der Begleichung der Liquidation

2.12 Patientenbetreuung nach der Behandlung

- Patient von Behandlungsspuren befreien
- Patient evtl. zur Rezeption begleiten
- Röntgenpass ausstellen
- Eintragungen Röntgenbuch
- Arbeitsunfähigkeitsbescheinigung
- Kontrolle der Termine z. B. bei Zahnersatz mit Labor und Patient
- Terminvergabe zur Weiterbehandlung
- Terminzettel, Terminbuch, Bestellbuch ausfüllen
- Patient verabschieden
- Dokumentation des Behandlungsablaufs

2.13 Behandlungszimmer

- Aufräumen und Nachbearbeitung der Geräte, Instrumente und Materialien
- Hygienemaßnahmen
- Vorbereitung für den nächsten Patienten

2.14 Dokumentation

Dokumentation zum Nachweis des Behandlungsablaufs und zur Abrechnung der zahnärztlichen Leistungen, jeweils pro Zahn oder pro Gebiet, am **Beispiel der Exstirpation**

- Karteikarte, PC
- Anamnese, speziellen Anamnese, Befund, Diagnose, Therapieaufklärung, mögliche Behandlungsalternativen, Risikoaufklärung, Unterlassungsaufklärung, Aufklärung über die Kosten, Notwendigkeit der Mitarbeit des Patienten herausheben, Therapievorschläge, Therapie
- Sensibilitätsprüfung, Art, Ergebnis
- Röntgenschutz, Praxismitarbeiter, Patient
- Röntgen, Zeitpunkt und Körperregion früherer Röntgenaufnahmen, Röntgenpass evtl. neu ausstellen, Angaben zur Schwangerschaft, Aufnahmetechnik, Größe des Röntgenfilms, Dosis, Belichtungszeit, Röntgenbuch
- Anästhesie, Medikament, Art, Einstichstellen, Anzahl
- Trockenlegung, Methode, Material
- Exstirpation, Anzahl der Kanäle
- Wurzelkanalaufbereitung, Anzahl der Kanäle, evtl. Art und Anzahl der Instrumente
- Röntgen, Kontrolle der Arbeitshöhe, Messaufnahme
- Wurzelkanalfüllung, Anzahl der Wurzelkanäle, Technik der Wurzelfüllung
- Röntgen, Kontrolle der Wurzelkanalfüllung
- Deckfüllung, Materialien, evtl. Farbe, Flächen
- Matrizen, Keile, Art
- Papillenblutung stillen, Medikament
- Ausarbeiten der Füllung, Politur, Instrumente, Materialien
- Eintrag zu Abrechnung der zahnärztlichen Leistungen, nach den Vorschriften der Rechnungslegung PKV oder GKV: Datum, Zahn, Fläche, Gebiet, Leistungsnummer, Leistungsbeschreibung, Anzahl, Bemerkungen, Medikament, Steigerungsfaktor, Begründung

2.15 Formulare

Beispiele zur Stoffsammlung von Vordrucken oder dergleichen, die bei einem Behandlungsablauf gebraucht werden können

- Versicherungsnachweis GKV, PKV
- Karteikarte, PC
- Anamnesebogen
- Kopie Allergiepass
- Kopie Nachweis Nierenerkrankung oder dergleichen
- Erfassungsschein
- Röntgenpass
- Röntgenbuch
- Hinweise auf das Verhalten z. B. nach chirurgischem Eingriff
- Verordnungsblatt, Rezept, PKV, GKV
- Arbeitsunfähigkeitsbescheinigung
- Bonusheft
- Heil- und Kostenplan, Behandlungsplan, PKV, GKV
- Laborauftrag
- Eigenlaborbeleg
- Hinweise zum Zahnersatz und dessen Pflege
- Liquidation über Eigenanteil
- Terminzettel
- Terminbuch, Bestellbuch
- Honorarvereinbarung, z. B. Mehrkosten bei Füllungen
- Liquidationsformular
- Quittung über eingegangene Beträge
- Rechnungskontrollbuch, Offene-Posten-Liste im PC
- Kassenbuch
- Individualprophylaxe
- Mundhygienestatus, Indizes
- Parodontalstatus
- Formulare für den kaufmännischen Bereich
- Formulare für die Zusammenarbeit mit Banken
- Überweisungsformular
- Formulare zur Abrechnung über die KZV
- Weitere individuelle Formulare und Vordrucke der Praxis

2.16 Zusätzliche Anmerkungen

Unter diesem Punkt finden Sie zu der Aufgabe weitere Angaben, die Sie beachten müssen (s. 5.1.2).

3 Beispiel einer mündlichen Präsentation mit Auflösung

3.1 Aufgabe

3.1.1 Versorgung mit einem Provisorium

Ein neuer Patient erscheint morgens unangemeldet nach einem Unfall, einer abendlichen Schlägerei, bei der der Gegner schuldig war.

Die Untersuchung ergibt, dass der Zahn 12 verloren gegangen ist. Geringe Schwellung der Oberlippe. Keine Beschwerden. Alle anderen Zähne sind vorhanden und nicht behandlungsbedürftig.

Nach der Befundaufnahme werden dem Patienten Diagnose und Therapiemöglichkeiten aufgezeigt. Als Sofortmaßnahme soll ein Provisorium eingegliedert werden.

Die Wunde wird medikamentös gesäubert.

Die Vitalitätsprüfung (Sensibilität) der Nachbarzähne und der Unterkieferfrontzähne ergibt, dass alle positiv sind.

Röntgen der regio 12, Befund: leere Alveole, kein Anhalt auf eine Fraktur, os o. B.

Nach Beratung soll der Patient am Nachmittag mit einer Interimsprothese versorgt werden.

Säuberung der Wunde.

Abformungen des Oberkiefers und des Unterkiefers mit Alginat für Planungsmodelle zur endgültigen Versorgung und zur Erstellung des Zahnersatzes.

Bestimmung der Zahnfarbe und Zahnform.

Der Heil- und Kostenplan für das Provisorium wird erstellt, dem Patienten am Nachmittag mitgegeben.

Eine Arbeitsunfähigkeitsbescheinigung für diesen Tag wird vormittags mitgegeben.

Terminvereinbarung zur Eingliederung am Nachmittag.

nachmittags:

- Eingliedern des Zahnersatzes
- Überprüfung der dynamischen Artikulation
- Hinweise zum Zahnersatz und dessen Pflege
- Heil- und Kostenplan für das Provisorium mitgeben
- Termin zur Kontrolle

3.1.3 Weitere Vorgaben

Beschreiben Sie den Behandlungsablauf mit allen Aufgaben einer ZFA vom Empfang des Patienten bis zu seiner Entlassung.

Zusätzliche Anmerkungen:

- Versichert bei einer gesetzlichen Krankenkasse
- Kein Röntgenpass vorhanden, wird gewünscht
- Kein Bonusheft
- Kosten für eine Alginatabformung sind angegeben
- Schätzwert für die Material- und Laborkosten ist angegeben

Abrechnung:
Die notwendigen Einträge für die Abrechnung der an diesem Tag erbrachten zahnärztlichen Leistungen sowie für die Material- oder Laborkosten vornehmen.

3.2 Stichworte zur Lösung

vormittags:

3.2.1 Patienten empfangen und begrüßen

Patient ist nicht bestellt, Schmerzfall

3.2.2 Formulare neu anlegen

Krankenversichertenkarte einlesen
- Karteikarte anlegen
- Anamnesebogen ausfüllen lassen

3.2.3 Behandlungszimmer überprüfen

Ist der Raum ordnungsgemäß vorbereitet, wurde die Hygienekette beachtet?

3.2.4 Patienten auf den Behandlungsstuhl bitten

Patienten setzen oder lagern, zur Untersuchung, zur prothetischen Beratung, für die Abformungen

3.2.5 Patienten auf die Behandlung vorbereiten

- Vertrauen aufbauen
- Angst abbauen
- soweit möglich, den Behandlungsablauf erklären
- Motivation zur Behandlung
- Eigene Aufgaben bei der Assistenz erklären

3.2.6 Assistenz vorbereiten

- Karteikarte
- Demonstrationsmodell Provisorium bereitlegen, evtl. auch Anschauungsmaterial zu Möglichkeiten einer endgültigen Versorgung

- Patienten mit Serviette schützen
- Mundspülglas
- Handschuhe
- Mundschutz
- Grundbesteck
- Abformlöffel
- Abformmaterial

3.2.7 Assistenz bei der Behandlung

- Arbeitsfeld des Zahnarztes freihalten
- Medikament zur Wundsäuberung anreichen
- Sensibilitätsprüfung, Vitalitätsprüfung, Geräte, Instrumente anreichen
- Ergebnis später festhalten
- Röntgen vorbereiten
- Frühere Röntgenuntersuchung, wann, Körperregion
- Röntgenpass ist nicht vorhanden, später auf Wunsch ausfüllen und mitgeben
- Film auswählen
- Im Kontrollbereich: Röntgenschutz für Praxismitarbeiter und Patienten, Film positionieren evtl. mit Filmhalter, Tubus einstellen, Dosis und Belichtungszeit einstellen
- Im Überwachungsbereich: Röntgen
- Film aus der Mundhöhle entnehmen, desinfizieren
- Strahlenschutz entfernen
- Qualitätssichernde Maßnahmen für einen guten Röntgenfilm beachten
- Fehler beim Röntgen und Entwickeln ausschließen
- Abformungen für Oberkiefer und Unterkiefer vorbereiten, anrühren und anreichen
- Abformungen abspülen und desinfizieren, Versand zum Labor vorbereiten

3.2.8 Weitere Informationen für den Patienten

Aufklärung des Patienten über weitere Maßnahmen, auch auf Anweisung des Arztes, z. B.

- Beispiele zum Zahnersatz demonstrieren
- Kostenzusammensetzung, wer trägt die Kosten
- Bonusregelung
- Weg eines Heil- und Kostenplans, Praxis – Patienten – Krankenkasse – Praxis
- Möglichkeiten der Begleichung der Liquidation

3.2.9 Nach der Behandlung

vormittags:

Patient

- Patienten von Behandlungsspuren befreien
- Patienten evtl. zur Rezeption begleiten
- Röntgenpass ausstellen
- Eintragungen Röntgenbuch
- Arbeitsunfähigkeitsbescheinigung ausstellen
- Terminvergabe für nachmittags
- Terminzettel, Terminbuch, Bestellbuch ausfüllen
- Patienten verabschieden
- Heil- und Kostenplan ausstellen, Besonderheit: Interimsversorgung ankreuzen, Unfall oder Unfallfolgen ankreuzen, damit die Krankenkasse gegen den Schuldigen vorgehen kann
- Heil- und Kostenplan der Zahnärztin, dem Zahnarzt zur Unterschrift vorlegen
- Dokumentation des Behandlungsablaufs
- Dokumentation der Abrechnung

Behandlungszimmer
- Aufräumen der Geräte, Instrumente und Materialien
- Hygienemaßnahmen
- Vorbereitung für den nächsten Patienten

3.2.10 Formulare
- Karteikarte, PC
- Anamnesebogen
- Röntgenpass, Röntgenbuch
- Bonusheft
- Heil- und Kostenplan
- Laborauftrag
- Arbeitsunfähigkeitsbescheinigung
- Hinweise zum Zahnersatz und dessen Pflege
- Terminzettel
- Terminbuch, Bestellbuch
- Liquidation über Eigenanteil
- Überweisungsformular
- Rechnungskontrollbuch, Offene-Posten-Liste im PC
- Erfassungsschein, Eingabe in PC

nachmittags:

3.2.11 Assistenz bei der Behandlung
- Eingliedern des Provisoriums für Zahn 12
- Überprüfung der dynamischen Artikulation
- Handspiegel
- Eingliedern und Herausnehmen des Zahnersatzes üben
- Hinweise auf den Umgang mit dem Zahnersatz und dessen Pflege

3.2.12 Nach der Behandlung

nachmittags:
- Patienten von Behandlungsspuren befreien
- Patienten evtl. zur Rezeption begleiten
- Heil- und Kostenplan mitgeben

- Hinweise zum Zahnersatz und dessen Pflege mitgeben
- Termin zur Kontrolle
- Terminzettel, Terminbuch, Bestellbuch ausfüllen
- Patienten verabschieden

3.2.13 Dokumentation
Dokumentation zum Nachweis des Behandlungsablaufs und zur Abrechnung der zahnärztlichen Leistungen.

Karteikarte, PC
- Anamnese, speziellen Anamnese, Befund, Diagnose, Therapieaufklärung, mögliche Behandlungsalternativen, Risikoaufklärung, Unterlassungsaufklärung, Aufklärung über die Kosten, Wichtigkeit der Mitarbeit des Patienten herausheben, Therapievorschläge, Therapie
- Säuberung der Wunde
- Sensibilitätsprüfung, Art, Ergebnis
- Zeitpunkt und Körperregion früherer Röntgenaufnahmen, Röntgenpass ausstellen, Aufnahmetechnik, Größe des Röntgenfilms, Dosis, Belichtungszeit
- Abformmaterial, -art, Anzahl
- Zahnfarbe, Zahnform

Röntgenbuch führen
Heil und Kostenplan, Duplikat
Nachweis Materialkosten, Alginat
Rechnung Labor

3.2.14 Abrechnung
Erfassungsschein, Karteikarte, PC
- 01 (U–01), 38 (N–38), 8 (Vipr–8), Rö2 (Ä925a–9251), AU (7700)

Beleg für 4 X Alginat ausfüllen,
Versandkosten Labor,
Laborrechnung den Unterlagen beifügen

Heil- und Kostenplan

In I: Befund des gesamten Gebisses/Behandlungsplan

Im Zahnschema:
- in B (Befund) bei Zahn 12:
  f eintragen
- in R (Regelversorgung):
  E eintragen
- Unfall oder Unfallfolgen ankreuzen
- Interimsversorgung ankreuzen

In II: Befunde für Festzuschüsse
- Befund Nr.: 5.1
- Zahn/Gebiet: 12
- Anzahl: 1

In III: Kostenplanung
- In 1: 7b, 96a
- In 2: Anzahl der Bewertungszahlen (19 + 57 = 76) multipliziert mit dem aktuellen Punktwert, Betrag eintragen
- In 3: in diesem Beispiel ist kein Betrag einzutragen
- In 4: Die in der Aufgabe unter »Zusätzliche Anmerkungen« jeweils angegebenen geschätzten Beträge addieren und hier eintragen
- In 5: Summe von 1 bis 4 ermitteln und eintragen

4 Mögliche Fragenkomplexe

Im 4. Teil dieses Buches finden Sie 130 Themen. Wenn Sie diese beherrschen, werden Ihnen auch die komplexen Aufgabenstellungen für die Präsentation keine Schwierigkeiten bereiten.

Teil 6 Fachbegriffe

A–E

Abrasion	Abnutzung, Abrieb der Zähne durch Kauen
abrasiv	abnutzend
Aerobier	nur mit Sauerstoff lebende Bakterien
akut	plötzlich, schnell verlaufend
Allergie	vom normalen Verhalten des Organismus abweichende Reaktion auf Fremdstoffe
Alveole	Zahnfach des Kiefers, auch Lungenbläschen
Ameloblasten	schmelzbildende Zellen
Amputation	Abtrennung eines Körperteils
anaerob	ohne Sauerstoff lebend
Anaerobier	Bakterien, die ohne Sauerstoff leben können
Analgetikum	Schmerzmittel
Anamnese	Erhebung der Krankengeschichte, Vorgeschichte einer Krankheit
Anatomie	Lehre von Form und Bau des Körpers
Anomalie	von der Norm abweichend
anorganisch	ohne Leben
anterior	im vorderen Bereich
Antiphlogistikum	entzündungshemmendes Mittel
apatogen	nicht krankmachend
Apex	Wurzelspitze
apikal	an der Wurzelspitze, um die Wurzelspitze herum befindlich
Applikation	Anwendung
approximal	Fläche zum Nachbarzahn hin, benachbart
Arterie	Blutgefäß, dass sauerstoffreiches Blut vom Herzen wegführt
artifiziell	künstlich
Asepsis	Keimfreiheit
aseptisch	keimfrei
Aspiration	Ansaugen (Spritze), auch einatmen
Ätiologie	Lehre von den Krankheitsursachen
Atrophie	Schwund von Zellen, Organen
Attest	Bescheinigung
avital	ohne Leben, devital
Bakterien	einzellige Lebewesen
bakteriostatisch	Bakterien (wuchs) hemmend

bakterizid	bakterienabtötend, bakterientötend
Bazillen	stäbchenförmige Bakterien
Bifurkation	Gabelung der Wurzeln
Bindegewebs-tumor	Fibrom
Blutvergiftung	Sepsis
bösartig	maligne
bukkal	zur Wange, die Wange betreffend
Cavum oris	Mundhöhle
Cavum	Hohlraum
chronisch	langsam verlaufend
Collum	Hals
Decubitus	Druckstelle, Druckgeschwür, z. B. durch Prothesen
Demineralisation	Entkalkung
Dens	Zahn
dental	zum Zahn gehörend, die Zähne betreffend
Dentin	Zahnbein
Dentitio difficilis	erschwerter Zahndurchbruch
Dentition	Durchbruch der Zähne
dentogen	vom Zahn herrührend
Desinfektion	Vernichtung von Krankheitskeimen
Desinfizientien	keimtötende Mittel
devital	abgestorben, avital
Diagnose	Erkennung und Benennung einer Krankheit
dicke Backe	Parulis
diffundieren	hindurchdringen
diffus	nicht abgegrenzt, verstreut
disparallel	nicht parallel
Disposition	Veranlagung
distal	der Mittellinie abgewandt, nach hinten
Dolor	Schmerz
dorsal	rückwärts gelegen, nach hinten gerichtet, zum Rücken hin gelegen
Dosis	Menge einer Arznei
Effizienz	Wirksamkeit, Wirkkraft
enterale Appli-kation	Aufnahme über den Verdauungstrakt
epi-	außen, z. B. Epidermis, Epiphyse, Epikard
Epidemie	gehäuftes Auftreten einer Infektionskrankheit
exogen	von außen in den Körper dringend
extraoral	außerhalb des Mundes
extrazellulär	außerhalb der Zelle

F–J

fazial	dem Gesicht zugewandt, das Gesicht betreffend
Foetor ex ore	schlechter Mundgeruch
Foramen apikale	Öffnung (Loch) an der Wurzelspitze
Foramen	Loch
Fraktur	Bruch
fungizid	pilztötend
Funktion	Aufgabe, Bestimmung, Tätigkeit, Betätigungsweise eines Organs
funktionell	die Wirkung betreffend
Furkation	Gabelung der Wurzeln bei Molaren
Gebissfehl-entwicklung	Dysgnathie
Gel	gallertartige Masse
Genese	Entstehung und Entwicklung einer Krankheit
Germektomie	Entfernung eines Zahnkeims
Geschwür	Ulkus
Gingiva	Zahnfleisch
gingival	am Zahnfleisch, zum Zahnfleisch gehörend
Gingivitis	Zahnfleischentzündung
Granulat	Körnchen
Habits	Gewohnheiten
habituell	gewohnheitsmäßig
Hämatom	Bluterguss
Hämostyptikum	blutstillendes Mittel
Hyperplasie	Zunahme der Zellzahl
Hypertonie	Bluthochdruck
Hypertrophie	durch Zellwachstum vergrößert
Hypoplasie	Abnahme der Zellzahl
Hypotonie	zu niedriger Blutdruck
in vitro	im Reagenzglas, d. h. im Versuch (getestet)
in vivo	im Leben, am lebenden Objekt (getestet)
Index	Messziffer, Anzeiger, Maß, Verhältniszahl
Infektion	Ansteckung
infizieren	anstecken
infizierte Nekrose	eitrig zerfallenes Gewebe
infra-	unterhalb
initial	beginnend
Inkubationszeit	Zeit zwischen Ansteckung und Ausbruch
insektizid	insektentötend
interdental	zwischen den Zähnen

intra-	in z. B. die Haut, die Vene
intraartikulär	in das Gelenk
intraoral	im Mund
intrazellulär	innerhalb der Zelle
inzisal	zur, an der Schneidekante

K–P

Kapillaren	feinste Blutgefäße
kariogen	Karies verursachend, hervorrufend
kariostatisch	karieshemmend
kaudal	zum unteren Ende des Körpers hin gelegen
Kompression	Zusammenpressung, Quetschung
konkav	(nach) innen gewölbt
konservierend	erhaltend
Konsistenz	Beschaffenheit
kontaminiert	keimbesiedelt
konvex	(nach) außen gewölbt
koronal	an der Zahnkrone
kranial	zum Kopf hin gelegen
Krankheits-zeichen	Symptom

labial	zur, an der Lippe
Läsion	Verletzung, Defekt
lateral	zur Seite, seitwärts
letal	tödlich
lingual	zur, an der Zunge
lokal	örtlich
Luxation	Verrenkung, Lockerung

manuell	mit der Hand
marginal	den Rand betreffend
mesial, medial	zur Mitte gerichtet
mikrobizid	Kleinlebewesen tötend
mukös	schleimig
multikausal	mit vielen Ursachen
multitufted	vielbüschelig

Nekrose	lokaler Gewebstod

odontogen	von den Zähnen ausgehend
okklusal	auf der Kaufläche
oral	im Mund, mundwärts
os	Mund, auch Knochen
Otitis	Ohrenentzündung

palatinal	zum, am, Gaumen, gaumenwärts
Papille	Zahnfleischerhebung zwischen den Zähnen
parapulpär	neben der Pulpa
parenteral	unter Umgehung des Magen-Darmkanals
Parese	Nervenlähmung
pathogen	krankmachend
per injectionem	mit Spritzen oder Kanülen
per os	durch den Mund
periapikal	um die Wurzelspitze herum
Periost	Knochenhaut
peripher	(nach) außen liegend
perkutan	durch die Haut hindurch
pestizid	schädlingsvernichtend (Pflanzen u. Tiere)
Pharmakon	Heilmittel
Pneumonie	Lungenentzündung
posterior	im hinteren Bereich
Prädilektionsstelle	bevorzugte Stelle
pränatal	vor der Geburt
Prävention	Vorbeugung
Prognose	Vorhersage des Krankheitsverlaufs
Prophylaxe	vorbeugende Maßnahmen, Verhütung von Krankheiten
Pulpitis	Entzündung des Zahnmarks
Pus	Eiter

Q–U

radikulär	zur, an der Wurzel
Rehabilitation	Wiedereingliederung ins normale Leben
Resistenz	Widerstand, Widerstandsfähigkeit gegen Krankheiten
restitutio ad integrum	Wiederherstellung des früheren Gesundheitszustandes
Retention	Zurückhaltung, Verankerung
retrograd	von der Wurzelspitze her
reversibel	umkehrbar
rezidiv	Rückfall, Wiederauftreten einer Krankheit
sagittal	in Pfeilrichtung, von vorne nach hinten
Sekretion	Absonderung
serös	serumartig, aus Serum bestehend; wässerig
Sinusitis	Nasen-Nebenhöhlen-Entzündung
sporizid	sporentötend
sub-	unter, unterhalb von
subgingival	unter dem Zahnfleisch (rand)
subkutan	unter die Haut
sublingual	unter der Zunge
submukös	unter die Schleimhaut

Substrat	Nährboden
Sulkus	Furche, Tasche
superfizial	oberflächlich
supra-	über, oberhalb von
supraalveolär	oberhalb des Zahnfaches
supragingival	oberhalb des Zahnfleischsaumes
Symptom	Krankheitszeichen
touchieren	betupfen, berühren
toxisch	giftig
transversal	quer durch, quer über
Trauma	Verletzung
ulzerös	geschwürig

V–Z

Vene	Blutgefäß, das sauerstoffarmes Blut zum Herzen führt
vertikal	senkrecht
vestibulär	den Mundvorhof betreffend
Virulenz	krankmachende Wirkung von Bakterien
viruzid	virentötend (inaktivierend)
vital	das Leben betreffend, lebensfähig
zentral	in der Mitte
zervikal	den Zahnhals betreffend

Stichwortverzeichnis

Thomas Sörensen •
Karl-Werner Ratschko (Hrsg.)

Die Arzthelferin – Notfallbehandlung *leicht gemacht*!

**Grundlagen – Symptome –
Behandlung**

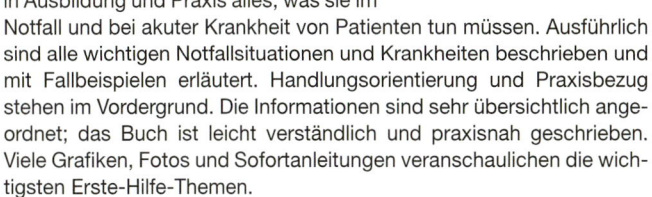

2004. 76 Seiten, 49 Abbildungen,
17,3 x 24,5 cm, kartoniert
ISBN 3-89993-602-7
€ 12,90/sFr 21,90

In diesem Buch erfahren Arzthelferinnen
in Ausbildung und Praxis alles, was sie im
Notfall und bei akuter Krankheit von Patienten tun müssen. Ausführlich
sind alle wichtigen Notfallsituationen und Krankheiten beschrieben und
mit Fallbeispielen erläutert. Handlungsorientierung und Praxisbezug
stehen im Vordergrund. Die Informationen sind sehr übersichtlich angeordnet; das Buch ist leicht verständlich und praxisnah geschrieben.
Viele Grafiken, Fotos und Sofortanleitungen veranschaulichen die wichtigsten Erste-Hilfe-Themen.
Dieses Buch ermöglicht Arzthelferinnen, alleine oder im Team in Notfallsituationen kompetent zu reagieren. Es ist zugleich die ideale Grund-
lage zur Vorbereitung auf die praktische Prüfung.

Aus dem Inhalt:
• Die Vitalfunktionen
• Die Arzthelferin und der Notfallpatient
• Störungen der Vitalfunktionen – erkennen und handeln
• Störungen der Vitalfunktionen bei Säuglingen und Kindern
• Die notfallmedizinische Ausrüstung in der Praxis
• Hinweise und Anregungen zur Vertiefung der Thematik »Notfälle«

Der Autor
Oberstudienrat Thomas Sörensen unterrichtet die Fächer Gesundheit
und Chemie an einem Berufsbildungszentrum. Er besitzt 24 Jahre Erfahrung im Rettungshubschrauber und Rettungsdienst und ist aus zahlreichen Veröffentlichungen bekannt. Er wirkte an vielen Prüfungen für
Rettungsassistenten mit und ist Mitglied der Prüfungskommission für
Arzthelferinnen. Thomas Sörensen veranstaltet regelmäßig Fortbildungen zum Thema Notfälle.

Stand August 2005. Änderungen vorbehalten.

schlütersche

Jürgen Heim

Hygiene in der zahnärztlichen Praxis

Ein Lehrbuch für Zahnmedizinische Fachangestellte in Ausbildung und Beruf

2003. 120 Seiten,
17,3 x 24,5 cm, kartoniert
ISBN 3-87706-670-4
€ 19,90/sFr 33,90

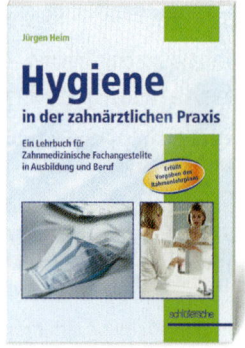

Umfassend, kompakt und vor allem leicht verständlich stellt Jürgen Heim das Thema Hygiene dar. Der sehr übersichtliche Aufbau, Merkfelder und Info-Boxen im Text ermöglichen einen optimalen Zugang zu dem komplexen Thema.

»Heim stellt in seinem kleinen Buch das Thema Praxishygiene kompakt und leicht verständlich dar, er überfordert weder sprachlich noch preislich. Das Buch umfasst ziemlich genau das, was ich als Zahnarzt bei einem neu eintretenden Teammitglied als Grundkenntnisse in Praxishygiene voraussetzte. Das kleine Buch gehört in jede Praxis und sollte in der Regelmäßigen Teamschulung dazu dienen, hygienische Schwachstellen zu finden und zu eliminieren.«

Schweizer Monatsschrift für Zahnmedizin

Stand August 2005. Änderungen vorbehalten.

schlütersche